V&R

Martin Scherer / Josef Berghold /
Helmwart Hierdeis (Hg.)

Klimakrise
und Gesundheit

Zu den Risiken einer menschengemachten
Dynamik für Leib und Seele

Mit einem Geleitwort von Martin Herrmann

Mit 2 Abbildungen und 2 Tabellen

Vandenhoeck & Ruprecht

Bibliografische Information der Deutschen Nationalbibliothek:
Die Deutsche Nationalbibliothek verzeichnet diese Publikation in der
Deutschen Nationalbibliografie; detaillierte bibliografische Daten sind
im Internet über https://dnb.de abrufbar.

© 2022 Vandenhoeck & Ruprecht, Theaterstraße 13, D-37073 Göttingen,
ein Imprint der Brill-Gruppe
(Koninklijke Brill NV, Leiden, Niederlande; Brill USA Inc., Boston MA, USA;
Brill Asia Pte Ltd, Singapore; Brill Deutschland GmbH, Paderborn, Deutsch-
land; Brill Österreich GmbH, Wien, Österreich)
Koninklijke Brill NV umfasst die Imprints Brill, Brill Nijhoff, Brill Hotei,
Brill Schöningh, Brill Fink, Brill mentis, Vandenhoeck & Ruprecht, Böhlau,
Verlag Antike und V&R unipress.

Umschlagabbildung: Franziska Scherer, Seenot

Satz: SchwabScantechnik, Göttingen
Druck und Bindung: ⊕ Hubert & Co. BuchPartner, Göttingen
Printed in the EU

Vandenhoeck & Ruprecht Verlage | www.vandenhoeck-ruprecht-verlage.com

ISBN 978-3-525-40771-4

Inhalt

Geleitwort

> »Humanity is waging war on nature. This is senseless and
> suicidal. The consequences of our recklessness are already
> apparent in human suffering, towering economic losses
> and the accelerating erosion of life on earth.«
> António Guterres, Generalsekretär der Vereinten Nationen
> (Februar 2021[1])

21. Juli 2021. Ich schreibe dieses Geleitwort unter dem Eindruck
der Bilder und Schilderungen der Starkwetterextremereignisse in
Deutschland und Europa, der Extremhitzewellen im Westen Nord-
amerikas und des Tornados in Tschechien vor wenigen Wochen, der
Überflutungen in China, wo Menschen in U-Bahnen ertranken. Das
sind Ereignisse, die unser Ziel, die Klimakrise als größte Bedrohung
für Gesundheit in unserem Jahrhundert und als akuten medizinischen planetaren Notstand ins Bewusstsein zu rücken, endgültig
zur Allgemeinerfahrung gemacht haben. Umso unverständlicher
das späte Erwachen unseres Gesundheitssektors. Bis auf wenige
Nischen hat er bis 2019 tief geschlafen, und auch Klimawissenschaft,
Klimapolitik und Klimabewegung haben die Auswirkungen auf die
Gesundheit weitgehend vernachlässigt. Das ändert sich gerade, auch
dank zahlreicher aktueller Veröffentlichungen zum Thema.

Sie machen deutlich, dass die Klimakrise nur eine Facette einer
viel umfassenderen Krise ist, der Überschreitung planetarer Grenzen.
Diese Multi-Ökosystemkrise ist Ergebnis unserer Wirtschafts- und
Lebensweise und erfordert eine schnelle und umfassende »große
Transformation«. Neben der Verringerung von Risiken kann ein
rasches Umsteuern auf allen Ebenen gerade für die Gesundheit
schnelle Verbesserungen bringen. Denn jenseits aller ökologischen
Fragestellungen ist unser Lebensstil wesentlich an der Entstehung
fast aller nicht übertragbaren Krankheiten (Non-Communicable-
Diseases, NCDs) beteiligt. Zugespitzt formuliert: Unser Essen (zu

---

1   https://wedocs.unep.org/xmlui/bitstream/handle/20.500.11822/34948/MPN.
    pdf.

viel und das Falsche), der Mangel an Bewegung und die zunehmende Beschleunigung bringen uns um.

Daher ist es wichtig, dass wir bei der Fokussierung auf transformatives Handeln nicht allein die planetare Gesundheitskrise im Blick haben, sondern alle anderen großen Transformationsthemen für den Gesundheitssektor: übertragbare und nicht übertragbare Erkrankungen, Pflegenotstand, demografische Entwicklung, Digitalisierung, Luft- und Wasserverschmutzung, Raubbau an Waldflächen, Versiegelung von Böden. Wir müssen den Mut zu großen Visionen haben. Nur wenn wir die Komplexität der großen Aufgaben anerkennen, können wir Transformationspfade und Projekte auf den verschiedenen Ebenen entwickeln und umsetzen. Dafür braucht es ein Miteinander von bottom-up und top-down, von lokalen, regionalen, nationalen wie auch globalen Pfaden und Projekten. Häufig gibt es bereits technische Lösungen, doch fraglich ist, ob wir die soziale Dimension der Transformation genügend ernst nehmen.

Genau hier setzt dieses Buch an. Die Beiträge setzen sich mit den vielfältigen sozialen, philosophischen, psychologischen und psychoanalytischen Fragen auseinander, die mit der Klimakrise und ihren Gesundheitsfolgen zusammenhängen. In jedem einzelnen Beitrag wie auch im Zusammenspiel zeigen sich ihre Vielschichtigkeit und die Einzigartigkeit der Bedrohung, die wir vor uns haben. Das Buch lädt zum Nach- und Weiterdenken ein und macht deutlich, wie die Überbetonung der technischen Herausforderungen und der naturwissenschaftlichen Vermessung der Problemlage zu kurz greifen. Wir sind alle gefragt, unser Welt- und Selbstverständnis, unsere Werte und unsere Handlungsprioritäten in der heutigen Zuspitzung zu erneuern. In dieser Zusammenstellung leistet das Buch für den gerade beginnenden Diskurs im deutschen Sprachraum einen wichtigen Beitrag.

Dr. med. Martin Herrmann
Mitgründer und Vorstandsvorsitzender der Deutschen Allianz Klimawandel und Gesundheit e. V. (KLUG).

Vorwort der Herausgeber

»We have now choice but to join the voices of those
who are calling for urgent action and declare
a climate and ecological emergency to avert a health
and mental health catastrophe.«
Adrian James (RCPsych Online News, 2021)

Wir Herausgeber sind mit unserer Beteiligung an der wissenschaftlichen Debatte zum Thema »Klimakrise und Gesundheit« einerseits Partei, andererseits intendieren wir Aufklärung durch Wissenschaft. Partei sind wir insofern, als wir uns mit der Wahl des Begriffs »Klimakrise« auf die Seite derer in Wissenschaft, Politik und Öffentlichkeit stellen, für die der von Menschen gemachte zerstörerische Anteil an der Dynamik der Klimaentwicklung nicht mehr bestritten werden kann. Die Forschungsergebnisse zum Zusammenhang zwischen den Emissionen von Treibhausgasen durch die Verbrennung von fossilen Energieträgern und der Erderwärmung – zum ersten Mal in den 1950er und 1960er Jahren des vergangenen Jahrhunderts in den USA veröffentlicht (vgl. Schellnhuber, 2015, S. 69 ff.; Rich, 2019, S. 22 f.) – sind inzwischen so oft bestätigt und präzisiert worden, dass ein vernünftiger Zweifel nicht mehr möglich ist. Die Hinweise auf den Forschungsstand in diesem Band erheben nicht den Anspruch, sensationell Neues zu bieten. Aber sie präsentieren das aktuelle klimatologische Wissen, dessen Kenntnis notwendig ist, wenn man die zunehmende Sorge um das leibliche und seelische Wohl der von der Klimakrise im Augenblick und in naher Zukunft betroffenen Menschen verstehen, ihre Selbstreflexion anregen und zu ihrer Selbstsorge beitragen will.

Das ist die eine Seite der Aufklärung durch Wissenschaft. Die andere bezieht sich auf die Aufklärung über die Folgen der Klimakrise für die Gesundheit. Die Medizin hat die Dringlichkeit des Themas erst mit einiger Verzögerung erkannt: Im englischsprachigen Raum erscheinen Mitte der 1990er Jahre die ersten medizinischen Publikationen, in Europa und speziell in Deutschland erst nach der

Jahrtausendwende, als sich hierzulande Extremwetterereignisse häuften und in ihrem Gefolge Allergien, Herz-Kreislauf-Insuffizienzen, Infektionskrankheiten, Hautkrebs und Atemwegserkrankungen auftraten. Leidtragende waren besonders Kleinkinder und alte Menschen (vgl. Berger, Lindemann u. Böl, 2019).

In die Psychotherapie sickerte das Bewusstsein von den Auswirkungen klimatischer Veränderungen noch später ein. Das hatte einerseits mit ihrer schon früher beklagten fehlenden Witterung für gesellschaftliche Entwicklungen zu tun (vgl. Bickel, 2008, S. 59 ff.), andererseits spiegeln sich in dieser Verspätung auch die erst nach und nach einsetzenden Zukunftsängste der Menschen, oft verbunden mit der beunruhigenden oder gar verstörenden Frage nach der eigenen Verantwortung für die bedrohlichen Entwicklungen. Dass in naher Zukunft ein hoher Therapiebedarf droht, macht eine aktuelle Untersuchung des »Royal College of Psychiatrists« deutlich, derzufolge 60 Prozent der Befragten angaben, dass die klimatische und ökologische Notlage ihre psychische Gesundheit beeinträchtige und sie für die nächste Zeit keine Änderung erwarteten (RCPsych Online News, 2021).

Beispiele aus Medizin, Psychotherapie, Pflege und Physiotherapie

Dass sich das Thema seit einigen Jahren in den wichtigsten Sektoren des deutschen Gesundheitswesens nach vorne schiebt, lässt sich an folgenden Beispielen ablesen, die teils auf eigenen Recherchen, teils auf persönlichen Informationen beruhen:

Medizin

– Das Robert Koch-Institut (RKI) veröffentlicht seit 2010 »Sachstandsberichte« zum Thema »Klimawandel und Gesundheit«. Sie verstehen sich als »Bestandsaufnahme(n) der bereits sichtbaren und für die Zukunft absehbaren gesundheitlichen Auswirkungen des globalen Klimawandels« (RKI) und bieten jeweils Übersichten über die internationale Literatur zur Klima/Gesundheitsforschung, seit 2020 zusätzlich einen »Wegweiser zu Klimavorsorgediensten von Bund und Ländern« (RKI, 2010; 2020).

- 2017 etablierte sich die »Deutsche Allianz Klimawandel und Gesundheit« (KLUG) als »Netzwerk von Einzelpersonen, Organisationen und Verbänden aus dem Gesundheitsbereich, das auf die Folgen der globalen Erwärmung für die Gesundheit aufmerksam machen und politische und gesellschaftliche Änderungen im Sinne einer raschen Transformation zu einer klimaneutralen Gesellschaft anstoßen will«. KLUG ist seit 2019 eingetragener Verein (Deutsche Allianz für Klima und Gesundheit, 2019).
- In der »Deutschen Gesellschaft für Allgemeinmedizin und Familienmedizin« (DEGAM) wurde 2019 eine AG Klimawandel und Gesundheit gegründet, die es als ihre Aufgabe ansieht, den klimabezogenen Wissensstand ihrer Berufsgruppe zu verbessern, den Gesundheitsschutz für besonders gefährdete Personengruppen zu intensivieren, Präventionsberatung zu leisten, die dezentralen Versorgungsstrukturen zu stärken und über ihre Mitglieder Politik und gesellschaftliches Bewusstsein zu sensibilisieren (DEGAM, 2019).
- Die »Deutsche Gesellschaft für Innere Medizin« stellte im April 2021 ihren 127. Jahreskongress unter die Devise »Umwelt- und Klimaschutz ist Gesundheitsschutz« und betonte in ihrer Einladung, der »Klimawandel« sei »ein medizinischer Notfall« (Bach, 2021).
- Die »AG Klimawandel« der Klinik für Anästhesiologie und Intensivmedizin der Technischen Universität München »erarbeitet Lösungen, um Patientenversorgung ohne Einbußen der Versorgungsqualität so nachhaltig und ressourcenschonend wie möglich zu gestalten. [...] Weitere Ziele sind, auch außerhalb der eigenen Klinik geeignete Schritte auf dem Weg zu einem klimaneutralen Krankenhaus zu identifizieren« (TU München, 2021).
- An den Universitätskliniken Heidelberg, Augsburg und Berlin (Charité) wurden seit 2019 Professuren für »Klimawandel und Gesundheit« eingerichtet, die letztere in Verbindung mit dem Potsdamer Institut für Klimafolgenabschätzung (PIK).
- Im Zuge ihrer Nachhaltigkeitsbestrebungen hat die Universitätsklinik Hamburg-Eppendorf im Oktober 2020 eine Stabsstelle »Nachhaltigkeit und Klimamanagement« etabliert, mit dem Anspruch, im Bereich der Nachhaltigkeit Vorreiter im Gesund-

heitswesen zu sein. Über die Einrichtung werden sämtliche Aktivitäten der Klinik zum Klimaschutz, zur Ökologie, Energieeffizienz und Nachhaltigkeit koordiniert (UKE, 2021).

- Am deutschlandweiten Projekt »KLIK green« (Projekt zur Qualifikation von Klimamanagern), das vom Bundesumweltministerium gefördert wird, nehmen aktuell 235 Krankenhäuser und Reha-Kliniken teil. Rund 20 weitere Einrichtungen befinden sich im Anmeldeverfahren (KLIK, 2021).
- Das »Bundesgesundheitsblatt« veröffentlicht seit Mai 2019 fortlaufend Forschungsarbeiten zum Thema »Gesundheitliche Herausforderungen des Klimawandels« und bietet Informationen zur gesundheitlichen Bewältigung von aktuellen Extremwetterlagen (Bundesgesundheitsblatt, 2019).
- 2021 erschien der »Versorgungsreport Klima und Gesundheit« mit einer ausführlichen Darstellung der »Gesundheitliche(n) Auswirkungen des Klimawandels« im Hinblick auf die medizinische Versorgung in Deutschland (Günster, Klauber, Robra, Schmuker u. Schneider, 2021).

Psychotherapie

- In »Psychoanalyse Aktuell«, der Onlinezeitung der deutschen psychoanalytischen Vereinigungen (DPV), erscheint am 5. Oktober 2013 unter dem Titel »›Klimawandel‹ und warum man sich als Psychoanalytiker damit beschäftigen kann« ein Beitrag von Delaram Habibi-Kohlen, in dem sie sich u. a. auf das im gleichen Jahr von Sally Weintrobe herausgegebene Buch »Engaging with climate change: Psychoanalytical and interdisciplinary perspectives« (Weintrobe, 2013) bezieht (siehe auch den Beitrag von Habibi-Kohlen in diesem Band).
- Die 35 im sogenannten Gesprächskreis II vereinigten Psychotherapeutenverbände rufen am 12. November 2019 in einer Resolution »zu Klimaschutz und nachhaltigem Handeln auf«: »Der Klimawandel und seine Folgen stellt uns alle vor große Herausforderungen – natürlich auch uns Psychotherapeut*innen, denn Psychotherapie hat eine gesellschaftliche Verantwortung. Für uns Psychotherapeut*innen als Berufsgruppe gilt es, unserer Verantwortung gerecht zu werden. Die Zukunft und das Wohl-

ergehen unserer und künftiger Generationen sind bedroht, und diese Bedrohung ist ohne politisches Handeln nicht zu überwinden. Die politisch Verantwortlichen sind aufgefordert, die Themen Klimaschutz und Nachhaltigkeit mit größter Priorität zu behandeln.

Die Verbände des Gesprächskreises II begrüßen die Initiativen von ›Psychologists/Psychotherapists for Future‹ (Psy4F), die Diskussion angestoßen zu haben. Wir setzen uns für einen umgehenden und konsequenten Klimaschutz ein und dafür, die psychotherapeutischen Herausforderungen der Klimakrise in den Blick zu nehmen. Als Psychotherapeut*innen ist es unsere Aufgabe, die Gesundheit der Menschen zu erhalten und ihnen dabei zu helfen, mit Belastungen zurechtzukommen. Gleichzeitig sehen wir auch uns in der Pflicht, unser eigenes Handeln kritisch auf Nachhaltigkeit zu prüfen« (Psychotherapieverbände, 2019). Die Resolution wurde am 9. Juli 2021 durch Vorschläge dahingehend ergänzt, was die Verbände im Hinblick auf ökologisch orientierte Selbstreflexion, Öffentlichkeitsarbeit und eine angemessene Gestaltung der »Rahmenbedingungen der Berufsausübung« leisten können (Psychotherapieverbände, 2021).

Im November 2019 gründete der Gesprächskreis II ein Klimaforum, das zweimonatig unter der Moderation der Psy4F tagt und zum Austausch darüber dient, wie die psychotherapeutischen Verbände sich am besten mit ihren strukturellen und fachlichen Möglichkeiten für die sozial-ökologische Transformation einsetzen können (Hinweis Katharina Simons).

– Im April 2019 gründen die tiefenpsychologisch orientierten Psychologischen Psychotherapeutinnen Mareike Schulze und Lea Dohm die Initiative »Psychologists/Psychotherapists for Future«. Die Gruppe veröffentlicht im April 2019 eine Stellungnahme, die innerhalb eines Jahres von mehr als 4400 Personen aus 28 Ländern unterzeichnet wird. In dieser Verlautbarung registriert sie eine verbreitete unbewusste Abwehrhaltung zur Unterdrückung unangenehmer Gefühle, die zu einer Verleugnung der Bedrohung führten und sowohl individuellem wie kollektivem Handeln im Wege stünden. Der Zustand der Welt wirke sich auf komplexe Weise auf menschliches Erleben, Verhalten und die Gesundheit aus (Psychologists/Psychotherapists for Future, 2019). Mittlerweile sind bei den Psy4F über 1000 Kolleginnen und Kollegen aktiv und setzen sich insbesondere für die Beratung von Aktivisten und Aktivistinnen und für eine effektive Klimakommunikation ein.

- 2021 hat sich beim »Bundesverband deutscher Psychologinnen und Psychologen« (BDP) eine Arbeitsgruppe »Psychologie und Klima« gebildet. Das Jahresschwerpunktthema der Vereinigung ist gleichfalls diesem Thema gewidmet. Aus der Begründung:

  »Um den wichtigen Beitrag der Profession in Debatten um den Klimawandel sichtbar zu machen, wird sich auch der BDP Expert Talk in 2021 verstärkt dem Thema Klima & Psychologie widmen. […] Zwar wird sich das Format immer wieder auch anderen aktuell bedeutsamen Fragestellungen widmen, doch wird dem Thema ›Klima & Psychologie‹ im BDP Expert Talk zu beispielsweise nachhaltigem Konsum, kollektivem Handeln im Umweltschutz oder Leugnen der Klimakrise […] ein besonderer Fokus zuteil« (Schörk, 2021).

- Angeregt durch einen Artikel von Fabian Chmielewski im »Psychotherapeutenjournal« 3/2019 entsteht an der Münchner Arbeitsgemeinschaft für Psychoanalyse (MAP) im November 2019 eine »Klima AG«, die im Kontakt mit anderen psychologisch-psychoanalytischen Klimagruppen (z. B. Psy4f) steht und internationale Verbindungen aufbaut (persönliche Mitteilung der Mitinitiatorin Christine Bauriedl-Schmidt am 15.06.2021; siehe auch den Beitrag von Fabian Chmielewski in diesem Band).

Ähnliche Arbeitsgemeinschaften wurden unterdessen in allen großen Verbänden gegründet.

Pflege

- Der Deutsche Berufsverband für Pflegeberufe hat zum Thema Klimawandel eine Broschüre veröffentlicht. Unter dem Titel »Pflege im Umgang mit dem Klimawandel« bietet sie insbesondere Informationen zu Hitzewellen, verbunden mit Praxisanleitungen. Der Verband unterstützt die Aktion »Health for Future« der Aktion KLUG (Golla, 2021).

- Das Bayerische Landesamt für Gesundheit und Lebensmittelsicherheit fördert ein Projekt »Klimaanpassung in der Pflege (KlapP)« mit der Begründung: »Der Klimawandel führt zu einem Anstieg der durchschnittlichen Temperaturen, Hitzetage und -wellen treten vermehrt auf. Das Wissen über Maßnahmen zur Anpassung an solche Wetterbedingungen nimmt daher an Bedeutung zu. Ziel des Projekts ›Klimaanpassung in der Pflege‹ (KlapP) ist es, für den Bereich der Pflege Informationsmaterialien zum Umgang mit Hitzeereignissen zu konzipieren. Das Projekt läuft bis Ende September 2023 und wird vom Bayerischen Staatsministerium für Gesundheit und Pflege gefördert. Im Rahmen des Projekts wurden bereits verschiedene Informationsmaterialien sowohl für Pflegefachkräfte als auch für die Betroffenen selbst erstellt. Ferner wurden wichtige Fragen und Antworten zum Thema Pflege bei Hitze in Form von Frequently Asked Questions (FAQs) veröffentlicht. Derzeit wird ein Expertennetzwerk aufgebaut, um vorhandenes Wissen zu bündeln und in Interviews betroffene Personengruppen und Handlungsfelder zu identifizieren. Im Rahmen des Projekts wurde eine Online-Schulung für pflegende Angehörige als auch für beruflich Pflegende entwickelt« (Klimaanpassung in der Pflege, KlpP, 2021).

Physiotherapie

- In seinem Artikel »Was kann die Physiotherapie zum Umweltschutz beitragen?« verweist Andreas Alt (Alt, 2021) auf die Bearbeitung der Thematik in verschiedenen deutschen und internationalen Organisationen wie »Physios für planetare Gesundheit« (PPG), »Environmental Physiotherapy Association« (EPA) und »Health for Future–Physiotherapy« (H4FP).

Zu den Beiträgen

Welche Informationen und Überlegungen unsere Autorinnen und Autoren aus Klimaforschung, Medizin, Psychologie und Psychotherapie zu bieten haben und wie sie sich im Diskurs positionieren, findet sich konzentriert in den Beiträgen dieses Bandes:

Irena Kaspar-Ott und *Elke Hertig* präsentieren aus geografisch-klimatologischer Sicht naturwissenschaftliche Erkenntnisse über den Klimawandel im Allgemeinen und insbesondere über dessen menschengemachte Bedingungen. Auf globaler wie auf regionaler Ebene legen sie die Ernsthaftigkeit des Handlungsbedarfes dar, um die Bedrohung durch die Klimakrise abzuwenden. Die Autorinnen erläutern Klimamodelle zur Berechnung und Analyse physikalischer und biogeochemischer Prozesse im Klimasystem, wie sie im Hinblick auf Temperatur (Hitzewellen), Niederschlag (Überschwemmungen, Dürrezonen) und Ozeane (Rolle bei der Bindung von Treibhausgasen, Anstieg des Meeresspiegels) sichtbar werden. Welche zukünftigen Folgen sich daraus ergeben, hängt nach ihrer Auffassung in erster Linie davon ab, in welchem Umfang sich die Reduzierung von Treibhausgasemissionen weltweit gesamtgesellschaftlich und politisch durchsetzen lässt. Allerdings, so stellen die Autorinnen fest, steht zu befürchten, dass selbst ein zeitnaher Emissionsstopp die Erderwärmung wegen der Trägheit des Klimasystems nur über einen längeren Zeitraum hinweg wirksam aufhalten wird.

Für *Alina Herrmann* steht die Menschheit mit der Klimakrise vor einem Problem, welches sie selbst gefährdet, für das sie aber auch selbst Verantwortung trägt. Gleichzeitig liegen im Umgang mit der Klimakrise auch Chancen. Am Beispiel der menschlichen Gesundheit können diese Aspekte gut beleuchtet werden. Einmal bedroht die Klimakrise die Gesundheit und das Leben der Menschen. Dies geschieht direkt und indirekt: Direkte Auswirkungen sind zum Beispiel Hitzewellen, die zu einer erhöhten Mortalität führen. Indirekte Effekte sind über Ökosysteme oder sozial vermittelt (z. B. Ausbreitung von Krankheitsvektoren oder Migration). Sodann trägt auch der Gesundheitssektor zu den weltweiten Treibhausgasemissionen und damit zur Klimakrise bei. Im weltweiten Durchschnitt verursacht der Gesundheitssektor eines Landes ca. 4–7 Prozent der nationalen Treibhausgasemissionen. Schließlich haben viele Klimaschutzmaßnahmen einen Zusatznutzen für die Gesundheit, sogenannte gesundheitliche Co-Benefits. Beispiele hierfür sind die Reduktion von Luftverschmutzung, die Umsetzung einer gesunden und klimafreundlichen Ernährung und die Nutzung aktiver Mobilitätsformen.

Der drohende Klimanotstand entwickelt aus der Sicht von *Michael Schonnebeck* eine apokalyptische Wucht. Evolutionspsychologisch greift der Mensch auf Bewältigungsmechanismen zurück, die er in archaischen Krisen erworben hat. Eine zentrale Rolle spielt dabei das System der psychophysischen Stressantwort mittels Flight, Fight, Freeze. Beim Freeze gibt es zwei Stufen: Hochwachsamkeit und Totstellen. Der moderne Mensch scheint in der ersten, präaktionalen Stufe festzustecken. Prähistorische Gruppen lösen diese Starre bei Krisenpersistenz mit sozialer Desorganisation auf, weg vom Egalitätsprinzip bis hin zum puren Egoismus. Zentrale Agenten sind hierbei Alphatyrannen, die rabiat-unverfroren das Überleben der Ihren sichern. Solche Dominanzphänomene lassen sich wieder weltweit studieren. Auch wenn diese archaischen Mechanismen in hochkomplexen Welten scheitern, werden sie bei wachsender Kriseninstabilität unerschütterlich wieder auftreten. Es ist also klug, das evolutionäre Getriebensein der Menschen zu antizipieren. Investiert werden sollte in gute Führerschaft und Gruppensolidarität.

Die »existenzielle Menschheitskrise«, zu der sich die Entwicklung des Weltklimas gegenwärtig auswächst, nötigt nach *Fabian Chmielewski* alle Menschen dazu, sich selbst gegenüber Rechenschaft abzulegen und eine besondere Sensibilität für die Bedrohung zu entwickeln. Geschult an Philosophen und Dichtern, die einen besonders scharfen Blick auf »Grenzsituationen« werfen (Camus, Sartre, Heidegger, Kierkegaard, Kafka, Beckett), geht er der menschlichen Neigung nach, die Natur – selbst auf die Gefahr hin, sich selbst und seinesgleichen auszulöschen – bedenkenlos auszubeuten, und plädiert dafür, auch eine selbst gewählte Beschränkung als Ausdruck eigener Werte und in diesem Sinne als »frei« anzusehen. Davon ist im Augenblick aber noch wenig zu erkennen. Vielmehr drängen sich Schönreden, Verharmlosung, Verleugnung, Verdrängung, die Delegation von Verantwortung und die Konstruktion von Feindbildern auf. Diesem vielfachen Ausdruck von Hoffnungslosigkeit hält er die Möglichkeit entgegen, im resilienten, das heißt engagierten Umgang mit der Klimakrise die wichtigsten psychischen Grundbedürfnisse zu befriedigen.

Delaram Habibi-Kohlen geht es um das ambivalente Verhältnis des Menschen zur Natur inmitten von Pandemie und Klimakrise und um die Frage von »innen« und »außen«. Für die Autorin impliziert die Rede vom »Umweltschutz«, wir wären die Mitte und um uns herum die Natur. Sie geht der mit der Postmoderne verbundenen Ausprägung des Begriffs der Entfremdung nach und befasst sich mit der Dialektik einer Abhängigkeit von der Natur auf der einen und der Verleugnung dieser Abhängigkeit über Technologien auf der anderen Seite. Diese generieren neue Entfremdung und Abhängigkeit über das Nicht-mehr-Wissen von Zusammenhängen, die zunehmend isoliert werden. *Habibi-Kohlen* sieht in den aktuell beobachtbaren gesellschaftlichen Transformationsbewegungen eine Chance zu neuer Erfahrung von Selbstwirksamkeit, in der das Individuum auf politische Prozesse einwirkt und diese umgekehrt auf das Individuum.

Christoph Nikendei erkennt eine erdrückende Evidenz für die Bedrohung unserer menschlichen Existenz im Rahmen der klimatischen Veränderungen. Warum, so fragt er, konzentrieren wir nicht alle verfügbaren Kräfte darauf, den noch vorhandenen zeitlichen Handlungsspielraum zu nutzen? Konflikt- wie strukturdynamische Modelle können helfen zu verstehen, warum wir unser eigenes umwelt-destruktives Verhalten nur bedingt als solches wahrnehmen und die Natur unhinterfragt weiterhin ausbeuten. Abwehrmechanismen spielen hierbei eine maßgebliche Rolle, um unsere eigene Schuld und Mitverantwortung an dem offensichtlichen Desaster aus unserem Bewusstsein zu verbannen. Werden wir jedoch der Tragweite und der Konsequenzen unseres Verhaltens gewahr, kann es zu ängstlich-depressiven Reaktionen kommen. Sie sind primär als adäquate Verarbeitungsprozesse im Kontext der klimatischen Veränderungen zu verstehen, können jedoch auch in klinisch behandlungsbedürftige psychische Belastungen münden. Eine therapeutische Begleitung kann einerseits Trauer ermöglichen, andererseits klimaresilientes Verhalten fördern und im besten Fall einen neuen Zugang zu unserer inneren und zur äußeren Natur ermöglichen.

Für *Hans-Geert Metzger* haben sowohl der Umgang mit der Klimakrise wie auch die Bewältigung der Covid-19-Pandemie einen unmittelbaren Bezug zur generationalen Abfolge. Zugleich zeigen diese Krisen die Grenzen der vorherrschenden Ideologie der Machbarkeit auf. Deren psychosoziale Basis ist die Überbetonung des Narzissmus, die mit einer scheinbar grenzenlosen Ausdehnung der Manipulierbarkeit innerer und äußerer Natur einhergeht. In der Klimakrise aber wäre es notwendig, die generationale Perspektive in Form einer Vorsorge für die nächste Generation einzunehmen. Im Umgang mit der Pandemie wäre eine Akzeptanz der Endlichkeit hilfreich, um eine solidarische Haltung zu entwickeln, die zu einem Schutz vor dem Virus führt. Klimakrise und Pandemie könnten zu einer Überprüfung des Verhältnisses zur Natur führen, die vielleicht doch nicht so manipulierbar ist, wie es lange Zeit aufgrund einer narzisstischen Überheblichkeit erschien.

In der anthropogenen Klimakrise sehen *Felix Peter* und *Dagmar Petermann* neben den physikalischen Konsequenzen auch ein erhöhtes Risiko für soziale Erschütterungen auf allen Ebenen menschlicher Zivilisation. Während die Untersuchung der Klimafolgen für die physische Gesundheit bereits eine längere Tradition hat, steht der wissenschaftliche Diskurs zu den psychischen Konsequenzen solcher Risiken noch relativ am Anfang. Auch die Lebenslaufperspektive wird bislang nur am Rande erwähnt. Der Beitrag gibt einen Überblick über den Stand der epidemiologischen Erkenntnisse und wissenschaftlichen Diskussionen am Beispiel von Kindern und Jugendlichen als einer besonders vulnerablen Risikogruppe. Er kommt zu dem Schluss, dass die Klimakrise erhebliche Gesundheits- und Entwicklungsrisiken für junge Menschen in sich birgt, die bei politischen Entscheidungen und bei der Gestaltung gesellschaftlicher Transformationsprozesse berücksichtigt werden müssen. Dafür schlägt er eine praktische Anwendung des Resilienzkonzepts im Bildungskontext vor.

Volker Harbeck geht von der Erfahrung junger Erwachsener aus, in ihrer Sorge um die Zukunft von Vertretern der älteren Generationen (und daher von der Politik und den Eltern) nicht ernst genommen zu werden. Deren Abwehr führt er auf verschiedene, vor allem gesellschaftlich geprägte Prozesse zurück, die ein entschiedenes Handeln weiterhin blockieren. Um die jungen Menschen nicht ihrer Irritation und Enttäuschung zu überlassen, installiert er, wie er berichtet, 2019 einen Gesprächskreis, in den er auch Klimaaktivistinnen und -aktivisten aufnimmt. Die Gruppe dient der konstruktiven Bewältigung der durch die Klimakrise und insbesondere durch deren Verharmlosung ausgelösten Gefühle, entwickelt aber darüber hinaus auch Visionen für einen nachhaltigen, solidarischen Lebensstil und eine nach den gleichen Kriterien wirtschaftende Gesellschaft. In der Verbindung von emotionaler Konfrontation und konkreter Zukunftsorientierung sieht *Harbeck* eine Möglichkeit, der Gefahr ins Auge zu sehen und dennoch psychisch stabil zu bleiben.

In seinem Beitrag spürt *Josef Berghold* dem abgründigen Rätsel nach, warum unsere Zivilisation nur extrem widerstrebend auf den Weckruf der Klimaforschung reagiert, die bereits seit mehr als einem halben Jahrhundert vor der Gefahr eines Zusammenbruchs unserer Lebensgrundlagen warnt. Fruchtbare Anregungen entnimmt er psychoanalytischen Beobachtungen und Reflexionen zu unserer »perversen Kultur«, die sich aus der egozentrischen Verwahrlosung des kapitalistischen Wegwerfkonsum-Lebensstils nährt und dabei auch durch besonders hartnäckige, trickreiche und wendige Formen der Realitätsverweigerung unterstützt wird, die für perverse Persönlichkeitsstrukturen charakteristisch sind. Ein scharfer Bruch mit der »Wohlfühl«-Umnebelung der perversen Kultur, wie er besonders von Greta Thunberg ins Rollen gebracht wurde, ist unverzichtbar, um in unserer verzweifelten Situation für den sehr kleinen noch verbleibenden Spielraum der Hoffnung kämpfen zu können.

Wir danken allen Autorinnen und Autoren für ihre Mitwirkung an diesem Band.

Martin Scherer, Josef Berghold, Helmwart Hierdeis

Literatur

Alt, A. (2021). Was kann die Physiotherapie zum Umweltschutz beitragen? pt – Zeitschrift für Physiotherapeuten. Pt online 02.07.2021. https://physiotherapeuten.de/artikel/was-kann-die-physiotherapie-zum-umweltschutz-beitragen (Zugriff am 08.07.2021).

Bach, B. (2021). Weckruf beim DGIM-Kongress: Umweltschutz und Klimaschutz ist Gesundheitsschutz! Veröffentlicht am 16.04.2021. https://www.aerztezeitung.de/Kongresse/Umwelt-und-Klimaschutz-ist-Gesundheitsschutz-418859.html (Zugriff am 09.06.2021).

Berger, N., Lindemann, A.-K., Böl, G.-F. (2019). Wahrnehmung des Klimawandels durch die Bevölkerung und Konsequenzen für die Risikokommunikation. Bundesgesundheitsblatt – Gesundheitsforschung – Gesundheitsschutz, 62, 612–619. https://link.springer.com/article/10.1007/s00103-019-02930-0 (Zugriff am 09.06.2021).

Bickel, H. (2008). Eine Gesellschaft sollte sich psychoanalytische Hunde halten. In H. Bickel, H. Hierdeis (Hrsg.), »Unbehagen in der Kultur«. Variationen zu Sigmund Freuds Kulturkritik (S. 59–142). Wien/Berlin: LIT.

Bundesgesundheitsblatt (2019). Gesundheitliche Herausforderungen des Klimawandels. Bundesgesundheitsblatt – Gesundheitsforschung – Gesundheitsschutz, 62 (5).

Deutsche Allianz Klimawandel und Gesundheit (KLUG) (2019). www.klimawandel-gesundheit.de/ (Zugriff am 09.06.2021).

Deutsche Gesellschaft für Allgemeinmedizin und Familienmedizin (DEGAM) (2019). Positionspapier der AG Klimawandel und Gesundheit der DEGAM. https://www.degam.de/files/Inhalte/Degam-Inhalte/Ueber_uns/Positionspapiere/Positionspapier_Klimawandel_Gesundheit_final.pdf (Zugriff am 13.07.2021).

Golla, M. (2021). Pflege Professionell: Klima geht uns alle an – auch die Pflege! https://pflege-professionell.at/de-klima-geht-uns-alle-an-auch-die-pflege (Zugriff am 08.07.2021).

Günster, C., Klauber, J., Robra, B.-P., Schmuker, C., Schneider, A. (Hrsg.) (2021). Versorgungs-Report – Klima und Gesundheit. Berlin: Medizinisch Wissenschaftliche Verlagsgesellschaft.

Habibi-Kohlen, D. (2013). »Klimawandel« und warum man sich als Psychoanalytiker damit beschäftigen kann. Psychoanalyse Aktuell. Online-Zeitung der Deutschen Psychoanalytischen Vereinigung (DPV) 05.10.2013 (Zugriff am 13.07.2021).

KLIK (2021). Projekt »KLIK green«. https://www.klik-krankenhaus.de/klik-netzwerk/interaktive-klik-karte (Zugriff am 14.07.2021).

Klimaanpassung in der Pflege (KlpP) (2021). Klimaanpassung in der Pflege. Erlangen: Bayerisches Landesamt für Gesundheit und Lebensmittelsicherheit (LGL). https://www.lgl.bayern.de/gesundheit/arbeitsplatz_umwelt/projekte_a_z/kluv_klapp.htm (Zugriff am 14.07.2021)

Psychologists/Psychotherapists for Future (2019). Stellungnahme. www.psychologistsforfuture.org/stellungnahme/ (Zugriff am 13.07.2021).

Psychotherapieverbände (2019). Resolution. https://www.dgip.de/images/resolution_klimaschutz.pdf (Zugriff am 13.07.2021).

Rich, N. (2019). Losing earth: The decade we could have stopped climate change.
London: Picador.

Psychotherapieverbände (2021). Resolution. https://vpp.org/cms/extra/27-aktuelles/1045-psychotherapieverbaende-gespraechskreis-II-gemeinsame-resolution
(Aufruf am 15.7.2021).

RCPsych Online News (2021). RCPsych declares a climate and ecological emergency. 05.05.2021. https://www.rcpsych.ac.uk/news-and-features/latest-news/
detail/2021/05/05/rcpsych-declares-a-climate-and-ecological-emergency
(Zugriff am 09.06.2021).

RKI – Robert Koch-Institut (2010; 2020). Klimawandel und Gesundheit – Ein
Sachstandsbericht. https://www.rki.de/DE/Content/Gesund/Umwelteinfluesse/Klimawandel/Klimawandel-Gesundheit-Sachstandsbericht.html
(Zugriff am 28.06.2021).

Schellnhuber, H. J. (2015). Selbstverbrennung. Die fatale Dreiecksbeziehung zwischen Klima, Mensch und Kohlenstoff. München: Bertelsmann.

Schörk, C. (2021). Jahresschwerpunktthema »Klima & Psychologie«. Berlin:
Berufsverband Deutscher Psychologinnen und Psychologen e. V. (BDP).
https://www.bdp-verband.de/aktuelles/2021/01/klima-und-psychologie.
html (Zugriff am 09.06.2021).

TU München (2021). AG Klimawandel. https://anaesthesie.mri.tum.de/de/
forschung/wissenschaftliche-arbeitsgruppen/arbeitsgruppe-Klimawandel
(Zugriff am 09.06.2021).

UKE – Universitätsklinikum Hamburg-Eppendorf (2021). Stabsstelle Nachhaltigkeit und Klimamanagement im UKE. https://www.uke.de/organisationsstruktur/zentrale-bereiche/stabsstelle-nachhaltigkeit-klimamanagement/
(Zugriff am 02.07.2021).

Weintrobe, S. (Hrsg.) (2013). Engaging with climate change: Psychoanalytic and
interdisciplinary perspectives. London/New York: Routledge.

Irena Kaspar-Ott und Elke Hertig

Der Klimawandel:
Wo wir stehen und was uns erwartet

Der Klimawandel

Der Klimawandel und die Notwendigkeit, aufgrund der voranschreitenden Erwärmung und deren Folgen zu handeln, ist in den letzten Jahren immer tiefer in das Bewusstsein der Menschen vorgedrungen. Bessere Technik und leistungsfähigere Computer ermöglichen fortlaufend genauere Einblicke in das Klimasystem. Mithilfe von Klimamodellen und verschiedensten sozioökonomischen Annahmen werden so mögliche Entwicklungspfade des zukünftigen Klimas berechnet. Doch trotz der Erfolge der Wissenschaft zu diesem Thema und wissenschaftlich belegbarer Aussagen fällt es der Gesellschaft schwer, aus ihren gewohnten Mustern auszubrechen und (global) wirksame Gegenmaßnahmen gegen den vom Menschen verursachten Klimawandel zu treffen. Daher verwundert es nicht, dass gerade die junge Generation sich vermehrt für den Schutz des Klimas einsetzt – schließlich ist sie es, die sich mit den Folgen des Klimawandels unverschuldet auf längere Sicht auseinandersetzen muss (O'Brien, Selboe u. Hayward, 2018).

Dieser Beitrag gibt einen vorwiegend naturwissenschaftlichen Einblick in die Thematik des Klimawandels und seine anthropogenen Bedingungen. Dabei wird erläutert, wie weit die Erderwärmung und ihre Folgen bereits fortgeschritten sind und wie Szenarien bis zum Ende des 21. Jahrhunderts aussehen, sowohl auf globaler als auch regionaler Ebene, mit Fokus auf Deutschland.

Klima, Wetter, Witterung

Die Weltorganisation für Meteorologie (WMO) definiert den Begriff Klima als den mittleren Zustand der Atmosphäre an einem bestimmten Ort oder in einem bestimmten Gebiet über einen Zeitraum von mindestens 30 Jahren (Lehmann, Müschen, Richter u. Mäder, 2013). Die Eigenschaften der Atmosphäre werden über statistische Kenngrößen ausgedrückt, wie Mittelwerte, Häufigkeiten, Dauer von Ereignissen oder Extremwerte.

Wetter hingegen beschreibt den Zustand der Atmosphäre an einem bestimmten Ort oder in einem kleinräumigen Gebiet zu einem bestimmten Zeitpunkt (maximal ein paar Tage). Als Witterung bezeichnet man den durchschnittlichen Charakter des Wetterablaufs an einem Ort oder in einem Gebiet über mehrere Tage bis zu mehreren Wochen.

Zwischen den Jahren 1998 und 2012 schien sich die Erdoberfläche kaum mehr zu erwärmen. Dieses Phänomen, das als Pause des globalen Klimawandels bezeichnet wird, löste in der Öffentlichkeit Zweifel daran aus, wie gut der anthropogene Klimawandel und die natürliche Variabilität verstanden werden, und nährte die Theorien von Klimaskeptikern. Tatsächlich kam es aber nicht zu einem Ende der Erwärmung (schon allein die Rekordtemperaturen in den darauffolgenden Jahren zeigen dies auf), sondern war lediglich Ausdruck von internen Klimaschwankungen (Medhaug, Stolpe, Fischer u. Knutti, 2017). Dieses Beispiel unterstreicht die Notwendigkeit der Betrachtung langer Zeitreihen bei der Analyse des Klimawandels und verdeutlicht, dass etwa ein einzelner besonders kalter Winter und sogar ein etwas kälteres Jahrzehnt nicht als Argument gegen den Klimawandel gelten können.

Der anthropogene Klimawandel

Ein beliebtes Argument der Klimawandelleugner und Klimawandelskeptiker lautet, dass sich das Klima schon seit seiner Entstehung stetig gewandelt hat und die Menschheit deswegen nicht wirklich mit einer »neuen« Klimasituation konfrontiert sei. Die erstere Aussage ist korrekt: Das Klima der Erde wird durch externe Faktoren wie die Sonne, die Erdbahnparameter (z. B. die Neigung der Erdachse) und einzelne Ereignisse wie Vulkanausbrüche beeinflusst, wodurch die Zusammensetzung der Atmosphäre verändert wird. Auch interne Faktoren spielen eine wichtige Rolle im Klimasystem – sie beschreiben das Zusammenspiel der einzelnen Klimakompartimente wie Atmosphäre, Ozean, Meereis und Landoberfläche. Durch das

Zusammenspiel und durch Rückkopplungen der externen und internen Klimafaktoren erfährt unser Planet einen regelmäßigen Wechsel zwischen Eiszeiten und wärmeren Perioden, zwischen denen die mittlere Erdtemperatur um mehrere Grad Celsius schwankt. Also warum sich über den jetzigen Anstieg von etwa 1 °C Sorgen machen? Hier tritt der Mensch als erdgeschichtlich relativ neuer externer Klimafaktor auf: Wissenschaftlich nachweisbar erfolgte der Klimawandel im letzten Jahrhundert durch den Menschen und die stattgefundene Industrialisierung – und zwar unnatürlich schnell.

Der natürliche Treibhauseffekt, der darauf beruht, dass die langwellige Ausstrahlung der Erdoberfläche die Atmosphäre nicht auf direktem Weg verlässt, sondern auf ihrem Weg von Wasserdampf und Spurengasen wie CO_2 absorbiert und wieder teilweise zurückemittiert wird, ermöglicht das Leben auf unserem Planeten. Ohne diesen natürlichen Treibhauseffekt würde die mittlere Lufttemperatur nicht etwa +15 °C, sondern −18 °C betragen (IPCC, 2013). Wird die Menge der Spurengase wie zum Beispiel CO_2, Methan und N_2O in der Atmosphäre erhöht, wie das durch den Menschen mit der zunehmenden Industrialisierung geschah und geschieht, erhöht sich auch der »Wärmestau« in der unteren Atmosphäre und resultiert in einem als »anthropogen« bezeichneten verstärkten Treibhauseffekt (Lehmann et al., 2013).

CO_2 ist ein wichtiges wärmespeicherndes Treibhausgas, das durch menschliche Aktivitäten wie Abholzung und Verbrennung fossiler Brennstoffe, aber auch durch natürliche Prozesse wie Respiration und Vulkanausbrüche freigesetzt wird. In den letzten 171 Jahren haben menschliche Aktivitäten die atmosphärische CO_2-Konzentration um 47 Prozent über das vorindustrielle Niveau von 1850 angehoben. Das ist mehr, als in einem Zeitraum von 20.000 Jahren auf natürliche Weise geschehen war (vom letzten glazialen Maximum bis 1850, von 185 ppm auf 280 ppm). Im Februar 2021 hat die am Mauna Loa auf Hawaii gemessene CO_2-Konzentration einen Wert von 415 ppm erreicht (NASA/GISS, 2021a).

Der zusätzlich verstärkte Treibhauseffekt führt dabei nicht nur zu einer Zunahme der Lufttemperatur, sondern hat weitreichende Folgen auf unsere gesamte Umwelt, wie etwa das Schmelzen der polaren Eisschilde und Gletscher, den Anstieg des Meeresspiegels, die Versauerung der Ozeane und extreme Wetterereignisse. Die Frage lautet also, wie verwundbar und anpassungsfähig die komplexe menschliche Zivilisation hinsichtlich der Klimaänderungen ist (Lehmann et al., 2013).

Klimawandelforschung

Die Erforschung des Klimawandels stellt die Basis für mögliche Minderungs- und Anpassungsstrategien der Menschheit an die veränderte Umwelt dar und wird seit 1988 durch den Weltklimarat (IPCC, Intergovernmental Panel on Climate Change) dokumentiert und bewertet (Grotelüschen, 2013). 195 Staaten sind Mitglied im IPCC, der selbst keine Forschung betreibt, sondern den aktuellen Stand der Wissenschaft bündelt und dies etwa alle sechs Jahre in ausführlichen Sachstandsberichten veröffentlicht. Sie sollen vor allem dazu dienen, die Politik objektiv über den Klimawandel zu informieren. Neben den naturwissenschaftlichen Grundlagen zum Klimawandel – sowohl in der Vergangenheit als auch in Szenarien für die Zukunft – befassen sich die Berichte auch mit den Auswirkungen des Klimawandels und der Verwundbarkeit der ökologischen und sozioökonomischen Systeme. Darüber hinaus wird auch aufgezeigt, welche Gegenmaßnahmen in Form von politischen und technologischen Optionen zur Minderung des Klimawandels bestehen. Bisher sind fünf Sachstandsberichte erschienen, die auch unmittelbar zur Weiterentwicklung der internationalen Klimapolitik beigetragen haben. Sie lieferten die zentralen Argumente, die 1992 zur Klimarahmenkonvention der Vereinten Nationen in Rio und 1997 zum Kyoto-Protokoll führten, welche zum ersten Mal die teilnehmenden Industrieländer verpflichteten, ihren Treibhausgasausstoß zu reduzieren (Grotelüschen, 2013).

Wie gelingt nun aber die Abschätzung des zukünftigen Klimas, die als Handlungsgrundlage für die Entscheidungsträger der heutigen Generation dient? Hierfür dienen Klimamodelle, die die komplexen physikalischen und biogeochemischen Prozesse des Klimasystems in einem Computermodell darstellen können. Dabei werden die Änderungen verschiedener Größen (etwa Temperatur und Luftdruck) auf einem über dem Globus aufgespannten dreidimensionalen Gitter von Zeitschritt zu Zeitschritt berechnet, womit sowohl die Simulationen des vergangenen als auch Abschätzungen des zukünftigen

Klimas möglich sind. Die neueste Generation v
sogenannte Erdsystemmodelle, verknüpfen alle
Klimasystems interaktiv miteinander. So können
schen Prozessen auch verschiedene biogeochemisc
der Kohlenstoffkreislauf, Sulfat- und Ozon-Kreisläu
wirkung auf die Vegetation eigenständig berechnet w   .r klimatische Blick in die Zukunft beruht schließlich auf der Anwendung
verschiedener Treibhausgasszenarien, die Annahmen über weltweite
Entwicklungen wie Bevölkerungswachstum, ökonomische und
soziale Entwicklung, technologische Veränderungen, Ressourcen-
verbrauch und Umweltmanagement beinhalten. Auf der Basis dieser
Annahmen werden Aussagen darüber getroffen, wie sich der Ausstoß von Treibhausgasen (Emissionsszenarien) und folglich die Konzentration von Treibhausgasen in der Atmosphäre (Konzentrations-
szenarien) entwickeln werden. Um möglichst umfassende und
vertrauenswürdige Projektionen des zukünftigen Klimas zu erhalten,
werden in einem globalen Projekt (CMIP, Coupled Model Intercom-
parison Project) über 100 solcher Klimamodellläufe, die von knapp
50 Modellierungsgruppen berechnet werden, koordiniert, gesammelt
und weltweit Forschern zur Verfügung gestellt (IPCC, 2013; WCRP –
Working Group on Coupled Modeling, 2019).

Weltweite Betrachtung des Klimawandels

Temperatur

Der aktuelle Sachstandsbericht des IPCC (2013) gibt an, dass die
global gemittelten kombinierten Land- und Ozeanoberflächen-
temperaturdaten, die durch einen linearen Trend berechnet wurden, eine Erwärmung von 0,85 °C im Zeitraum von 1880–2012 zeigen. Dabei war jedes der letzten drei Jahrzehnte an der Erdoberfläche
sukzessive wärmer als alle vorherigen Jahrzehnte in der instrumen-
tellen Aufzeichnung, und das erste Jahrzehnt des 21. Jahrhunderts
war das wärmste. Die Aufzeichnungen seit der letzten Veröffent-
lichung des IPCC-Berichts zeigen, dass das Jahr 2020 zusammen
mit 2016 das wärmste Jahr seit Beginn der Aufzeichnungen im
Jahr 1880 war und dass 19 der wärmsten Jahre seit 2000 aufgetreten
sind, mit Ausnahme von 1998 (NASA/GISS, 2021b). Die zu Beginn

.. Jahrhunderts aufgetretenen Rekordjahre in Folge sind zudem _in Novum seit Beginn der regelmäßigen Messungen (Rahmstorf, Foster u. Cahill, 2017). Auch Li et al. (2020) stellen fest, dass der globale Erwärmungstrend zwischen 1880 und 2019 in den letzten Jahrzehnten überproportional zugenommen hat. Im Jahr 2017 wurde die Schwelle von 1 °C Erwärmung im Vergleich zur vorindustriellen Zeit erreicht (Hoegh-Guldberg et al., 2019).

Aber nicht nur die mittlere Temperatur ist über das letzte Jahrhundert angestiegen, sondern auch die Intensität, Häufigkeit und Dauer von Hitzewellen hat in den Jahren 1950–2014 signifikant zugenommen (Perkins-Kirkpatrick u. Lewis, 2020). Definiert als längere Perioden übermäßiger Hitze, sind Hitzewellen eine spezielle Art von extremen Temperaturereignissen. Es gibt viele negative Auswirkungen von Hitzewellen, u. a. auf die menschliche Gesundheit, die Landwirtschaft, die Produktivität am Arbeitsplatz, die Häufigkeit und Intensität von Waldbränden und die öffentliche Infrastruktur. Die Auswirkungen von Hitzewellen sind global ungleich verteilt und benachteiligen vor allem Entwicklungsländer aufgrund mangelnder Anpassungsfähigkeit sowie unterschiedlicher kultureller Gegebenheiten (Perkins-Kirkpatrick u. Lewis, 2020).

Niederschlag

Es gibt einen direkten Einfluss der globalen Erwärmung auf den Niederschlag. Eine verstärkte Erwärmung führt zu einer größeren Verdunstung und damit zu einer Austrocknung der Oberfläche, wodurch die Intensität und Dauer von Trockenheit zunehmen. Allerdings nimmt die Wasserhaltekapazität der Luft pro 1 °C Erwärmung um etwa 7 Prozent zu, was zu einem erhöhten Wasserdampfgehalt in der Atmosphäre führt. Daher erzeugen Stürme, ob einzelne Gewitter, außertropische Regen- oder Schneestürme oder tropische Wirbelstürme, die mit erhöhter Feuchtigkeit versorgt werden, intensivere Niederschlagsereignisse. Solche Ereignisse werden häufiger beobachtet, auch dort, wo die Gesamtniederschlagsmenge insgesamt abnimmt, was das Risiko von Überschwemmungen erhöhen kann. Bei geringen Änderungen des Windes ändern sich die Niederschlagsmuster nur wenig, führen aber dazu, dass trockene Gebiete trockener werden (z. B. in den Subtropen) und feuchte Gebiete feuchter (vor allem in den mittleren und hohen Breiten). Dieses Muster wird von Klimamodellen simuliert und wird sich voraussichtlich auch in Zukunft fortsetzen. Durch die Erwärmung fällt mehr Niederschlag als Regen anstelle von Schnee, und der Schnee schmilzt früher, woraus ein erhöhter Abfluss und ein erhöhtes Überschwemmungsrisiko im Frühjahr resultieren, aber auch ein erhöhtes Dürrerisiko im Sommer, insbesondere über kontinentalen Gebieten (Dore, 2005; Trenberth, 2011). Uneinigkeit herrscht darüber, ob die globale Erwärmung mehr Dürren verursacht, jedoch besteht Einigkeit darüber, dass, wenn Dürre auftritt, sie wahrscheinlich schneller einsetzt und intensiver ausfällt (Trenberth et al., 2014).

Ozeane

Der Meeresspiegelanstieg ist eine bedrohliche Folge der fortschreitenden globalen Erwärmung, insbesondere für niedrig gelegene Küstengebiete, die dadurch anfälliger für Überschwemmungen und Landverluste sind. Da diese Gebiete oft eine dichte Besiedlung, wichtige Infrastrukturen und hochwertige landwirtschaftliche und biologisch vielfältige Flächen aufweisen, sind erhebliche Auswirkungen wie zunehmend kostspielige Überschwemmungen oder der Verlust der Süßwasserversorgung zu erwarten. Sie stellen ein Risiko für die Stabilität und Sicherheit der betroffenen Länder dar (Cazenave, Dieng, Meyssignac, Schuckmann, Decharme u. Berthier, 2014).

Der Anstieg des Meeresspiegels wird hauptsächlich durch zwei Faktoren verursacht, die mit der globalen Erwärmung zusammenhängen: das zusätzliche Wasser von schmelzenden Eisschilden und Gletschern und vor allem die Ausdehnung des Meerwassers bei Erwärmung. Im 20. Jahrhundert fand global gemittelt bereits ein Anstieg von etwa 15 cm statt. Seit den 1990er Jahren erlauben Satellitenmessungen eine sehr genaue Bestandsaufnahme und Überwachung des Meeresspiegels. Sie zeigen, dass der globale mittlere Meeresspiegel seit 1993 mit einer Rate von etwa 3 ± 0,4 mm pro Jahr gestiegen ist (Deutsches Klima-Konsortium, 2019; IPCC, 2019). Dieser Anstieg verläuft allerdings nicht linear, sondern mit einer beschleunigten Rate gegen Ende der Aufzeichnungen, ein Indiz für eine Beschleunigung des zukünftig sich fortsetzenden Meeresspiegelanstiegs (Nerem et al., 2018). Der Anstieg des Meeresspiegels verläuft global nicht gleichmäßig, sondern wird von Faktoren wie Meeresströmungen, sich hebende und senkende Landmassen und Meeresböden und lokal durch den Eingriff des Menschen, wie zum Beispiel bei der Entnahme von Grundwasser, beeinflusst. So steigt an einigen Küstenregionen, wie derzeit im östlichen tropischen Pazifik, der Meeresspiegel etwa viermal so stark wie im globalen Mittel, in anderen Regionen dagegen zeigen sich sogar sinkende Tendenzen (Deutsches Klima-Konsortium, 2019).

Die Ozeane spielen im anthropogen verstärkten Treibhauseffekt eine wichtige Rolle, da sie CO_2 an der Grenzfläche zwischen Wasser und Luft mit der Atmosphäre austauschen. Sie dienen als sogenannte Kohlenstoffsenke, indem sie anthropogenes CO_2 aus der Atmosphäre entfernen und damit den zusätzlichen Strahlungsantrieb reduzieren. Jüngste modell- und datenbasierte Schätzungen deuten darauf hin, dass die Ozeane global derzeit jedes Jahr im Durchschnitt etwa 25 Prozent des CO_2 aufnehmen, das als Ergebnis anthropogener Aktivitäten, das heißt der Verbrennung fossiler Brennstoffe, der Zementherstellung und der Landnutzungsänderung, in die Atmosphäre gelangt (Landschützer, Gruber u. Bakker, 2016; Wanninkhof et al., 2013). Andererseits erhöht die Dissoziation von anthropogenem CO_2 im Meerwasser die Ozeanversauerung, deren mögliche Auswirkungen auf die Vielfalt und Funktion mariner Ökosysteme noch nicht vollständig verstanden sind (Heinze et al., 2015). Auch in welchem Umfang die Ozeane in Zukunft weiterhin als Kohlenstoffsenke dienen werden, ist aufgrund der beteiligten komplexen physikalischen und biologischen Vorgänge noch relativ ungewiss.

Was erwartet uns in der Zukunft?

Das zukünftige Klima wird größtenteils durch die Menge der zukünftigen Emissionen von Treibhausgasen, Aerosolen und anderen natürlichen und vom Menschen verursachten Einflüssen bestimmt. Eine Reihe von Annahmen über das Ausmaß und die Geschwindigkeit zukünftiger Emissionen hilft Wissenschaftlern, verschiedene Emissionsszenarien zu entwickeln, auf denen die Projektionen der Klimamodelle basieren. Somit liefern unterschiedliche Szenarien und Modelle alternative Darstellungen der Reaktion der Erde auf diese Einflüsse und der natürlichen internen Klimavariabilität. Diese

Modellensembles, die die Reaktion auf eine Reihe verschiedener Szenarien simulieren, bilden somit mehrere mögliche klimatische Zukünfte ab und helfen, deren Unsicherheiten zu verstehen (IPCC, 2013).

Aus diesem Grund beträgt die simulierte globale Temperaturveränderung bis zum Ende des 21. Jahrhunderts eine relativ große Spannbreite von zusätzlichen 0,9 °C bis 5,4 °C gegenüber der vorindustriellen Zeit. Würde der weltweite Emissionsausstoß ungebremst fortgesetzt werden, wäre eine Erwärmung von 5,4 °C zu erwarten, das optimistischste Klimaschutzszenario aus dem Jahr 2013 mit einer Erwärmung von etwa 1 °C ist dagegen bereits heute schon überschritten (Hoegh-Guldberg et al., 2019). Sehr sicher sind sich die Klimawissenschaftler, dass mehr heiße und weniger kalte Temperaturextreme auftreten werden. Auch Hitzewellen werden häufiger vorkommen und länger andauern.

Der Trend in der Niederschlagsverteilung und -intensität wird sich im 21. Jahrhundert fortsetzen: In vielen trockenen Regionen der mittleren und subtropischen Breiten nehmen die mittleren Niederschläge weiter ab. In den feuchten Regionen der mittleren Breiten sind dagegen unter wärmeren Bedingungen bis zum Jahr 2100 Niederschlagszunahmen zu erwarten. Starkniederschläge werden über den meisten Landgebieten der mittleren Breiten und über den feuchten Tropen sehr wahrscheinlich intensiver und häufiger auftreten (BMUB, BMBF, Deutsche IPCC-Koordinierungsstelle, Umweltbundesamt, 2014).

Je nach Intensität der zukünftigen Erwärmung muss damit gerechnet werden, dass 15 bis 85 Prozent des vorhandenen Gletschervolumens schmelzen und dass bereits ab Mitte des Jahrhunderts die Arktis im September eisfrei sein wird. Auch die Schneebedeckung in der Nordhemisphäre wird sich verringern, und das Auftauen von oberflächennahem Permafrost ist sehr wahrscheinlich. Dies wiederum ist von Relevanz, da zusätzliche Mengen von Methan, einem hochwirksamen Treibhausgas, beim Auftauprozess freigesetzt werden.

Selbst wenn in naher Zukunft der Ausstoß von Treibhausgasen deutlich reduziert werden kann, wird sich die Erwärmung der Ozeane aufgrund der Trägheit des Systems und die Ozeanversauerung über Jahrhunderte weiter fortsetzen. Der Anstieg des Meeresspiegels wird, selbst wenn die anthropogenen Treibhausgasemissionen unmittelbar gestoppt würden, bis zum Jahr 2100 immer noch etwa zusätzliche 30 cm betragen. Da der Meeresspiegelanstieg von sehr vielen auch unkontrollierbaren Faktoren wie dem Abschmelzen der Meereisschilde abhängt, sind die gegenwärtigen Simulationen mit sehr großen Unsicherheiten behaftet. Sollten die Emissionen weiter wie bisher zunehmen, muss mit einem Anstieg des globalen Meeresspiegels um 60 bis 110 cm bis zum Jahr 2100 gerechnet werden (IPCC, 2019). Wissenschaftler halten in pessimistischen Szenarios insbesondere unter der Annahme kollabierender Eisschilde einen Anstieg des Spiegels von 2 m für möglich (Bamber, Oppenheimer, Kopp, Aspinall u. Cooke, 2019; IPCC, 2013).

Auswirkungen des Klimawandels

Fast alle Bereiche, auf die wir angewiesen sind und die wir schätzen – Wasser, Energie, Transport, Wildtiere, Landwirtschaft, Ökosysteme und die menschliche Gesundheit –, erfahren die Auswirkungen eines sich verändernden Klimas. Veränderungen des Wasserkreislaufs können einen großen Einfluss auf das Leben der Menschen haben. Wasserverfügbarkeit und -qualität, Hochwasserrisiko und Energiegewinnungspotenzial unterliegen direkt dem Einfluss eines sich wandelnden Klimas. Auch die Versorgung mit Lebensmitteln hängt unmittelbar von Klima- und Wetterbedingungen ab. Selbst wenn landwirtschaftliche Praktiken und Techniken anpassungsfähig sind, stellen Veränderungen wie erhöhte Temperaturen, Wasserstress, Krankheiten und Wetterextreme die Landwirtschaft vor Herausforderungen. Die weltweiten Ökosysteme sind ebenfalls vom Klimawandel betroffen. Lebensräume werden verändert, der Zeitpunkt phänologischer Ereignisse wie Knospenaustrieb und Blüte verschiebt sich, und Arten verändern ihre Habitate. Auch die menschliche Gesundheit ist anfällig für den Klimawandel. Es wird erwartet, dass die sich verändernde Umwelt zum Beispiel zu mehr Hitzestress, einer erhöhten Luftschadstoffbelastung durch bodennahes Ozon und einer Zunahme von durch Wasser, Insekten und Nagetiere übertragenen Krankheiten führen wird (Kaspar-Ott, Hertig, Traidl-Hoffmann u. Fairweather, 2020; NOAA, 2019).

Laut IPCC (2013) können bei einer maximalen Erwärmung um 2 °C im Vergleich zum vorindustriellen Temperaturniveau viele Risiken des Klimawandels durch ausreichende Anpassung noch einigermaßen beherrscht werden. Im Jahr 2015 wurde auf der UN-Klimakonferenz in Paris von 195 Staaten weltweit ein Abkommen geschlossen, das die Erwärmung des Planeten auf deutlich unter 2 °C und auf Bestreben einiger Staaten auf möglichst maximal 1,5 °C über dem vorindustriellen Niveau begrenzen soll. Es wird angenommen, dass die Schwelle von 1,5 °C, je nach betrachtetem Szenario, zwischen den Jahren 2030 und 2052 erreicht wird. Mehrere Indizien deuten darauf hin, dass die nächsten zusätzlichen 0,5 °C Erwärmung, was die Temperatur von 1,0 °C auf 1,5 °C gegenüber der vorindustriellen Periode anheben wird, größere Risiken pro Temperatureinheit mit sich bringen werden als jene, die beim letzten 0,5 °C-Anstieg bereits eingetreten sind (Hoegh-Guldberg et al., 2019; Seneviratne et al., 2018).

Hotspots des Klimawandels

Nicht alle Regionen der Erde sind gleichermaßen von den Folgen des Klimawandels betroffen, sondern es gibt sogenannte Hotspots, die in besonderem Maße durch die Folgen der Erwärmung gefährdet sind. Dazu gehören die arktischen Regionen, in denen ein Abschmelzen des Eises einerseits einen Lebensraumverlust für Organismen wie Eisbären, Wale, Robben und Seevögel bedeutet – andererseits aber auch Vorteile für die arktische Fischerei bringen kann. Auch die arktischen Landflächen können durch die verhältnismäßig starke Erwärmung einem drastischen Wandel unterzogen werden, wenn der Permafrost großflächig auftaut und somit eine Ausbreitung des borealen Waldes auf der nördlichen Halbkugel ermöglicht. Hochgebirgsregionen sind ebenfalls besonders gefährdete Gebiete durch den Verlust von alpinen Lebensräumen, denn einer Anpassung von kälteliebenden Organismen ist hier eine natürliche Grenze gesetzt (Hoegh-Guldberg et al., 2019).

Ein weiterer Hotspot des Klimawandels ist das bevölkerungsstarke Südostasien. Hier besteht ein höheres Risiko von Überschwemmungen in Verbindung mit dem Anstieg des Meeresspiegels, eine starke Zunahme von Starkniederschlagsereignissen und ein deutlicher Rückgang des Ernteertrags.

Ebenso gefährdet ist die mediterrane Region, denn hier drohen in weiten Teilen eine Verringerung der Niederschläge, eine Zunahme extremer Trockenheit und damit ein hohes Risiko eines Wasserdefizits.

Von extremer Trockenheit werden auch Westafrika und der Sahel bedroht sein, denn hier werden häufigere heiße Nächte sowie öfter auftretende und längere Hitzewellen projiziert. Dadurch muss mit einer reduzierten Mais- und Sorghumproduktion gerechnet werden, und das Risiko von Unterernährung steigt.

Auch im südlichen Afrika besteht mit der fortschreitenden Erwärmung ein erhöhtes Risiko von Unterernährung in Gemeinden, die von Trockenlandwirtschaft und Viehzucht abhängig sind, wenn sich die Wasserverfügbarkeit weiter verringert.

Kleine Entwicklungsinselstaaten (SIDS, Small Island Development States), eine Gruppe von aktuell 39 kleinen Inselstaaten und flachen Küstenanrainerstaaten in Afrika, der Karibik und Ozeanien, gehören ebenfalls zu den klimatologischen Hotspots. Sie sind unmittelbar von dem steigenden Meeresspiegel, dem damit einhergehenden Flächenverlust, Küstenüberschwemmungen, Verlust von Korallenriffen, geschwächten Küstenstrukturen aufgrund der Ozeanversauerung und damit einem geschwächten Küstenschutz bedroht (Hoegh-Guldberg et al., 2019; IPCC, 2018).

Tipping Points

Menschliche Aktivitäten können das Potenzial haben, Komponenten des Erdsystems über kritische Schwellenwerte hinaus in neue Systemzustände zu drängen, was weitreichende Auswirkungen auf menschliche und ökologische Systeme zur Folge hat. Diese kritischen Schwellenwerte werden als Tipping Points oder Kipppunkte des Klimasystems bezeichnet. Beispiele, die in jüngster Zeit Beachtung gefunden haben, sind der mögliche Zusammenbruch der atlantischen thermohalinen Zirkulation (THC), das Absterben des Amazonas-Regenwaldes und der Zerfall des grönländischen Eisschildes (Lenton et al., 2008).

Das Risiko, solche Kipppunkte zu überschreiten, ist bei einer maximalen zusätzlichen Erwärmung von bis zu 1,5 °C noch relativ gering, nimmt aber mit stärker steigenden Temperaturen beträchtlich zu (Hoegh-Guldberg et al., 2019; Lenton et al., 2019).

Einer der sensibelsten und eventuell bereits überschrittenen Kipppunkte stellt das arktische Meereis dar. Verantwortlich für das Abschmelzen des Eises ist nicht nur die generell zunehmende Lufttemperatur, sondern auch ein sich selbst verstärkender Rückkopplungseffekt: Je mehr »dunkle« Wasseroberfläche durch abgeschmolzene Eisfläche vorhanden ist, umso geringer ist die Reflexionsleistung der Eisoberfläche und umso höher die Absorption der Sonnenstrahlung durch das Wasser, was wiederum zu einer weiteren Erwärmung und dem Abschmelzen der Eismassen führt.

Demselben Rückkopplungseffekt unterliegt auch der grönländische Eisschild. Zusätzlich besteht die Gefahr, dass bei weiter steigenden Temperaturen der Eisschild mithilfe seines eigenen Schmelzwassers ins Meer abrutschen könnte. Der Kollaps des Eisschildes würde einen zusätzlichen Meeresspiegelanstieg von etwa 7 Metern bedeuten. Da die Inlandeismassen sehr träge auf die Erwärmung reagieren, würde dieser Prozess über mehrere Hundert Jahre dauern.

Die THC ist eine großräumige ozeanische Förderbandzirkulation, die Wärme in Richtung Nordatlantik transportiert und damit zu milderen Wintern in Nordeuropa im Vergleich zu Regionen ähnlicher Breitenlage in Nordamerika und Asien führt (Levermann et al., 2012). Eine Unterbrechung der nordatlantischen Tiefenwasserbildung und der damit verbundenen THC könnte auftreten, wenn genügend Süßwasser (und/oder Wärme) in den Nordatlantik gelangt, um die dichtegetriebene nordatlantische Tiefenwasserbildung zu stoppen. Solche THC-Umstellungen spielen eine wichtige Rolle bei schnellen Klimaänderungen, die in Grönland während des letzten Gletscherzyklus aufgezeichnet wurden (Hoegh-Guldberg et al., 2019). Folgen wären eine reduzierte ozeanische Aufnahme von Wärme und CO_2 und damit eine Beschleunigung der globalen Erwärmung. Die atlantischen Ökosysteme würden wahrscheinlich gestört und der tropische Regengürtel würde sich entlang des Atlantiks um mehrere hundert Kilometer nach Süden verschieben, was Auswirkungen auf besiedelte Gebiete in Westafrika und den Amazonas-Regenwald hätte. Ohne den nordwärts gerichteten Wärmetransport wäre das Nordmeer etwa 8 °C kühler, und Nordeuropa wäre, je nach atmosphärischen Bedingungen und Breitengrad, mehrere Grad Celsius kälter als heute. Europa würde unter geringeren Niederschlägen und mehr Trockenheit leiden. Die Westwinde würden sich nach Süden verlagern, mit reduzierten Winden im nördlichen Teil und verstärkten Winden in der südlichen Hälfte Europas. Darüber hinaus deuten Simulationen darauf hin, dass ein THC-Kollaps den Meeresspiegel an den europäischen Küstenlinien um bis zu 1 m erhöhen würde (Levermann et al., 2012; Lenton et al., 2019).

Diese Beispiele zeigen, wie wichtig das Ziel ist, die globale Erwärmung zu begrenzen, wenn es gelingen soll, eskalierende Risiken gefährlicher, wenn nicht gar katastrophaler Kipppunkte des Klimawandels zu vermeiden (Hoegh-Guldberg et al., 2019).

Klimawandel in Deutschland

Wie bereits deutlich geworden ist, schreitet der Klimawandel regional auf sehr unterschiedliche Weise und mit diversen Folgen voran. Im Folgenden wird erläutert, wie sich das Klima in Deutschland in den letzten eineinhalb Jahrhunderten bereits geändert hat, wie die Projektionen für das zukünftige Klima aussehen und welche Folgen dieser Wandel auf die Bevölkerung und die Umwelt hat.

Die Basis für eine fundierte Analyse des Klimas sind langjährige Wetterbeobachtungen, aus denen Rückschlüsse auf die Entwicklung der einzelnen Klimavariablen gezogen werden können. Bereits im 18. Jahrhundert fanden in Deutschland erste systematische Wetterbeobachtungen statt, und mit der Gründung staatlicher Wetterdienste im 19. Jahrhundert wurden die Messdaten und Beobachtungen immer umfangreicher (Kaspar u. Mächel, 2017). Diese Datengrundlage ermöglicht eine sehr genaue Analyse der Klimaentwicklung in Deutschland seit Ende des 19. Jahrhunderts.

Lufttemperatur

Global betrachtet sind die Landmassen der Nordhemisphäre von einem überproportionalen Temperaturanstieg betroffen, was sich auch in der Lufttemperaturentwicklung in Deutschland widerspiegelt: Von 1881 bis zum Jahr 2019 ist die Temperatur im Mittel um 1,6 °C angestiegen. Die stärksten Zunahmen fanden in der Westdeutschen Tieflandsbucht, dem Linksrheinischen Mittelgebirge und im Oberrheinischen Tiefland statt, das Nordostdeutsche Tiefland weist den geringsten Anstieg mit 1,1 °C auf. Mit einer mittleren Jahrestemperatur von 10,5 °C ist 2018 das bislang wärmste Jahr in den Aufzeichnungen, gefolgt vom Jahr 2020 mit 10,4 °C (DWD, 2020).

Die Anzahl heißer Tage, bei denen das Tagesmaximum der Lufttemperatur gleich oder mehr als 30 °C beträgt, ist seit den 1950er Jahren von drei auf nun neun Tage angestiegen. Die Anzahl der Eistage, also von Tagen mit maximalen Temperaturen unter 0 °C, hat dagegen von 28 auf 18 Tage abgenommen. Besonders stark sind die kalten Tage in der Westdeutschen Tieflandsbucht zurückgegangen (um ein Viertel), die geringsten Änderungen sind in den Alpen anzutreffen (DWD, 2020).

Mit sehr hoher Wahrscheinlichkeit ist auch im 21. Jahrhundert mit einem Fortschreiten der Erwärmung zu rechnen. Bis zum Jahr 2050 muss mit einer zusätzlichen Erwärmung zwischen 0,8 und 2,3 °C gerechnet werden – je nach zugrundeliegendem Szenario. Bis zum Ende dieses Jahrhunderts erhöht sich die Temperaturzunahme auf 2,7 °C bis 5,2 °C. Besonders stark wird der zukünftige Erwärmungstrend in den Alpen und im Voralpenland in den Wintermonaten erwartet (DWD, 2020). Generell verschärft sich dadurch auch die Situation der Temperaturextreme, und im ungünstigsten Fall muss mit einer Zunahme von Hitzewellen um bis zu fünf Ereignisse im Jahr in Norddeutschland und um bis zu 30 Ereignisse im Jahr im Süden Deutschlands gerechnet werden (Kaspar u. Mächel, 2017).

Niederschlag

Niederschlag kann in flüssiger Form als Niesel oder Regen oder in fester Form als Graupel, Hagel oder Schnee zu Boden fallen. Da sich mit der globalen Erwärmung der Wasserkreislauf intensiviert, muss mit zeitlich und räumlich veränderten Niederschlagsregimen und einer Häufigkeitsänderung niederschlagsrelevanter Wetterlagen gerechnet werden. Eine Erwärmung hat außerdem zur Folge, dass durch stärkere Verdunstung mehr Wasser in der Atmosphäre zur Verfügung steht. Da wärmere Luft mehr zusätzliche Feuchte aufnehmen kann, wird eine gesteigerte Intensität der Niederschläge erwartet (Kunz, Mohr u. Werner, 2017).

Die Niederschlagsverteilung ist in Deutschland regional unterschiedlich. Im Mittel fallen pro Jahr etwa 789 mm Niederschlag. Generell nimmt er mit zunehmender Entfernung zur Nordsee ab und erreicht in höheren Lagen größere Werte als in Tiefländern. Die Schwankungen von Jahr zu Jahr sind sehr hoch, der niedrigste gemessene Jahreswert betrug im Jahr 1959 551 mm, am meisten Niederschlag gab es bisher im Jahr 2002 mit 1018 mm. Seit dem Jahr 1881 hat die jährliche Niederschlagsmenge in Deutschland um etwa 8 Prozent zugenommen. Während in den Sommermonaten keine signifikante Zunahme der Niederschläge gemessen wurde, fiel sie im Winter besonders stark aus (+ 26 Prozent; DWD, 2020). Auch Starkniederschlagsereignisse haben besonders in den Wintermonaten zugenommen, wohingegen im Sommer eher eine (allerdings statistisch nicht signifikante) Abnahme festgestellt wurde. Generell fallen die Starkniederschläge aber bereits jetzt mit höheren Intensitäten.

Seit 1950 ist eine Abnahme der Schneedeckendauer festzustellen, die in tieferen Lagen unter 300 m Höhe 30–40 Prozent beträgt, in mittleren Lagen von 300–800 m Höhe 10–20 Prozent. Ab 800 m Höhe sind aufgrund der höheren Winterniederschläge und den noch ausreichend tiefen Temperaturen bisher keine signifikanten Veränderungen der Schneedeckendauer aufgetreten (Kunz et al., 2017).

Zukunftsprojektionen für den Niederschlag in Deutschland sind mit hohen Unsicherheiten behaftet, wahrscheinlich ist aber, dass sich der winterliche Trend von zunehmenden Starkniederschlägen weiter fortsetzen wird. Zudem muss damit gerechnet werden, dass die winterlichen Niederschläge zukünftig vermehrt als Regen anstatt als Schnee fallen werden (Kunz et al., 2017; DWD, 2020).

Weitere Klimaelemente

Bezüglich des Winds konnte für Deutschland in der Vergangenheit kein Trend festgestellt werden. Allerdings errechnen Klimamodelle für das 21. Jahrhundert eine Abnahme der Häufigkeit von Tiefdruckgebieten über dem Nordatlantik, dafür aber eine Intensivierung der auftretenden Tiefs über der Nordsee und Westeuropa. Dies bedeutet, dass ab Mitte des Jahrhunderts mit stärkeren Windböen und Starkwindereignissen, vor allem im Winter, gerechnet werden muss (Pinto u. Reyers, 2017; Della-Marta u. Pinto, 2009).

Abschätzungen über die Entwicklung von Hochwasserereignissen sind mit vielen Unsicherheiten behaftet. Bis zum Ende des Jahrhunderts ist eher mit zunehmenden Hochwassergefahren zu rechnen. Dabei scheinen vorwiegend regengespeiste Flüsse betroffen zu sein. Flüsse, die ihr Wasser aus der Schneeschmelze beziehen, scheinen dagegen keine verstärkten Hochwassergefahren aufzuweisen (Ott et al., 2013; Bronstert et al., 2017).

Der global beobachtete Meeresspiegelanstieg lässt sich auch an den deutschen Küsten nachvollziehen. Seit Mitte des 19. Jahrhunderts ist er in Travemünde (Ostsee) um 20 cm und in Cuxhaven (Nordsee) um 40 cm gestiegen (DWD, 2020). Der Anstieg des Meeresspiegels an den deutschen Küsten wird den globalen Entwicklungen folgen und beläuft sich bis zum Jahr 2100 je nach Klimaszenario auf weitere 30 bis 110 cm (Deutsches Klima-Konsortium, 2019).

Auswirkungen des Klimawandels in Deutschland

Welche Auswirkungen der Klimawandel auf die Umwelt und den Menschen hat, ist sehr stark von der jeweiligen Region und ihrer geografischen Lage sowie ihrer Nutzung durch den Menschen abhängig. Viele Folgen der globalen Erwärmung stehen außerdem in Wechselwirkung zueinander und können sich gegenseitig durch Rückkopplungseffekte verstärken. Im Folgenden werden ausgewählte Beispiele für Deutschland vorgestellt.

In den vergangenen Jahrzehnten hat sich die Luftqualität in Deutschland dank gezielter Maßnahmen zur Luftreinhaltung erheblich verbessert (Schulz, Klemp u. Wahner, 2017). Bei gleichbleibenden Emissionen würde als Folge des Klimawandels allerdings eine Zunahme der bodennahen Ozon- und Feinstaubkonzentrationen erfolgen. Wärmere Sommer und vor allem eine Zunahme von extremen Temperaturereignissen begünstigen die Bildung von bodennahem Ozon, da bei stagnierender Luftzirkulation während ausgeprägten Hochdruckwetterlagen eine Ansammlung des Ozons stattfinden kann und Spitzenwerte über mehrere Tage zulässt (Jacob u. Winner, 2009; Katragkou et al., 2011).

Die Luftinhaltstoffe und ihre klimabedingten Änderungen haben einen direkten Einfluss auf die menschliche Gesundheit. Eine erhöhte Feinstaubbelastung kann neben einer Beeinträchtigung der Lungenfunktion auch Herz-Kreislauf-Erkrankungen hervorrufen. Ebenfalls besteht ein signifikanter Zusammenhang zwischen kardiovaskulärer Mortalität und dem Gehalt an bodennahem Ozon, wobei schon eine kurzfristige Ozonexposition das Gesundheitsrisiko erhöht und bereits mittelhohe Ozonwerte mit steigenden Raten von Herzinfarkten einhergehen (Katsouyanni et al., 2009; Hertig, Schneider, Peters, von Scheidt, Kuch u. Meisinger, 2019). Weitere Effekte auf die Gesundheit entstehen durch gesteigerten Hitzestress, vor allem auch in Kombination mit erhöhten Luftschadstoffen (Hertig, 2020a; Hertig, Russo u. Trigo, 2020b; Jahn u. Hertig, 2020) sowie eine für Allergiker kritische länger andauernde Pollenflugsaison und günstigere klimatische Bedingungen für Erreger und Überträger von Infektionskrankheiten (Augustin et al., 2017).

Ein anschaulicher Hinweis auf die Veränderung unserer Umwelt liefert die Phänologie, welche den Jahresablauf periodisch wiederkehrender Entwicklungserscheinungen in der Natur untersucht. Vergleicht man die beiden Perioden von 1961–1990 und 1991–2018 miteinander, lässt sich feststellen, dass sich die Länge des Winters in Deutschland, der über die Zeitpunkte des Blattfalls der Stieleiche und dem Erblühen der Haselsträucher definiert wird, um 17 Tage verkürzt hat. Der Vorfrühling beginnt nun schon Mitte Februar, anstatt Anfang März, und auch die nachfolgenden Jahresabschnitte Vollfrühling, Frühsommer und Hochsommer zeichnen sich durch einen früheren Beginn und teilweise einer längeren Dauer aus. Phänologische Modelle zeigen, dass sich dieser Trend im 21. Jahrhundert fortsetzen wird und sich die Blühtermine der Anzeigerpflanzen noch weiter nach vorn verschieben werden (DWD, 2020).

An natürliche Klimaschwankungen konnten sich Wälder in der Vergangenheit relativ gut anpassen. Der schnell voranschreitende vom Menschen bedingte Klimawandel stellt die deutschen Wälder allerdings vor große Herausforderungen sowohl mit ökologischen als auch ökonomischen Folgen. Höhere Temperaturen, veränderte Niederschlagsverteilungen, häufigere meteorologische Extremereignisse und eine beschleunigte Entwicklung von Schädlingen erhöhen die Anfälligkeit des rezenten Baumbestands. So hat die Kronenverlichtung, ein Indiz für die nachlassende Vitalität des Baumbestandes, in den vergangenen Jahren vor allem bei alten Bäumen über 60 Jahren beständig zugenommen (Bundesministerium für Ernährung und Landwirtschaft, 2021). Deshalb sind Anpassungsmaßnahmen erforderlich, die auch weiterhin vitale Wälder in Deutschland garantieren können. Dies ist etwa über die Auswahl geeigneter Baumarten, eine ständige Überprüfung der Bestandsstruktur und Verjüngungskonzepte zu erreichen (Köhl, Plugge, Gutsch, Lasch-Born, Müller u. Reyer, 2017). Allerdings erscheinen die politischen Entscheidungen in dieser Hinsicht sehr zögerlich.

Da in Deutschland etwa 74 Prozent der Menschen in Städten leben, sind hier die Auswirkungen des Klimawandels von besonderem Interesse. Da Städte ohnehin schon dem Effekt einer Wärmeinsel unterliegen, also wärmer als die Umgebung sind, muss davon ausgegangen werden, dass städtische Räume zukünftig noch häufiger und intensiver von Überwärmung betroffen sein werden (Goldbach u. Kuttler, 2013). Die Abhängigkeit der bodennahen Ozonkonzentration von der Temperatur kann bis Ende des Jahrhunderts zu einer Verdoppelung der Ozonüberschreitungstage (Acht-Stunden-Mittelwert für Ozon von 120 µg/m³) führen, wenn sich die Temperaturen in den Städten um 3 °C erhöhen (Melkonyan u. Wagner, 2013) – mit kritischen Auswirkungen auf die Gesundheit. Auch die projizierten extremeren Niederschlagsereignisse können problematisch für die Städte Deutschlands werden. Es drohen vermehrt Überflutungen, die zu Gebäude- und Infrastrukturschäden sowie zu einer Beeinträchtigung der Verkehrs- und Versorgungswege führen (Kuttler, Oßenbrügge u. Halbig, 2017).

Fazit

Im Laufe der Geschichte haben sich Menschen und Gesellschaften an das Klima, an Klimaschwankungen und -extreme angepasst – mit unterschiedlichem Erfolg. Die Reaktion auf klimabedingte Risiken erfordert eine Entscheidungsfindung in einer sich verändernden Welt, mit anhaltender Ungewissheit über die Schwere und den Zeitpunkt der Auswirkungen des Klimawandels und mit

Grenzen für die Wirksamkeit der Anpassung. Dabei werden weitere und tiefgreifende Vermeidungs- und Anpassungsentscheidungen in naher Zukunft getroffen werden müssen, welche die Auswirkungen des Klimawandels während des 21. Jahrhunderts begrenzen. Die Anpassung an den Klimawandel ist orts- und kontextspezifisch. Es gibt nicht einen universellen Ansatz zur Risikominderung, der für alle Umgebungen geeignet ist. Die Planung und Umsetzung von Anpassungsmaßnahmen kann durch Maßnahmen auf allen Ebenen, von Einzelpersonen bis hin zu Regierungen, verbessert werden.

Ein erster Schritt zur Anpassung an den zukünftigen Klimawandel besteht in der Verringerung der Anfälligkeit und Exposition gegenüber den gegenwärtigen Klimaentwicklungen. Dabei ist eine Entscheidungsunterstützung am effektivsten, wenn sie auf den Kontext und die Vielfalt der Entscheidungstypen, -prozesse und -konstellationen eingeht. Die Aussichten für klimaresiliente Pfade hängen grundlegend davon ab, wie schnell effiziente Klimaschutzziele erreicht werden, denn je mehr Zeit man dem Fortschreiten des anthropogenen Klimawandels einräumt, umso höher wird die Wahrscheinlichkeit, dass Grenzen der Anpassungsmöglichkeit überschritten werden (IPCC, 2014).

Literatur

Augustin, J., Sauerborn, R., Burkart, K., Endlicher, W., Jochner, S., Koppe, C., Menzel, A., Mücke, H.-G., Herrmann, A. (2017). Gesundheit. In G. P. Brasseur, D. Jacob, S. Schuck-Zöller (Hrsg.), Klimawandel in Deutschland: Entwicklung, Folgen, Risiken und Perspektiven (S. 138–146). Berlin/Heidelberg: Springer Nature.

Bamber, J. L., Oppenheimer, M., Kopp, R. E., Aspinall, W. P., Cooke, R. M. (2019). Ice sheet contributions to future sea-level rise from structured expert judgment. Proceedings of the National Academy of Sciences, 116 (23), 11195–11200.

BMUB, BMBF, Deutsche IPCC-Koordinierungsstelle, Umweltbundesamt (2014). Kernbotschaften des Fünften Sachstandsberichts des IPCC – Klimaänderung 2014: Synthesebericht. Bonn: Deutsche IPCC-Koordinierungsstelle.

Bronstert, A., Bormann, H., Bürger, G., Haberlandt, U., Hattermann, F., Heistermann, M., Huang, S., Kolokotronis, V., Kundzewicz, Z., Menzel L., Meon, G., Merz, B., Meuser, A., Paton, E. N., Petrow, T. (2017). Hochwasser und Sturzfluten an Flüssen in Deutschland. In G. P. Brasseur, D. Jacob, S. Schuck-Zöller

(Hrsg.), Klimawandel in Deutschland: Entwicklung, Folgen, Risiken und Perspektiven (S. 88–100). Berlin/Heidelberg: Springer Nature.

Bundesministerium für Ernährung und Landwirtschaft (2021). Ergebnisse der Waldzustandserhebung 2020. Bonn: Bundesministerium für Ernährung und Landwirtschaft.

Cazenave, A., Dieng, H.-B., Meyssignac, B., Schuckmann, K., Decharme, B., Berthier, E. (2014). The rate of sea-level rise. Nature Climate Change, 4 (5), 358–361. DOI:10.1038/NCLIMATE2159.

Della-Marta, P. M., Pinto, J. G. (2009). Statistical uncertainty of changes in winter storms over the North Atlantic and Europe in an ensemble of transient climate simulations. Geophysical Research Letters, 36 (14). DOI:10.1029/2009GL038557.

Deutsches Klima-Konsortium (Hrsg.) (2019). Zukunft der Meeresspiegel. Berlin: Deutsches Klima-Konsortium e. V.

Dore, M. H. I. (2005). Climate change and changes in global precipitation patterns: what do we know? Environment international, 31 (8), 1167–1181. DOI:10.1016/j.envint.2005.03.004.

DWD – Deutscher Wetterdienst (2020). Nationaler Klimareport (4., korr. Aufl.). Potsdam: Deutscher Wetterdienst.

Goldbach, A., Kuttler, W. (2013). Quantification of turbulent heat fluxes for adaptation strategies within urban planning. International Journal of Climatology, 33 (1), 143–159. DOI:10.1002/joc.3437.

Grotelüschen, F. (2013). Wie funktioniert der Weltklimarat? Kartografie des Klimawissens. Hamburg: Climate Service Center des Helmholtz-Zentrums Geesthacht.

Heinze, C., Meyer, S., Goris, N., Anderson, L., Steinfeldt, R., Chang, N., Le Quéré, C., Bakker, D. C. E. (2015). The ocean carbon sink – impacts, vulnerabilities and challenges. Earth System Dynamics, 6 (1), 327–358. DOI:10.5194/esd-6-327-2015.

Hertig, E. (2020a). Health-relevant ground-level ozone and temperature events under future climate change using the example of Bavaria, Southern Germany. Air Quality, Atmosphere, and Health, 13 (4), 435–446. DOI:10.1007/s11869-020-00811-z.

Hertig, E., Russo, A., Trigo, R. M. (2020b). Heat and ozone pollution waves in Central and South Europe – Characteristics, weather types, and association with mortality. Atmosphere, 11 (12), 1271. DOI:10.3390/atmos11121271.

Hertig, E., Schneider, A., Peters, A., von Scheidt, W., Kuch, B., Meisinger C. (2019). Association of ground-level ozone, meteorological factors and weather types with daily myocardial infarction frequencies in Augsburg, Southern Germany. Atmospheric Environment, 217, 116975. DOI:10.1016/j.atmosenv.2019.116975.

Hoegh-Guldberg, O., Jacob, D., Taylor, M., Guillén Bolaños, T., Bindi, M., Brown, S., Camilloni, I. A., Diedhiou, A., Djalante, R., Ebi, K., Engelbrecht, F., Guiot, J., Hijioka, Y., Mehrotra, S., Hope, C. W., Payne, A. J., Pörtner, H.-O., Seneviratne, S. I., Thomas, A., Warren, R., Zhou, G. (2019). The human imperative of stabilizing global climate change at 1.5 °C. Science, 365 (6459). DOI:10.1126/science.aaw6974.

IPCC – Intergovernmental Panel on Climate Change (2013). Climate Change 2013: The Physical Science Basis. Contribution of Working Group I to the Fifth Assessment Report of the Intergovern-mental Panel on Climate Change. Unter Mitarbeit von T. F. Stocker, D. Qin, G.-K. Plattner, M. Tignor, S. K. Allen, J. Boschung, A. Nauels, Y. Xia, V. Bex und P. M. Midgley. Cambridge: Cambridge University Press.

IPCC – Intergovernmental Panel on Climate Change (2014). Summary for policymakers. In Climate Change 2014: Impacts, Adaptation, and Vulnerability. Part A: Global and Sectoral Aspects. Contribution of Working Group II to the Fifth Assessment Report of the Intergovernmental Panel on Climate Change (pp. 1–32). Cambridge/New York: Cambridge University Press.

IPCC – Intergovernmental Panel on Climate Change (2018). Global warming of 1.5 °C. An IPCC Special Report on the impacts of global warming of 1.5 °C above pre-industrial levels and related global greenhouse gas emission pathways, in the context of strengthening the global response to the threat of climate change, sustainable development, and efforts to eradicate poverty.

IPCC – Intergovernmental Panel on Climate Change (2019). IPCC Special Report on the Ocean and Cryosphere in a Changing Climate. Unter Mitarbeit von H.-O. Pörtner, D. C. Roberts, V. Masson-Delmotte, P. Zhai, M. Tignor, E. Poloczanska, K. Mintenbeck, A. Alegría, M. Nicolai, A. Okem, J. Petzold, B. Rama, N. M. Weyer.

Jacob, D. J., Winner, D. A. (2009). Effect of climate change on air quality. Atmospheric Environment, 43 (1), 51–63. DOI:10.1016/j.atmosenv.2008.09.051.

Jahn, S., Hertig, E. (2020). Modeling and projecting health-relevant combined ozone and temperature events in present and future Central European climate. Air Quality, Atmosphere, and Health. DOI:10.1007/s11869-020-00961-0.

Kaspar, F., Mächel, H. (2017). Beobachtung von Klima und Klimawandel in Mitteleuropa und Deutschland. In G. P. Brasseur, D. Jacob, S. Schuck-Zöller (Hrsg.), Klimawandel in Deutschland: Entwicklung, Folgen, Risiken und Perspektiven (S. 17–24). Berlin/Heidelberg: Springer Nature.

Kaspar-Ott, I., Hertig, E., Traidl-Hoffmann, C., Fairweather, V. (2020). Wie sich der Klimawandel auf unsere Gesundheit auswirkt. Pneumo News, 12 (4), 38–41. DOI:10.1007/s15033-020-1836-z.

Katragkou, E., Zanis, P., Kioutsioukis, I., Tegoulias, I., Melas, D., Krüger, B. C., Coppola, E. (2011). Future climate change impacts on summer surface ozone from regional climate-air quality simulations over Europe. Journal of Geophysical Research, 116 (D22), n/a-n/a. DOI:10.1029/2011JD015899.

Katsouyanni, K., Samet, J. M., Anderson, H. R., Atkinson, R., Le Tertre, A., Medina, S., Samoli, E., Touloumi, G., Burnett, R. T., Krewski, D., Ramsay, T., Dominici, F., Peng, R. D., Schwartz, J., Zanobetti, A. (2009). Air pollution and health: A European and North American approach (APHENA). Research report (Health Effects Institute), (142), 5–90.

Köhl, M., Plugge, D., Gutsch, M., Lasch-Born, P., Müller, M., Reyer, C. (2017). Wald und Forstwirtschaft. In G. P. Brasseur, D. Jacob, S. Schuck-Zöller (Hrsg.), Klimawandel in Deutschland: Entwicklung, Folgen, Risiken und Perspektiven (S. 194–200). Berlin/Heidelberg: Springer Nature.

Kunz, M., Mohr, S., Werner, P. (2017). Niederschlag. In G. P. Brasseur, D. Jacob, S. Schuck-Zöller (Hrsg.), Klimawandel in Deutschland: Entwicklung, Folgen, Risiken und Perspektiven (S. 58–64). Berlin/Heidelberg: Springer Nature.

Kuttler, W., Oßenbrügge, J., Halbig, G. (2017). Städte. In G. P. Brasseur, D. Jacob, S. Schuck-Zöller (Hrsg.), Klimawandel in Deutschland: Entwicklung, Folgen, Risiken und Perspektiven (S. 226–233). Berlin/Heidelberg: Springer Nature.

Landschützer, P., Gruber, N., Bakker, D. C. E. (2016). Decadal variations and trends of the global ocean carbon sink. Global Biogeochemical Cycles, 30 (10), 1396–1417. DOI:10.1002/2015GB005359.

Lehmann, H., Müschen, K., Richter, S., Mäder, C. (2013). Und sie erwärmt sich doch – Was steckt hinter der Debatte um den Klimawandel? Dessau-Roßlau: Umweltbundesamt.

Lenton, T. M., Held, H., Kriegler, E., Hall, J. W., Lucht, W., Rahmstorf, S., Schellnhuber, H. J. (2008). Tipping elements in the Earth's climate system. Proceedings of the National Academy of Sciences of the United States of America, 105 (6), 1786–1793. DOI:10.1073/pnas.0705414105.

Lenton, T. M., Rockström, J., Gaffney, O., Rahmstorf, S., Richardson, K., Steffen, W., Schellnhuber, H. J. (2019). Climate tipping points – too risky to bet against. Nature, (575), 592–596.

Levermann, A., Bamber, J. L., Drijfhout, S., Ganopolski, A., Haeberli, W., Harris, N. R. P., Huss, M., Krüger, K., Lenton, T. M., Lindsay, R. W., Notz, D., Wadhams, P., Weber, S. (2012). Potential climatic transitions with profound impact on Europe. Climatic Change, 110 (3–4), 845–878. DOI:10.1007/s10584-011-0126-5.

Li, Q., Sun, W., Huang, B., Dong, W., Wang, X., Zhai, P., Jones, P. (2020). Consistency of global warming trends strengthened since 1880s. Science Bulletin, 65 (20), 1709–1712. DOI:10.1016/j.scib.2020.06.009.

Medhaug, I., Stolpe, M. B., Fischer, E. M., Knutti, R. (2017). Reconciling controversies about the ›global warming hiatus‹. Nature, 545 (7652), 41–47. DOI:10.1038/nature22315.

Melkonyan, A., Wagner, P. (2013). Ozone and its projection in regard to climate change. Atmospheric Environment, 67, 287–295. DOI:10.1016/j.atmosenv.2012.10.023.

NASA/GISS (2021a). Carbon Dioxide. Unter Mitarbeit von H. Shaftel. Hrsg. v. Earth Science Communications Team at NASA's Jet Propulsion Laboratory, California Institute of Technology. https://climate.nasa.gov/vital-signs/carbon-dioxide/ (Zugriff am 30.06.2021).

NASA/GISS (2021b). Global Temperature. Unter Mitarbeit von H. Shaftel. Hrsg. v. Earth Science Communications Team at NASA's Jet Propulsion Laboratory, California Institute of Technology. https://climate.nasa.gov/vital-signs/global-temperature/ (Zugriff am 30.06.2021).

Nerem, R. S., Beckley, B. D., Fasullo, J. T., Hamlington, B. D., Masters, D., Mitchum, G. T. (2018). Climate-change-driven accelerated sea-level rise detected in the altimeter era. Proceedings of the National Academy of Sciences of the United States of America, 115 (9), 2022–2025. DOI:10.1073/pnas.1717312115.

NOAA – National Oceanic and Atmospheric Administration (2019). Climate change impacts. Hrsg. v. National Oceanic and Atmospheric Administration. https://www.noaa.gov/education/resource-collections/climate/climate-change-impacts (Zugriff am 30.06.2021).

O'Brien, K., Selboe, E., Hayward, B. M. (2018). Exploring youth activism on climate change: dutiful, disruptive, and dangerous dissent. Ecology and Society, 23 (3). DOI:10.5751/ES-10287–230342.

Ott, I., Duethmann, D., Liebert, J., Berg, P., Feldmann, H., Ihringer, J., Kunstmann, H., Merz, B., Schaedler, G., Wagner, S. (2013). High-Resolution Climate Change Impact Analysis on Medium-Sized River Catchments in Germany: An Ensemble Assessment. Journal of Hydrometeorology, 14 (4), 1175–1193. DOI:10.1175/JHM-D-12-091.1.

Perkins-Kirkpatrick, S. E., Lewis, S. C. (2020). Increasing trends in regional heatwaves. Nature communications, 11 (1), 3357. DOI:10.1038/s41467-020-16970-7.

Pinto, J. G., Reyers, M. (2017). Winde und Zyklonen. In G. P. Brasseur, D. Jacob, S. Schuck-Zöller (Hrsg.), Klimawandel in Deutschland: Entwicklung, Folgen, Risiken und Perspektiven (S. 68–73). Berlin/Heidelberg: Springer Nature.

Rahmstorf, S., Foster, G., Cahill, N. (2017). Global temperature evolution: recent trends and some pitfalls. Environmental Research Letters, 12 (5), 54001. DOI:10.1088/1748-9326/aa6825.

Schulz, M. G., Klemp, D., Wahner, A. (2017). Luftqualität. In G. P. Brasseur, D. Jacob, S. Schuck-Zöller (Hrsg.), Klimawandel in Deutschland: Entwicklung, Folgen, Risiken und Perspektiven (S. 128–135). Berlin/Heidelberg: Springer Nature.

Seneviratne, S. I., Rogelj, J., Séférian, R., Wartenburger, R., Allen, M. R., Cain, M., Millar, R. J., Ebi, K. L., Ellis, N., Hoegh-Guldberg, O., Payne, A. J., Schleussner, C.-F., Tschakert, P., Warren, R. F. (2018). The many possible climates from the Paris Agreement's aim of 1.5 °C warming. Nature, 558 (7708), 41–49. DOI:10.1038/s41586-018-0181-4.

Trenberth, K. E. (2011). Changes in precipitation with climate change. Climate Research, 47 (1), 123–138. DOI:10.3354/cr00953.

Trenberth, K. E., Dai, A., van der Schrier, G., Jones, P. D., Barichivich, J., Briffa, K. R., Sheffield, J. (2014). Global warming and changes in drought. Nature Climate Change, 4 (1), 17–22. DOI:10.1038/NCLIMATE2067.

Wanninkhof, R., Park, G.-H., Takahashi, T., Sweeney, C., Feely, R., Nojiri, Y., Gruber, N. Doney, S. C., McKinley, G. A., Lenton, A., Le Quéré, C., Heinze, C., Schwinger, J., Graven, H., Khatiwala, S. (2013). Global ocean carbon uptake: magnitude, variability and trends. Biogeosciences, 10 (3), 1983–2000. DOI:10.5194/bg-10-1983-2013.

WCRP Working Group on Coupled Modeling (2019). Report of the 22nd session of the WCRP Working Group on Coupled Modeling. WCRP Publication No. 14/2019. Genf: World Climate Research Programme (WCRP).

Alina Herrmann

Menschliche Gesundheit in der Klimakrise: Betroffenheit, Verantwortung und Chancen

Mit der Klimakrise steht die Menschheit vor einem Problem, welches sie selbst gefährdet, für das sie aber auch selbst Verantwortung trägt. In der Bewältigung dieser Krise liegen jedoch auch neue Chancen. Am Beispiel der menschlichen Gesundheit können diese drei Aspekte der Klimakrise gut beleuchtet werden. Erstens bedroht die Klimakrise letztlich die Gesundheit und das Leben der Menschen (Haines u. Ebi, 2019). Dieses Kapitel beleuchtet daher zunächst ausführlich, wie sich der Klimawandel auf die Gesundheit der Menschen global und in Deutschland auswirkt. Zweitens trägt auch der Gesundheitssektor zu den weltweiten Treibhausgasemissionen und damit zur Klimakrise bei (Pichler, Jaccard, Weisz u. Weisz, 2019). Wäre der weltweite Gesundheitssektor ein Land, wäre er der fünftgrößte Treibhausgasemittent der Welt (HCWH, 2019). Drittens liegt laut der Lancet-Kommission zu Gesundheit und Klimawandel in der Bewältigung der Klimakrise durch konsequenten Klimaschutz die größte Chance für die globale Gesundheit im 21. Jahrhundert (Watts et al., 2015). Dieser Aspekt wird zum Ende des Beitrags erläutert.

Direkte Auswirkungen des Klimawandels

Zunächst haben der Anstieg der Durchschnittstemperatur sowie die Zunahme von Wetterextremen, die durch steigende Treibhausgasemissionen verursacht werden, direkte Auswirkungen auf die Gesundheit (Augustin et al., 2017).

Hitze und steigende Durchschnittstemperaturen

Hitze, Hitzewellen und Sterblichkeit

Der Klimawandel führt zu einer Erhöhung der Durchschnittstemperaturen und gleichzeitig zu einer Erhöhung der Anzahl, Dauer und Intensität von Hitzewellen (Meehl u. Tebaldi, 2004). Hitzewellen sind international nicht einheitlich definiert, haben aber die Überschreitung eines Temperaturschwellenwertes inklusive einer unzureichenden Nachtabkühlung für zwei oder mehr Tage in Folge gemein (Robinson, 2000). Heiße Tage und Hitzewellen führten im Sommer 2003 zu 50.000 bis 70.000 zusätzlichen Todesfällen in Europa (Robine et al., 2008).

In epidemiologischen Studien wird für den Zusammenhang zwischen Umgebungstemperatur und Sterblichkeit eine U- bzw. J-förmige Kurve beobachtet. Dies bedeutet, dass die Sterblichkeit einer Bevölkerung bei einer behaglichen Temperatur, die je nach geografischer Lage unterschiedlich ist, am niedrigsten ist und sowohl bei Kälte als auch bei Wärmestress ansteigt (Augustin et al., 2017). Der Klimawandel wird nun zu einer Verschiebung hin zu weniger Kältestress und mehr Wärmestress führen, wobei die wissenschaftliche Evidenz nahelegt, dass weltweit der Anstieg der Hitzetoten den Rückgang der Kältetoten übersteigen wird (IPCC, 2014). Der Schwellenwert, ab dem es zu einem Anstieg der Sterblichkeit kommt, ist geografisch unterschiedlich. In einer europäischen Studie stieg die Sterblichkeit im Beobachtungszeitraum in London bereits bei einem Schwellenwert über 18 °C an, in Athen aber erst ab einem Schwellenwert von 27 °C (Baccini et al., 2008). Das zeigt einerseits, dass Individuen und Gesellschaften sich bis zu einem gewissen Grad an wärmere Temperaturen anpassen können; andererseits, dass es auch in Gesellschaften, die an hohe Temperaturen gewöhnt sind, bei extremen Temperatursteigerungen zu einem Anstieg der Sterblichkeit kommt. Individuelle Anpassungsprozesse lassen sich in einem kurzen Zeitraum auch daran ablesen, dass die Sterblichkeit in Hitzewellen zu Beginn des Sommers höher ist als gegen Ende des Sommers (Baccini et al., 2008).

Risikogruppen

Erhöhte Risiken bestehen für verschiedene Gruppen wie Obdachlose, Bauarbeiter, Sportler im Freien, Schwangere und Kleinkinder (Hajat, O'Connor u. Kosatsky, 2010). Insgesamt kommt es insbesondere bei älteren Menschen zu einem Anstieg der Sterblichkeit und der Krankheitslast (Astrom, Forsberg u. Rocklov, 2011; Bunker et al., 2016; Xu, FitzGerald, Guo, Jalaludin u. Tong, 2016). In Deutschland und anderen europäischen Ländern erfolgt dieser Anstieg vor allem bei den über 75-Jährigen (D'Ippoliti et al., 2010; Jendritzky, Koppe u. Holst, 2005). Ältere Menschen sind besonders gefährdet, weil durch normale Alterungsprozesse die physiologischen Abkühlungsmechanismen wie Schwitzen und die Verlagerung von Blutvolumen in die Peripherie eingeschränkt sind (Havenith, Inoue, Luttikholt, u. Kenney, 1995; Hirata, Nomura u. Laakso, 2012). Außerdem leiden ältere Menschen häufiger an Vorerkrankungen, die die physiologische oder Verhaltensanpassung an Hitze beeinträchtigen, beispielsweise an Herz-Kreislauf-Erkrankungen, respiratorischen Erkrankungen, Diabetes, Nierenerkrankungen oder Demenz. Menschen, die durch solche Vorerkrankungen pflegebedürftig sind und Medikamente einnehmen, sind besonders gefährdet, in Hitzewellen zu sterben (Hajat et al., 2010; Vandentorren et al., 2006).

In Deutschland zeigen aktuelle Daten, dass in den heißen Sommern von 2003, 2006 und 2015 etwa 9600, 7800 und 5200 Menschen zusätzlich verstarben (An der Heiden et al., 2020). An der Heiden und Kollegen (2020) beobachteten eher einen Rückgang der hitzebedingten Sterblichkeit in Deutschland, den sie auf individuelle und gesellschaftliche Anpassungsprozesse zurückführen.

Andere Autoren erwarten trotz dieser Anpassungsprozesse eine Zunahme von hitzebedingten Gesundheitsschäden, da sich die Anzahl der Hitzewellen in Deutschland bis zum Ende des Jahrhunderts verdreifachen soll und eine Verlängerung und Intensivierung der Hitzewellen erwartet wird (Zacharias, Koppe u. Mücke, 2014).

Vulnerabilitätsmodelle

Während wir die Zahl der hitzebedingten Todesfälle wohl nicht genau vorhersagen können, können wir jedoch sagen, welche

Faktoren hierbei entscheidend sind. Dabei helfen Vulnerabilitätsmodelle, beispielsweise das von Jendritzky, Koppe und Holst (2005): Sie definieren die Vulnerabilität, also die Verwundbarkeit einer Bevölkerung, als Funktion aus Exposition, Sensitivität und Anpassung. Die Exposition beschreibt, wie häufig und intensiv Menschen thermischer Belastung ausgesetzt sind. Relevante thermische Belastungsklassen sind in diesem Zusammenhang starke (32 °C bis 38 °C) und extreme Wärmebelastung (über 38 °C), wobei die Temperaturangaben gefühlte Temperaturen bezeichnen und Aspekte wie Luftfeuchtigkeit und Windstärke mitberücksichtigen (Jendritzky et al., 2005). Die Sensitivität beschreibt die Empfindlichkeit der Bevölkerung gegenüber thermischer Belastung, beispielsweise durch einen hohen Anteil älterer Risikopersonen. Die Anpassung bezeichnet die Maßnahmen, die ergriffen werden, um besser mit thermischen Belastungen umzugehen, also beispielsweise die Baustruktur von Häusern und Städten oder die Einführung von Hitzewarnsystemen.

Aus den mit diesem Modell gewonnenen Erkenntnissen wird nun ersichtlich, dass in Deutschland zukünftig Exposition und Sensitivität in der Bevölkerung durch den Klimawandel und den demografischen Wandel zunehmen werden. Entscheidend für die Vulnerabilität und damit die zukünftige Anzahl an Hitzetoten ist also, wie gut wir uns an thermische Belastungen anpassen. Dieses Vulnerabilitätsmodell kann in angepasster Weise auch auf andere gesundheitliche Gefährdungen durch den Klimawandel angewandt werden (z. B. Extremwetterereignisse, Infektionserkrankungen etc.).

Anpassungsmaßnahmen

Am Beispiel Hitze zeigt sich, wie Anpassungsmaßnahmen an den Klimawandel aussehen können. Zunächst kann Anpassung hier auf gesamtgesellschaftlicher Ebene erfolgen. Ein Instrument dafür sind sogenannte Hitzeaktionspläne (Matthies, Bickler u. Marin, 2008). Sie sehen langfristige Maßnahmen beispielsweise auf städtebaulicher Ebene (z. B. Frischluftschneisen, städtische Wasser- und Grünflächen) und durch Etablierung eines Hitzewarnsystems durch den nationalen Wetterdienst vor (Bund/Länder Ad-hoc Arbeitsgruppe, 2017). Mittelfristig können Gebäude wie Pflegeheime oder

Krankenhäuser mit Verschattungstechnik ausgerüstet und klimatisierte öffentliche Räume zur Verfügung gestellt werden. Kurzfristig können in Hitzewellen Maßnahmen zur Unterstützung vulnerabler Bevölkerungsgruppen erfolgen. Ärztinnen und Ärzte können insbesondere in vier Handlungsfeldern Anpassungsmaßnahmen ergreifen (Herrmann et al., 2019): (1) Kommunikation von Risiken und Präventionsmaßnahmen für Risikopersonen und Angehörige (z. B. Informationen zur aktiven Kühlung des Körpers), (2) sommerliche Medikamenten-Check-ups (und ggf. Anpassung der Medikation), (3) die Anpassung von Behandlungsabläufen in der Praxis/Klinik (z. B. Terminvergabe in den frühen Morgen- oder in Abendstunden), (4) Unterstützung der aktiven Kontaktaufnahme mit Risikopersonen (z. B. Vermittlung von Nachbarschaftshilfen, Sensibilisierung des sozialen Netzes).

Bei der Anpassung an Klimawandelfolgen ist insgesamt zu berücksichtigen, dass in Ländern mit niedrigen und mittleren Einkommen die Anpassungskapazität aus sozioökonomischen Gründen oft geringer ausfällt als in Ländern mit hohen Einkommen (Adger, 2003; Adger et al., 2008).

Extremwetterereignisse und Meeresspiegelanstieg

Weltweit werden schon heute viele Todesfälle durch Extremwetterereignisse wie Starkregenfälle und Stürme verzeichnet. Diese werden durch den Klimawandel in Zukunft weiter zunehmen (IPCC, 2012). Auch Springfluten haben bei einem höheren Meeresspiegel und gleichbleibenden Siedlungsmustern an Küsten schwerere Auswirkungen (Woodruff, Irish u. Camargo, 2013). Zudem führt der Meeresspiegelanstieg insgesamt zur Versalzung und Erosion von Böden mit Folgen für die Nahrungsmittelproduktion, beispielsweise in Bangladesch (Hossain, 2010). Überschwemmungen und Stürme führen nicht nur direkt zu Verletzungen und Todesfällen, sondern bei schweren Schäden der Infrastruktur auch zu Infektionserkrankungen wie Cholera-Epidemien oder Nahrungsmittelknappheit, insbesondere in Ländern mit niedrigen Anpassungskapazitäten (Betts et al., 2018; McMichael, 2015). In allen Ländern sind durch Extremwetterereignisse Einschränkungen der medizinischen Versorgung in unterschiedlichem Ausmaß zu beobachten. Dies kann von der Beeinträchtigung der stationären Versorgung durch Schäden an Krankenhäusern bis zur Beeinträchtigung der ambulanten Versorgung führen, weil etwa Straßen nicht befahrbar und damit pflegebedürftige Patienten und Patientinnen oder Notfälle nicht erreichbar sind (Codjoe et al., 2020; Curtis, Fair, Wistow, Val u. Oven, 2017). Bei Verlust von Angehörigen oder von Hab und Gut durch Extremwetterereignisse sind auch länderübergreifend psychische Folgen für die Gesundheit zu beobachten, wie beispielsweise posttraumatische Belastungsstörungen (Fontalba-Navas et al., 2017; Rataj, Kunzweiler u. Garthus-Niegel, 2016).

Luftverschmutzung

Luftverschmutzung ist keine Folge des Klimawandels, aber eng mit dem Klimawandel verknüpft. Einerseits stammen gesundheitsschädliche Stoffe wie Feinstaub oder Ozon oft aus den gleichen Quellen wie klimaschädliche Treibhausgase. Andererseits bildet sich durch heiße Wetterlagen, wie sie durch den Klimawandel entstehen, vermehrt bodennahes Ozon (Mücke, 2011). Außerdem führen höhere Lufttemperaturen in Kombination mit Luftschadstoffen zu einer höheren Sterblichkeit (Chen et al., 2018).

Luftverschmutzung im Freien führt jedes Jahr zu etwa 3,3 Millionen vorzeitigen Todesfällen weltweit (Lelieveld, Evans, Fnais, Giannadaki u. Pozzer, 2015). Asien, insbesondere China und Indien, verzeichnet den Großteil dieser Todesfälle. Hier sind Heizen und Kochen relevante Quellen für Luftschadstoffe. In anderen Erdteilen sind vor allem Emissionen von Verkehr und Stromerzeugung, aber auch Feinstaubemissionen aus der Landwirtschaft verantwortlich für frühzeitige Todesfälle durch respiratorische, zerebro- und kardiovaskuläre Erkrankungen sowie Lungenkrebs (2015). Auch in Deutschland kommt es jährlich zu 70.000 bis 80.000 vorzeitigen Todesfällen durch Luftverschmutzung (Carvalho, 2019). Global gesehen sind 16 Prozent der vorzeitigen Todesfälle durch Luftverschmutzung auf Kohlenutzung zurückzuführen, weshalb ein Kohleausstieg auch als wichtige Maßnahme zum Gesundheitsschutz verstanden werden kann (Watts et al., 2018). 90 Prozent der Städte weltweit überschreiten die von der WHO empfohlenen Grenzwerte für Luftverschmutzung (Watts et al., 2018, S. 49). Jedoch sorgt nicht nur die Luftverschmutzung im Freien für vorzeitige Todesfälle. In Ländern mit niedrigen und mittleren Einkommen führt auch Innenraumluftverschmutzung durch die Nutzung von Biomasse zum Kochen zu weiteren ca. 3 Millionen Todesfällen (Goldemberg, Martinez-Gomez, Sagar u. Smith, 2018). Auch hier tragen die beim Verbrennen der Biomasse auftretenden Treibhausgase und kurzlebige klimawirksame Spurenstoffe wie Ruß zur weiteren Aufheizung der Erdatmosphäre bei (Goldemberg et al., 2018).

Indirekte Auswirkungen

Pollenflug und Allergien

Der Klimawandel wirkt sich insbesondere über drei Mechanismen auf Allergien aus: Die Pollensaison verlängert sich (1), es treten neue Allergene auf (2) und die Pollenmenge vermehrt sich (3). Die Pflanzenphänologie, also der jahreszeitliche Ablauf von Blühperioden und anderen Entwicklungserscheinungen, hängt maßgeblich von der Temperatur ab. Der Temperaturanstieg führt daher zu einem verfrühten Einsetzen und auch einem längeren Andauern der Pollensaison (Chmielewski, 2007; Menzel et al., 2006; Ziello et al., 2012). So zeigten Frei und Gassner (2008), dass die Freisetzung von Birkenpollen in der Schweiz sich von 1996 bis 2006 um zwei Wochen vorverlagert hat. Durch internationale Warentransporte und steigende Temperaturen können sich wärmeliebende Neophyten mit potenziell neuen Allergenen auch in höheren Breitengraden oder Höhenlagen ansiedeln. So hat sich die Beifuß-Ambrosie bereits in Deutschland etabliert. Ihre Pollen sind hoch allergen, und da sie im Sommer und Herbst blühen, nimmt die Belastung durch Pollen in diesem Zeitraum besonders zu (Eis, Helm, Laußmann u. Stark, 2010). Für Deutschland und Europa konnte auch eine Steigerung der Menge an freigesetzten Pollen gezeigt werden (Ziello et al., 2012). Dies ist einerseits durch den Temperaturanstieg, andererseits auch durch die steigende CO_2-Konzentration in der Luft bedingt (Beggs, 2004). Zusätzlich zu den durch Temperatur und CO_2 bedingten Änderungen erhöht die Reaktion von Pollen mit Luftschadstoffen deren Allergenität: So wurde zum Beispiel gezeigt, dass bodennahes Ozon die Lipidzusammensetzung von Birkenpollen beeinflusst und diese Pollen dann das Immunsystem von Allergikern stärker stimulieren können (Beck et al., 2013).

Infektionserkrankungen

Bei den Infektionserkrankungen werden global vor allem durch Wasser, Nahrungsmittel und Vektoren übertragene Erkrankungen vom Klimawandel beeinflusst.

Bei mit Nahrungsmittel assoziierten Infektionserkrankungen wie Campylobacter- oder Salmonellen-Enteritis erhöhen hohe Umgebungstemperaturen die Vermehrung dieser pathogenen Erreger (Kovats et al., 2004). Zudem können Extremwetterereignisse, wie Überschwemmungen, die Verunreinigung von Trinkwasser begünstigen (Boudou et al., 2020). In Ländern mit niedrigen Hygienestandards und schlechteren Trink- und Abwassersystemen führt der Klimawandel daher zu einem erhöhten Risiko von durch Nahrungsmittel oder Trink- und Brauchwasser übertragenen Erkrankungen (Cissé, 2019). In Europa sind diese Risiken eher gering (Semenza u. Menne, 2009). Allerdings steigen auch in Deutschland und Europa die Risiken für Krankheitsinfektionen in Badegewässern. So wurden zuletzt vermehrt Vibrioneninfektionen in der Nord- und Ostsee registriert (Gyraite, Katarzyte u. Schernewski, 2019). Diese führen primär zu Wundinfektionen und haben in Einzelfällen auch durch Sepsis bedingte Todesfälle hervorgerufen (Metelmann et al., 2020). Zudem können Cyanobakterien (Blaualgen) beispielsweise in Badeseen durch Toxine zu Hautreizungen führen (Stark, Niedrig, Biederbick, Merkert u. Hacker, 2009).

Bei den vektorübertragenen Infektionserkrankungen sind weltweit gesehen veränderte Muster zu erwarten, beispielsweise durch eine Ausbreitung in höhere Breitengrade und in Höhenzüge hinein (Lafferty, 2009). Für Europa hat die steigende Ausbreitung von Zecken, Sandfliegen und Mücken als Vektoren eine besondere Bedeutung.

Für bereits etablierte Zeckenarten, überwiegend der gemeine Holzbock (Ixodes ricinus), werden eine größere Populationsdichte, weitere Ausbreitung nach Norden und in die Höhenzüge sowie eine längere Zeckensaison erwartet (Suss, Klaus, Gerstengarbe u. Werner, 2008). Es könnten sich zudem zunehmend tropische Zeckenarten wie Hyalomma mit Krankheitserregern etablieren, die über Borrelien und FSME-Viren hinausgehen (GERICS, 2020). Sandfliegen (Phlebotomus spp.) sorgen bisher vor allem im Mittelmeerraum für Infektionen mit Leishmanien (Leishmania infantum), die zu lokalen knotigen Entzündungen der Haut und zu Organschäden führen können. Die projizierten Temperaturbedingungen bis Ende des Jahrhunderts machen eine Etablierung und Verbreitung von Vektoren und Erregern auch in einigen Regionen Deutschlands wahrscheinlich (Fischer, Thomas u. Beierkuhnlein, 2010).

Durch die zunehmende Globalisierung des Personen- und Warenverkehrs sowie die durch den Klimawandel bedingten Temperaturveränderungen haben sich bereits einige Populationen der Tigermücke (Aedes albopictus) in Deutschland wie auch in weiten Teilen Süd- und Mitteleuropas etabliert (Thomas et al., 2018). Daher ist in Deutschland zukünftig durchaus mit einzelnen autochthonen Ausbrüchen von Dengue- und Chikungunya-Fieber oder auch der Zika-Krankheit zu rechnen (Thomas et al., 2018). In Europa kam es bereits zu örtlich begrenzten einheimischen Ausbrüchen von Dengue-Fieber (Tomasello u. Schlagenhauf, 2013). Auch das West-Nil-Fieber wurde in den vergangenen Jahren in Einzelfällen in Europa und Deutschland übertragen, u. a. durch infizierte Vögel (ECDC, 2020). Jedoch ist aufgrund des guten Gesundheitssystems nicht mit einer flächendeckenden Ausbreitung dieser Erkrankungen zu rechnen (Augustin et al., 2017). Global gesehen wird der Klimawandel die Verbreitungsmuster vieler vernachlässigter Tropenerkrankungen beeinflussen und vermutlich die Verbreitung in Regionen fördern, die zuvor nicht von diesen Erkrankungen betroffen waren (Tidman, Abela-Ridder u. de Castañeda, 2021).

Ernährung

Durch den Klimawandel und insbesondere durch damit verbundene Extremwetterereignisse kommt es weltweit zunehmend zu Ernteausfällen und zu einer Verschlechterung der Ernährungssicherheit (Woodward et al., 2014). Auch steigende CO_2-Konzentrationen können Nährstoffgehalte von Lebensmitteln beeinflussen. So kommt es zu einem reduzierten Inhalt von Proteinen und Spurenelementen wie Zink, Eisen oder Selen in Weizen, Reis und anderen Getreidesorte (Myers et al., 2014; Zhu et al., 2018). Eine CO_2-Konzentration von 550 ppm in der Atmosphäre, wie sie bei einer Fortsetzung des gegenwärtigen Trends erreicht würde, führt laut Smith und Myers (2018) schätzungsweise zu zusätzlich 175 Millionen Menschen mit Zinkmangel und 122 Millionen Menschen mit Eiweißmangel. Dieses Risiko kommt laut dieser Studie vor allem auf Staaten in Asien, Afrika und im Nahen Osten zu.

Armut, Konflikte, Migration

Die Weltbank schätzt, dass der Klimawandel bis 2030 weitere 100 Millionen Menschen weltweit in extreme Armut drängen könnte, wenn keine Maßnahmen ergriffen werden, die Gesellschaften widerstandsfähiger gegen den Klimawandel machen (Hallegatte et al., 2016). In Ländern, die wirtschaftlich stark von Landwirtschaft abhängig sind und mit weiteren soziökonomischen und politischen Problemen kämpfen, trägt der Klimawandel auch zu bewaffneten Konflikten bei (Koubi, 2019). Besonders stark diskutiert werden auch die Auswirkungen des Klimawandels auf die Migration. Häufig kommt es in diesem Kontext nicht primär zu internationalen Flüchtlingsbewegungen, sondern vor allem auch zu Binnenmigration im eigenen Land oder der eigenen Region (Myers, 2002). Spätestens seit der Klimakonferenz 2015 in Paris sind die kleinen pazifischen Inselstaaten, deren Existenz besonders durch den Meeresspiegelanstieg bedroht ist, in den Fokus der Aufmerksamkeit um die durch den Klimawandel bedingte Migration gerückt (Farbotko, 2010). Während die Inselbewohner und -bewohnerinnen häufig vor allem in einer Opferrolle gesehen werden, suchen sie teils proaktiv nach selbstbestimmten Lösungen für eine Umsiedelung, bei der sie keinen Flüchtlingsstatus haben, sondern eine »Migration mit Würde« vollziehen können (Klepp, 2017). Insgesamt wird Migration auch zunehmend als adäquater Teil einer Anpassungsstrategie an den Klimawandel gesehen (McLeman u. Hunter, 2010). Für Gesundheitssysteme weltweit bedeutet dies, dass die Inklusion von Migranten zunehmend selbstverständlich werden sollte (Schwerdtle, Bowen u. McMichael, 2018).

Verantwortung: Der Gesundheitssektor als Emittent

Der Gesundheitssektor trägt in OECD-Staaten sowie in Indien und China im Durchschnitt 5,5 Prozent zu den nationalen Treibhausgasemissionen bei. Pro Kopf und Jahr stoßen Gesundheitssysteme weltweit etwa 600 kg CO_2 aus. In Deutschland werden etwa 6,7 Prozent der nationalen Treibhausgasemissionen durch den Gesundheitssektor verursacht: 55 Millionen Tonnen pro Jahr. Damit liegt Deutschland nach China, den USA, Japan und Indien auf dem fünften Platz (Pichler et al., 2019).

Verteilung der Emissionen nach Bereichen

Im Gegensatz zum deutschen Gesundheitssystem liegen für den Nationalen Gesundheitsdienst in Großbritannien (National Health Service, NHS) umfangreiche Analysen zur Verteilung der Treibhausgasemissionen vor (Tennison et al., 2021). Der NHS hat eine klare Strategie, bis 2045 weitgehend klimaneutral zu agieren, und erhebt schon seit Jahren systematisch seine Treibhausgasemissionen (Jennings u. Rao, 2020). Hierbei zeigt sich, dass 62 Prozent der Emissionen aus Lieferketten stammen, 24 Prozent aus der direkten Patientenversorgung, 10 Prozent aus der Anreise von Patienten und Mitarbeitern des NHS und 4 Prozent aus privaten Gesundheitsdienstleistungen. Tabelle 1 beschreibt, was diese vier Felder genau beinhalten.

Auch in anderen Gesundheitssystemen sind etwa zwei Drittel der Emissionen auf Lieferketten zurückzuführen (HCWH, 2019). Besonders stechen hier die Emissionen für Pharmazeutika und andere chemische Produkte heraus, die insgesamt 20 Prozent der Gesamtemissionen im NHS ausmachen. Eine aktuelle Studie zeigt, dass die pharmazeutische Industrie bei Betrachtung aller Lieferzusammenhänge einen höheren Treibhausgasausstoß als die Automobilindustrie hat (Belkhir u. Elmeligi, 2019).

Im Bereich der Patientenversorgung ist anzumerken, dass in der Anästhesie und in der Therapie von respiratorischen Erkrankungen mit Dosierinhalatoren auch direkte Gase mit erheblicher Treibhausgaswirkung angewendet werden. In der Anästhesie ist dies beispielsweise Desfluran (Andersen, Nielsen, Wallington, Karpichev u.

Tabelle 1: Verteilung von Treibhausgasemissionen des Britischen Nationalen Gesundheitsdienstes (NHS), adaptiert von Tennison et al. (2021)

Lieferketten (62 Prozent)	Patientenversorgung (24 Prozent)	Mobilität (10 Prozent)	Private Gesundheitsdienstleistungen (4 Prozent)
Pharmazeutika und chemische Produkte	Gebäudeenergie	Patientenverkehr	private Gesundheitsdienstleistungen
medizinische Produkte	Wasser und Abfall	Mitarbeiterverkehr	
Geschäftsdienstleistungen	Anästhesiegase und Dosierinhalatoren	Besuchsverskehr	
sonstige Beschaffung	Fahrzeugflotte und Dienstreisen		
Lebensmittel und Verpflegung			
nichtmedizinische Ausrüstung			

Sander, 2012) und in der Therapie von Lungenerkrankungen HFA 134a als Trägersubstanz für z. B. Salbutamol in Dosierinhalatoren (Ewart, Rom, Braman u. Pinkerton, 2015). In der ambulanten Versorgung machen Trägersubstanzen in Dosieraerosolen etwa 13 Prozent aller in diesem Sektor anfallenden Treibhausgasemissionen aus (Tennison et al., 2021). Hier ergeben sich große Einsparpotenziale bei einem Wechsel auf Trockenpulverinhalatoren (Wilkinson, Braggins, Steinbach u. Smith, 2019).

Im Bereich der Mobilität kann eine Vermeidung der Überversorgung und der Ausbau der Telemedizin zu einer Verringerung des Patientenverkehrs beitragen. Zudem könnten Kliniken und ambulante Gesundheitsversorger ihren Mitarbeitern Anreize verschaffen, mit dem (E-)Fahrrad, zu Fuß oder mit dem ÖPNV anzureisen (zum Beispiel Leasing von E-Fahrrädern, Jobticket). Diese Formen eines körperlich aktiv zurückgelegten Arbeitsweges könnten aufgrund ihrer gesundheitsfördernden Wirkung gleichzeitig im betrieblichen Gesundheitsmanagement verankert werden.

Überlegungen zur Reduktion von Überversorgung und Förderung der sprechenden Medizin

Besonders nachdenklich an den Treibhausgasemissionen des Gesundheitssektors stimmt, dass Emissionen durch Medikamente, Medizinprodukte und Gesundheitsdienstleistungen einen großen Anteil ausmachen. Hiermit liegt ein weiteres Argument vor, um bestehende Initiativen zur Vermeidung von Überversorgung zu unterstützen, beispielsweise die »Gemeinsam klug entscheiden«-Initiativen (Nothacker, Kreienberg u. Kopp, 2017; DEGAM, 2021). Auch die Förderung von nichtmedikamentösen Maßnahmen, die beispielsweise bei der Behandlung von leichten Formen des Diabetes mellitus Typ 2 oder leichten Formen der Depressionen empfohlen werden (DGPPN et al., 2017; BÄK, KBV u. AWMF, 2021), erhalten hiermit ein neues Gewicht. Insgesamt ist in diesem Zusammenhang noch intensiver zu hinterfragen, wie in unserem Gesundheitssystem Anreize für bestimmte Behandlungsformen gestaltet sind. Durch die Förderung einer »sprechenden Medizin« können nicht nur viele Gesundheitsprobleme angemessen erfasst und der Mensch als Ganzes in den Blick genommen, sondern auch Ressourcen geschont und natürliche Lebensgrundlagen erhalten werden.

Chancen: Gesundheitliche Co-Benefits von Klimaschutzmaßnahmen

Was sind gesundheitliche Co-Benefits?

Gesundheitliche Co-Benefits bezeichnen in der Klimaforschung positive gesundheitliche Nebeneffekte von Klimaschutzmaßnahmen. Auf Bevölkerungsebene ist hier vor allem die Reduktion von vorzeitigen Todesfällen durch Luftverschmutzung aufgrund des Umstiegs auf erneuerbare Energien und die Reduktion von Verkehrsemissionen zu nennen (Haines et al., 2009). In China und Indien könnten die gesparten Gesundheitskosten durch Reduktion von Luftverschmutzung sogar so groß sein, dass sie die Ausgaben dieser Klimaschutzmaßnahmen übersteigen (Markandya et al., 2018). Gesundheitliche Vorteile von Klimaschutzmaßnahmen, die auch direkt von Individuen selbst erlebt werden können, kommen im Bereich der Ernährung, der Bewegung und des Wohnens zum Tragen

(Herrmann et al., 2017; Quam, Rocklov, Quam u. Lucas, 2017). In einer 2021 veröffentlichten Studie wurde berechnet, dass ehrgeizigere Klimaschutzmaßnamen als die bisher versprochenen in neun ausgewählten Ländern bis 2040 jährlich 1,18 Millionen Tote durch Luftverschmutzung, 5,86 Millionen Tote durch Fehlernährung und 1,15 Millionen Tote durch Bewegungsmangel verhindern könnten (Hamilton et al., 2021).

Persönliche Motivation durch individuelle Co-Benefits

Im ärztlichen Kontext sind Klimaschutzmaßnahmen im Bereich der Lebensstilveränderung besonders relevant, da Lebensstilberatung immer auch Teil der ärztlichen Beratung ist. In vielen Bereichen gilt der einfache Satz »Was gut ist für das Klima, ist auch gut für die Gesundheit«. Ausgehend von den gesundheitlichen Bedürfnissen der Patienten können Ärztinnen und Ärzte darauf hinweisen, dass bestimmte gesunde Verhaltensweisen auch das Klima schützen. Beispielsweise kann man mit Patientinnen und Patienten gemeinsam erarbeiten, welche Strecken, die bisher mit dem Auto zurückgelegt werden, auch zu Fuß oder mit dem Fahrrad bewältigt werden können. Vor dem Hintergrund der Klimakrise ist es auch sinnvoll, eine gesunde Ernährungsweise mit einer Reduktion von tierischen Produkten zu empfehlen. Im Folgenden werden die Synergien zwischen Gesundheit und Klimaschutz in den Bereichen Mobilität und Ernährung näher beleuchtet. Abschließend wird auch auf den Aspekt der psychischen Gesundheit als »Interventionsebene« eingegangen.

Mobilität

Dass körperliche Aktivität die Sterblichkeit reduziert, ist allgemein anerkannt (Nocon et al., 2008). Die Weltgesundheitsorganisation unterstreicht, dass jegliche Form der moderaten körperlichen Aktivität, die über 10 Minuten aufrechterhalten wird, bereits positive gesundheitliche Effekte hat (WHO, 2010). So konnten Rissel und Kollegen zeigen, dass bereits die Nutzung von öffentlichem Nahverkehr durch die kurzen Distanzen, die zu den Haltestellen zurückgelegt werden, positive Effekte auf die Gesundheit hat (Rissel, Curac, Greenaway u. Bauman, 2012). Viele Studien belegen die großen gesundheitlichen Vorteile, wenn der Arbeitsweg zu Fuß oder mit dem Fahrrad statt mit dem Auto zurückgelegt wird (Cloutier et al., 2017; Martin, Goryakin u. Suhrcke, 2014). Für eine bessere psychische Gesundheit ist vor allem der Weg zu Fuß oder mit dem Rad durch natürliche Umgebung förderlich (Zijlema et al., 2018). Für die Region San Francisco wurde modelliert, dass die Steigerung des Medians der täglichen aktiven Bewegung zu Fuß oder mit dem Fahrrad von vier auf 22 Minuten zu einer 14-prozentigen Reduktion der Krankheitslast durch Diabetes und kardiovaskuläre Erkrankungen führen könnte und gleichzeitig 14 Prozent der CO_2-Emissionen einspart (Maizlish et al., 2013). James Jarrett und Kollegen fanden heraus, dass durch das Ersetzen eines Fünftels der Automobilität durch aktive Mobilitätsformen in England erhebliche Gesundheitskosten durch die Reduktion der Prävalenz von Typ-2-Diabetes, Demenz, zerebrovaskulären Erkrankungen, Koronare Herzerkrankung, Brustkrebs, Darmkrebs und Depressionen eingespart werden könnten (Jarrett et al., 2012).

Ernährung

Die moderne Ernährungsweise geht typischerweise mit einem höheren Anteil an tierischen Produkten, raffiniertem Zucker, Öl und einer insgesamt erhöhten Kalorienaufnahme einher und führt kombiniert mit mangelnder Bewegung zu einer weltweiten »Epidemie des Übergewichts« (Popkin u. Doak, 1998). Zudem steigt der Konsum von hoch verarbeiteten Produkten, also »Fertigprodukten«, weltweit massiv an (Popkin, 2017). Diese Entwicklungen führen auch zu größeren Treibhausgasemissionen durch Tierhaltung, vermehrte Verarbeitung, Verpackung und Transport von Nahrungsmitteln (Tilman u. Clark, 2014). Die Tierhaltung ist dabei für etwa 80 Prozent aller landwirtschaftlichen Treibhausgasemissionen verantwortlich (Steinfeld et al., 2006). Zwar könnten technische Innovationen und eine Optimierung der Produktion die absoluten Emissionen der Tierhaltung bei einer wachsenden Weltbevölkerung in Zukunft stabil halten. Jedoch wird die Limitierung der Erderwärmung auf 20 °C und insbesondere 1,5 °C nur möglich sein, wenn weltweit weniger Fleisch und weniger Milchprodukte konsumiert werden (Hedenus, Wirsenius u. Johansson, 2014). Gleichzeitig gibt es Hinweise darauf, dass der erhöhte Konsum von verarbeiteten Fleischprodukten

(z. B. Wurst) und rotem Fleisch (etwa von Rind und Lamm) das Risiko für einige Krebsarten erhöht (Boada, Henríquez-Hernández u. Luzardo, 2016). Dabei zeigten Behrens und Kollegen, dass jeweils ab einem Konsum von 200 g dieser Fleischsorten pro Woche das Risiko für Krebsarten wie Darmkrebs, Brustkrebs und Lungenkrebs anstieg. Der Risikoanstieg war für verarbeitete Wurstwaren größer als für rotes Fleisch (Behrens et al., 2018). Damit eine fleischarme Ernährungsweise sich auch sonst positiv auf die Gesundheit auswirkt, ist jedoch auch wichtig, wodurch man das Fleisch ersetzt. So konnte beispielsweise gezeigt werden, dass der Ersatz von tierischen gesättigten Fettsäuren durch pflanzliche ungesättigte Fettsäuren, nicht aber der Ersatz durch Kohlenhydrate, das Risiko für kardiovaskuläre Erkrankungen reduziert (Siri-Tarino, Chiu, Bergeron u. Krauss, 2015). Häufig würde allein die Einhaltung bestehender Ernährungsrichtlinien die Gesundheit der Bevölkerung verbessern und zum Klimaschutz beitragen (Milner et al., 2015).

Visionen einer grünen und gesunden Zukunft als Treiber für gesellschaftliche Veränderung

Unabhängig von der direkten Kommunikation mit den Patienten und Patientinnen kann die Gesundheitsperspektive auch in der gesellschaftlichen Kommunikation von Klimaschutz einen entscheidenden Beitrag leisten (Sauerborn, Kjellstrom u. Nilsson, 2009). Denn sie geht mindestens drei psychologische Hindernisse an, die auftreten können, wenn Individuen über klimarelevantes Verhalten nachdenken (Herrmann, Amelung, Fischer u. Sauerborn, 2020):

(1) Häufig werden Klimaschutzmaßnahmen unter Vorzeichen von Verlusten wahrgenommen (»auf Fleisch verzichten«), und Menschen möchten Verluste im Allgemeinen vermeiden (Kahneman u. Tversky, 1979). Die gesundheitliche Perspektive eröffnet hier aber einen positiven Kontext (»gesündere Ernährung«).

(2) Menschen neigen dazu, Gewinne oder Verluste in der Zukunft gegenüber zeitnahen Gewinnen oder Verlusten abzuwerten (Kirby u. Herrnstein, 1995). Bestimmte gesundheitliche Effekte einer Verhaltensänderung sind im Vergleich zu den langfristigen Effekten auf

den Klimawandel schon relativ kurzfristig zu erfahren, beispielsweise besseres Wohlbefinden durch Fahrradfahren (Neumeier et al., 2020). (3) Bei Problemlösungen, die gesellschaftliches Handeln erfordern, können Einzelne mit ihrem Verhalten weitermachen und darauf warten oder sogar darauf bauen, dass die Gesamtgesellschaft das Problem löst. Menschen, die auch direkt von gesundheitlichen Co-Benefits profitieren möchten, müssen aber selbst aktiv werden.

Zuletzt bleibt festzuhalten, dass individuelles Verhalten in politischen und gesellschaftlichen Wandel eingebettet werden muss, um die Pariser Klimaziele zu erreichen. Das Narrativ einer klimafreundlichen UND gesunden Zukunft kann zu einem Treiber für die hierfür nötige gesellschaftliche Transformation werden.

Literatur

Adger, W. N. (2003). Social capital, collective action, and adaptation to climate change. Economic Geography, 79 (4), 387–404. DOI:10.1111/j.1944-8287.2003. tb00220.x

Adger, W. N., Dessai, S., Goulden, M., Hulme, M., Lorenzoni, I., Nelson, D. R., Naess L. O., Wolf, J., Wreford, A. (2008). Are there social limits to adaptation to climate change? Climatic Change, 93 (3–4). 335–354. DOI:10.1007/ s10584-008-9520-z.

An der Heiden, M., Muthers, S., Niemann, H., Buchholz, U., Grabenhenrich, L., Matzarakis, A. (2020). Heat-related mortality. An analysis of the impact of heatwaves in Germany between 1992 and 2017. Deutsches Ärzteblatt International, 117 (37), 603–609. DOI:10.3238/arztebl.2020.0603.

Andersen, M. P. S., Nielsen, O. J., Wallington, T. J., Karpichev, B., Sander, S. P. (2012). Assessing the impact on global climate from general anesthetic gases. Anesthesia and Analgesia, 114 (5), 1081–1085.

Astrom, D. O., Forsberg, B., Rocklov, J. (2011). Heat wave impact on morbidity and mortality in the elderly population: a review of recent studies. Maturitas, 69 (2), 99–105. Doi:10.1016/j.maturitas.2011.03.008.

Augustin, J., Sauerborn, R., Burkart, K., Endlicher, W., Jochner, S., Koppe, C., Menzel A., Mücke, H.-G., Herrmann, A. (2017). Gesundheit. In G. P. Brasseur, D. Jacob, S. Schuck-Zöller (Hrsg.), Klimawandel in Deutschland: Entwicklung, Folgen, Risiken und Perspektiven (S. 137–149). Berlin/Heidelberg: Springer Nature.

Baccini, M., Biggeri, A., Accetta, G., Kosatsky, T., Katsouyanni, K., Analitis, A., Anderson, H. R., Bisanti, L., D'Ippoliti, D., Danova, J., Forsberg, B., Medina, S., Paldy, A., Rabczenko, D., Schindler, C., Michelozzi, P. (2008). Heat effects on mortality in 15 European cities. Epidemiology, 19 (5), 711–719. DOI:10.1097/ EDE.0b013e318176bfcd.

Beck, I., Jochner, S., Gilles, S., McIntyre, M., Buters, J. T. M., Schmidt-Weber, C., Behrendt, H., Ring, J., Menzel, A., Traidl-Hoffmann, C. (2013). High environmental ozone levels lead to enhanced allergenicity of birch pollen. PLoS One, 8 (11), e80147.

Beggs, P. J. (2004). Impacts of climate change on aeroallergens: past and future. Clinical and Experimental Allergy, 34 (10), 1507–1513.

Behrens, G., Gredner, T., Stock, C., Leitzmann, M. F., Brenner, H., Mons, U. (2018). Cancers due to excess weight, low physical activity, and unhealthy diet: Estimation of the attributable cancer burden in Germany. Deutsches Ärzteblatt International, 115 (35–36), 578–585.

Belkhir, L., Elmeligi, A. (2019). Carbon footprint of the global pharmaceutical industry and relative impact of its major players. Journal of Cleaner Production, 214, 185–194.

Betts, R. A., Alfieri, L., Bradshaw, C., Caesar, J., Feyen, L., Friedlingstein, P., Gohar, L., Koutroulis, A., Lewis, K., Morfopoulos, C., Papadimitriou, L., Richardson, K. J., Tsanis, I.,

Boada, L. D., Henríquez-Hernández, L. A., Luzardo, O. P. (2016). The impact of red and processed meat consumption on cancer and other health outcomes: Epidemiological evidences. Food and Chemical Toxicology, 92, 236–244. https://doi.org/10.1016/j.fct.2016.04.008.

Boudou, M., Cleary, E., O'Dwyer, J., Garvey, P., ÓhAiseadha, C., McKeown, P., Hynds, P. (2020). Climate change, flood risk prediction and acute gastrointestinal infection in the Republic of Ireland, 2008–2017. In EGU General Assembly Conference Abstracts (p. 10162). https://doi.org/10.5194/egusphere-egu2020-10162 (Zugriff am 13.07.2021).

Bundesärztekammer (BÄK), Kassenärztliche Bundesvereinigung (KBV), Arbeitsgemeinschaft der Wissenschaftlichen Medizinischen Fachgesellschaften (AWMF) (2021). Nationale Versorgungs-Leitlinie (NVL) Typ-2-Diabetes – Teilpublikation der Langfassung, 2. Auflage. Version 1. 2021. DOI:10.6101/AZQ/000475. https://www.leitlinien.de/themen/diabetes# (Zugriff am 30.06.2021).

Bund/Länder Ad-hoc Arbeitsgruppe Gesundheitliche Anpassung an die Folgen des Klimawandels (2017). Handlungsempfehlungen für die Erstellung von Hitzeaktionsplänen zum Schutz der menschlichen Gesundheit. Bundesgesundheitsblatt – Gesundheitsforschung – Gesundheitsschutz, 60, 662–672. DOI:10.1007/s00103-017-2554-5.

Bunker, A., Wildenhain, J., Vandenbergh, A., Henschke, N., Rocklov, J., Hajat, S., Sauerborn, R. (2016). Effects of air temperature on climate-sensitive mortality and morbidity outcomes in the elderly; a systematic review and meta-analysis of epidemiological evidence. EBioMedicine, 6, 258–268. DOI:10.1016/j.ebiom.2016.02.034.

Carvalho, H. (2019). Air pollution-related deaths in Europe – time for action. Journal of Global Health, 9 (2), 020308. DOI:10.7189/jogh.09.020308.

Chen, K., Wolf, K., Breitner, S., Gasparrini, A., Stafoggia, M., Samoli, E., Andersen, Z. J., Bero-Bedada, G., Bellander, T., Hennig, F., Jacquemin, B., Pekkanen, J., Hampel, R., Cyrys, J., Peters, A., Schneider, A. (2018). Two-way effect modifications of air pollution and air temperature on total natural and cardiovascular mortality in eight European urban areas. Environment International, 116, 186–196. https://doi.org/10.1016/j.envint.2018.04.021.

Chmielewski, F. (2007). Phänologie – ein Indikator zur Beurteilung der Auswirkungen von Klimaänderungen auf die Biosphäre. Promet, 33 (1/2), 28–35.

Cissé, G. (2019). Food-borne and water-borne diseases under climate change in low- and middle-income countries: Further efforts needed for reducing environmental health exposure risks. Acta Tropica, 194, 181–188.

Cloutier, S., Karner, A., Breetz, H., Toufani, P., Onat, N., Patel, S., Paralkar, S., Berejnoi, E., Morrison, B., Papenfuss, J., Briggs, A., Carlson, C. (2017). Measures of a sustainable commute as a predictor of happiness. Sustainability, 9 (7), 1214. DOI:10.3390/su9071214.

Codjoe, S. N. A., Gough, K. V., Wilby, R. L., Kasei, R., Yankson, P. W. K., Amankwaa, E. F., Abarike, M. A., Atiglo, D. Y., Kayaga, S., Mensah, P., Nabilse, C. K., Griffiths, P. L. (2020). Impact of extreme weather conditions on healthcare provision in urban Ghana. Social Science and Medicine, 258, 113072. https://doi.org/10.1016/j.socscimed.2020.113072.

Curtis, S., Fair, A., Wistow, J., Val, D. V., Oven, K. (2017). Impact of extreme weather events and climate change for health and social care systems. Environmental Health, 16 (1), 128. DOI:10.1186/s12940-017-0324-3.

DEGAM-Leitlinie (2021). Schutz vor Über- und Unterversorgung – gemeinsam entscheiden. S2e-Leitlinie AWMF-Register-Nr. 053–045. https://www.degam.de/degam-leitlinien-379.html (Zugriff am 01.07.2021).

DGPPN (Deutsche Gesellschaft für Psychiatrie und Psychotherapie, Psychosomatik und Nervenheilkunde e. V.), BÄK (Bundesärztekammer), KBV (Kassenärztliche Bundesvereinigung), AWMF (Arbeitsgemeinschaft der Wissenschaftlichen Medizinischen Fachgesellschaften) (Hrsg.) für die Leitliniengruppe Unipolare Depression (2017). S3-Leitlinie/Nationale VersorgungsLeitlinie Unipolare Depression – Kurzfassung, 2. Auflage. Version 1. 2017. DOI:10.6101/AZQ/000366. https://www.depression.versorgungsleitlinien.de (Zugriff am 01.07.2021).

D'Ippoliti, D., Michelozzi, P., Marino, C., de'Donato, F., Menne, B., Katsouyanni, K., Kirchmayer, U., Analitis, A., Medina-Ramón, M., Paldy, A., Atkinson, R., Kovats, S., Bisanti, L., Schneider, A., Lefranc, A., Iñiguez, C., Perucci, C. A. (2010). The impact of heat waves on mortality in 9 European cities: results from the EuroHEAT project. Environmental Health: A Global Access Science Source, 9, 37–45. DOI:10.1186/1476-069x-9-37.

ECDC, European Center for Disease Prevention and Control (2020). West Nile virus in Europe in 2020 – infections among humans and outbreaks among equids and/or birds, updated 26 November 2020. https://www.ecdc.europa.eu/en/publications-data/west-nile-virus-europe-2020-infections-among-humans-and-outbreaks-among-equids-23 (Zugriff am 01.07.2021).

Eis, D., Helm, D., Laußmann, D., Stark, K. (2010). Klimawandel und Gesundheit. Ein Sachstandsbericht. Berlin: Robert Koch-Institut.

Ewart, G. W., Rom, W. N., Braman, S. S., Pinkerton, K. E. (2015). From closing the atmospheric ozone hole to reducing climate change. Lessons learned. Annals of the American Thoracic Society, 12 (2), 247–251.

Farbotko, C. (2010). Wishful sinking: Disappearing islands, climate refugees and cosmopolitan experimentation. Asia Pacific Viewpoint, 51 (1), 47–60. https://doi.org/10.1111/j.1467-8373.2010.001413.x.

Fischer, D., Thomas, S. M., Beierkuhnlein, C. (2010). Temperature-derived potential for the establishment of phlebotomine sandflies and visceral leishmaniasis in Germany. Geospatial Health, 5 (1), 59–69.

Fontalba-Navas, A., Lucas-Borja, M. E., Gil-Aguilar, V., Arrebola, J. P., Pena-Andreu, J. M., Perez, J. (2017). Incidence and risk factors for post-traumatic stress disorder in a population affected by a severe flood. Public Health, 144, 96–102. https://doi.org/10.1016/j.puhe.2016.12.015.

Frei, T., Gassner, E. (2008). Climate change and its impact on birch pollen quantities and the start of the pollen season an example from Switzerland for the period 1969–2006. International Journal of Biometeorology, 52 (7), 667–674.

GERICS – Climate Service Center Germany (2020). Handeln, um Chancen zu nutzen und Risiken zu minimieren. Gesundheit und Klimawandel (2., überarb. Aufl.). Hamburg: Climate Service Center Germany/Geesthacht: Helmholtz-Zentrum. https://www.gerics.de/about/news_and_events/news/085867/index.php.de (Zugriff am 01.07.2021).

Goldemberg, J., Martinez-Gomez, J., Sagar, A., Smith, K. R. (2018). Household air pollution, health, and climate change: cleaning the air. Environmental Research Letters, 13 (3), 030201.

Gyraite, G., Katarzyte, M., Schernewski, G. (2019). First findings of potentially human pathogenic bacteria *Vibrio* in the south-eastern Baltic Sea coastal and transitional bathing waters. Marine Pollution Bulletin, 149, 110546.

Haines, A., Ebi, K. (2019). The imperative for climate action to protect health. New England Journal of Medicine, 380 (3), 263–273. DOI:10.1056/NEJMra1807873.

Haines, A., McMichael, A. J., Smith, K. R., Roberts, I., Woodcock, J., Markandya, A., Armstrong, B. G., Campbell-Lendrum, D., Dangour, A. D., Davies, M., Bruce, N., Tonne, C., Barrett, M., Wilkinson, P. (2009). Public health benefits of strategies to reduce greenhouse-gas emissions: overview and implications for policy makers. The Lancet, 374 (9707), 2104–2114. https://www.thelancet.com/journals/lancet/article/PIIS0140-6736(09)61759-1/fulltext (Zugriff am 01.07.2021).

Hajat, S., O'Connor, M., Kosatsky, T. (2010). Health effects of hot weather: from awareness of risk factors to effective health protection. Lancet, 375 (9717), 856–863. DOI:10.1016/s01406736(09)61711-6.

Hallegatte, S., Bangalore, M., Bonzanigo, L., Fay, M., Kane, T., Narloch, U., Rozenberg, J., Treguer, D., Vogt-Schilb, A. (2016). Shock waves: managing the impacts of climate change on poverty. Washington, DC: World Bank. https://openknowledge.worldbank.org/handle/10986/22787 (Zugriff am 01.07.2021).

Hamilton, I., Kennard, H., McGushin, A., Höglund-Isaksson, L., Kiesewetter, G., Lott, M., Milner J., Purohit, P., Rafaj, P., Sharma, R., Springmann, M., Woodcock, J., Watts, N. (2021). The public health implications of the Paris Agreement: a modelling study. The Lancet Planetary Health, 5 (2), e74–e83. DOI:10.1016/S2542-5196(20)30249-7.

Havenith, G., Inoue, Y., Luttikholt, V., Kenney, W. L. (1995). Age predicts cardiovascular, but not thermoregulatory, responses to humid heat stress. European Journal of Applied Physiology and Occupational Physiology, 70 (1), 88–96.

Health Care Without Harm (HCWH) (2019). Health Care's Climate Footprint. How the health sector contributes to the global climate crisis and opportunities for action. https://noharm-uscanada.org/CliamteFootprintReport (Zugriff am 01.07.2021).

Hedenus, F., Wirsenius, S., Johansson, D. J. A. (2014). The importance of reduced meat and dairy consumption for meeting stringent climate change targets. Climatic Change, 124 (1–2), 79–91. DOI:10.1007/s10584-014-1104-5.

Herrmann, A., Amelung, D., Fischer, H., Sauerborn, R. (2020). Communicating the health co-benefits of climate change mitigation to households and policy makers. In D. C. Holmes, L. M. Richardson (Eds.), Research handbook on communicating climate change. Elgar handbooks in energy, the environment and climate change (pp. 279–289). Cheltenham, UK/Northampton, MA, USA: Edward Elgar Publishing.

Herrmann, A., Fischer, H., Amelung, D., Litvine, D., Aall, C., Andersson, C., Baltruszewicz, M., Barbier, C., Bruyère, S., Bénévise, F., Dubois, G., Louis, V. R., Nilsson, M., Richardsen Moberg, K., Sköld, B., Sauerborn, R. (2017). Household preferences for reducing greenhouse gas emissions in four European high-income countries: Does health information matter? A mixed-methods study protocol. BMC Public Health, 18 (1), 71. DOI:10.1186/s12889-017-4604-1

Herrmann, A., Haefeli, W. E., Lindemann, U., Rapp, K., Roigk, P., Becker, C. (2019). Epidemiologie und Prävention hitzebedingter Gesundheitsschäden älterer Menschen. Zeitschrift für Gerontologie und Geriatrie, 52, 487–502. DOI:10.1007/s00391-019-01594-4.

Herrmann, A., Sauerborn, R., Nilsson, M. (2020). The role of health in households' balancing act for lifestyles compatible with the Paris agreement-qualitative results from Mannheim, Germany. International Journal of Environmental Research and Public Health, 17 (4). doi:10.3390/ijerph17041297

Hirata, A., Nomura, T., Laakso, I. (2012). Computational estimation of decline in sweating in the elderly from measured body temperatures and sweating for passive heat exposure. Physiological Measurement, 33 (8), N51–60. DOI:10.1088/0967-3334/33/8/n51.

Hossain, M. (2010). Global warming induced sea level rise on soil, land and crop production loss in Bangladesh. Paper presented at the 19th world congress of soil science, soil solutions for a changing world, Brisbane.

IPCC – Intergovernmental Panel on Climate Change (2012). Managing the risks of extreme events and disasters to advance climate change adaptation. Special report of the Intergovernmental Panel on Climate Change. Cambridge u. a.: Cambridge University Press.

IPCC – Intergovernmental Panel on Climate Change (2014). Climate Change 2014: Impacts, Adaptation, and Vulnerability. Contribution of Working Group II to the Fifth Assessment Report of the Intergovernmental Panel on Climate Change. Cambridge, UK/New York, USA: Cambridge University Press.

Jarrett, J., Woodcock, J., Griffiths, U. K., Chalabi, Z., Edwards, P., Roberts, I., Haines, A. (2012). Effect of increasing active travel in urban England and Wales on costs to the National Health Service. The Lancet, 379, 2198–2205.

Jendritzky, G., Koppe, C., Holst, T. (2005). Gesundheitsgefahren. In M. Stock, F.-W. Gerstengarbe (Hrsg.), PIK-Report No. 99: KLARA, Klimawandel – Auswirkungen, Risiken, Anpassung. Potsdam: Potsdam-Institut für Klimafolgenforschung.

Jennings, N., Rao, M. (2020). Towards a carbon neutral NHS. BMJ, 371, m3884. DOI:10.1136/bmj.m3884.

Kahneman, D., Tversky, A. (1979). Prospect theory: An analysis of decision under risk. Econometrica, 47 (4), 263–291.

Kirby, K. N., Herrnstein, R. J. (1995). Preference reversals due to myopic discounting of delayed reward. Psychological Science, 6 (2), 83–89.

Klepp, S. (2017). Climate change and migration. In Oxford Research Encyclopedia of Climate Science. Oxford: Oxford University Press. https://doi.org/10.1093/acrefore/9780190228620.013.42 (Zugriff am 01.07.2021).

Koubi, V. (2019). Climate change and conflict. Annual Review of Political Science, 22, 343–360.

Kovats, R. S., Edwards, S. J., Hajat, S., Armstrong, B. G., Ebi, K. L., Menne, B. (2004). The effect of temperature on food poisoning: a time-series analysis of salmonellosis in ten European countries. Epidemiology and Infection, 132 (3), 443–453. DOI:10.1017/s0950268804001992.

Lafferty, K. D. (2009). The ecology of climate change and infectious diseases. Ecology, 90, 888–900. https://doi.org/1 0.1890/08-0079.1.

Lelieveld, J., Evans, J. S., Fnais, M., Giannadaki, D., Pozzer, A. (2015). The contribution of outdoor air pollution sources to premature mortality on a global scale. Nature, 525 (7569), 367–371. DOI:10.1038/nature15371.

Maizlish, N., Woodcock, J., Co, S., Ostro, B., Fanai, A., Fairley, D. (2013). Health cobenefits and transportation-related reductions in greenhouse gas emissions in the San Francisco Bay area. American Journal of Public Health, 103 (4), 703–709. DOI:10.2105/AJPH.2012.300939.

Markandya, A., Sampedro, J., Smith, S. J., Van Dingenen, R., Pizarro-Irizar, C., Arto, I., González-Eguino, M. (2018). Health co-benefits from air pollution and mitigation costs of the Paris Agreement: a modelling study. The Lancet Planetary Health, 2 (3), e126–e133. DOI:10.1016/s2542-5196(18)30029-9.

Martin, A., Goryakin, Y., Suhrcke, M. (2014). Does active commuting improve psychological wellbeing? Longitudinal evidence from eighteen waves of the British Household Panel Survey. Preventive Medicine, 69, 296–303. https://doi.org/10.1016/j.ypmed.2014.08.023 (Zugriff am 01.07.2021).

Matthies, F., Bickler, G., Marin, N. C. (2008). Heat-health action plans: guidance. Kopenhagen, Denmark: WHO Regional Office for Europe.

McLeman, R. A., Hunter, L. M. (2010). Migration in the context of vulnerability and adaptation to climate change: insights from analogues. WIREs Climate Change, 1 (3), 450–461. https://doi.org/10.1002/wcc.51.

McMichael, A. J. (2015). Extreme weather events and infectious disease outbreaks. Virulence, 6 (6), 543–547. DOI:10.4161/21505594.2014.975022.

Meehl, G. A., Tebaldi, C. (2004). More intense, more frequent, and longer lasting heat waves in the 21st century. Science, 305 (5686), 994–997. DOI:10.1126/science.1098704.

Menzel, A., Sparks, T. H., Estrella, N., Koch, E., Aasa, A., Ahas, R., Alm-Kübler, K., Bissolli, P., Braslavská, O., Briede, A. (2006). European phenological response to climate change matches the warming pattern. Global Change Biology, 12 (10), 1969–1976.

Metelmann, C., Metelmann, B., Gründling, M., Hahnenkamp, K., Hauk, G., Scheer, C. (2020). Vibrio vulnificus, eine zunehmende Sepsisgefahr in Deutschland? Der Anaesthesist, 69, 672–678.

Milner, J., Green, R., Dangour, A. D., Haines, A., Chalabi, Z., Spadaro, J., Markandya, A., Wilkinson, P. (2015). Health effects of adopting low greenhouse gas emission diets in the UK. BMJ Open, 5 (4), e007364. https://bmjopen.bmj.com/content/5/4/e007364 (Zugriff am 13.07.2021).

Mücke, H.-G. (2011). Beurteilung von troposphärischen Ozonkonzentrationen in Europa auf der Grundlage der Luftgüteleitlinien der Weltgesundheitsorganisation (WHO). Immissionsschutz, 16 (3), 108–112.

Myers, N. (2002). Environmental refugees: a growing phenomenon of the 21st century. Philosophical Transactions of the Royal Society of London. Series B: Biological Sciences, 357 (1420), 609–613. DOI:10.1098/rstb.2001.0953.

Myers, S. S., Zanobetti, A., Kloog, I., Huybers, P., Leakey, A. D. B., Bloom, A. J., Carlisle, E., Dietterich L. H., Fitzgerald, G., Hasegawa, T., Holbrook, N.-M., Nelson, R. L., Ottman, M. J., Raboy, V., Sakai, H., Sartor, K. A., Schwartz, J., Seneweera, S., Tausz, M., Usui, Y. (2014). Increasing CO_2 threatens human nutrition. Nature, 510 (7503), 139–142. DOI:10.1038/nature13179.

Neumeier, L. M., Loidl, M., Reich, B., Fernandez La Puente de Battre, M. D., Kissel, C. K., Templin, C., Schmied, C., Niebauer, J., Niederseer, D. (2020). Effects of active commuting on health-related quality of life and sickness-related absence. Scandinavian Journal of Medicine and Science in Sports, 30, 31–40.

Nocon, M., Hiemann, T., Muller-Riemenschneider, F., Thalau, F., Roll, S., Willich, S. N. (2008). Association of physical activity with all-cause and cardiovascular mortality: A systematic review and meta-analysis. European Journal of Cardiovascular Prevention & Rehabilitation, 15 (3), 239–246. DOI:10.1097/HJR.0b013e3282f55e09.

Nothacker, M., Kreienberg, R., Kopp, I. B. (2017). »Gemeinsam klug entscheiden« – eine Initiative der AWMF und ihrer Fachgesellschaften: Mission, Methodik und Anwendung. Zeitschrift für Evidenz, Fortbildung und Qualität im Gesundheitswesen, 129, 3–11. https://doi.org/10.1016/j.zefq.2017.10.012.

Pichler, P.-P., Jaccard, I. S., Weisz, U., Weisz, H. (2019). International comparison of health care carbon footprints. Environmental Research Letters, 14 (6), 064004.

Popkin, B. M. (2017). Relationship between shifts in food system dynamics and acceleration of the global nutrition transition. Nutrition Reviews, 75 (2), 73–82. DOI:10.1093/nutrit/nuw064.

Popkin, B. M., Doak, C. M. (1998). The obesity epidemic is a worldwide phenomenon. Nutrition Reviews, 56 (4), 106–114. DOI:10.1111/j.1753-4887.1998.tb01722.x.

Quam, V. G. M., Rocklov, J., Quam, M. B. M., Lucas, R. A. I. (2017). Assessing greenhouse gas emissions and health co-benefits: A structured review of lifestyle-related climate change mitigation strategies. International Journal of Environmental Research and Public Health, 14 (5). DOI:10.3390/ijerph14050468.

Rataj, E., Kunzweiler, K., Garthus-Niegel, S. (2016). Extreme weather events in developing countries and related injuries and mental health disorders: A systematic review. BMC Public Health, 16 (1), 1020. DOI:10.1186/s12889-016-3692-7.

Rissel, C., Curac, N., Greenaway, M., Bauman, A. (2012). Physical activity associated with public transport use: A review and modelling of potential benefits. International Journal of Environmental Research and Public Health, 9 (7), 2454. https://www.mdpi.com/1660-4601/9/7/2454/htm (Zugriff am 01.07.2021).

Robine, J.-M., Cheung, S. L. K., Le Roy, S., Van Oyen, H., Griffiths, C., Michel, J.-P., Herrmann, F. R. (2008). Death toll exceeded 70,000 in Europe during the summer of 2003. Comptes Rendus Biologies, 331 (2), 171–178. https://doi.org/10.1016/j.crvi.2007.12.001 (Zugriff am 13.07.2021).

Robinson, J. A. (2000). On the definition of a heat wave. Journal of Applied Meteorology and Climatology, 40, 762–775.

Sauerborn, R., Kjellstrom, T., Nilsson, M. (2009). Invited Editorial: Health as a crucial driver for climate policy. Global Health Action, 2. https://www.ncbi.nlm.nih.gov/pmc/articles/PMC2799238/ (Zugriff am 01.07.2021).

Schwerdtle, P., Bowen, K., McMichael, C. (2018). The health impacts of climate-related migration. BMC Medicine, 16 (1), 1. DOI:10.1186/s12916-017-0981-7.

Semenza, J. C., Menne, B. (2009). Climate change and infectious diseases in Europe. Lancet Infectious Diseases, 9 (6), 365–375. DOI:10.1016/s1473-3099(09)70104-5.

Siri-Tarino, P. W., Chiu, S., Bergeron, N., Krauss, R. M. (2015). Saturated fats versus polyunsaturated fats versus carbohydrates for cardiovascular disease prevention and treatment. Annual Review of Nutrition, 35 (1), 517–543. DOI:10.1146/annurev-nutr-071714-034449.

Smith, M. R., Myers, S. S. (2018). Impact of anthropogenic CO_2 emissions on global human nutrition. Nature Climate Change, 8 (9), 834–839.

Stark, K., Niedrig, M., Biederbick, W., Merkert, H., Hacker, J. (2009). Climate changes and emerging diseases. What new infectious diseases and health problem can be expected? Bundesgesundheitsblatt – Gesundheitsforschung – Gesundheitsschutz, 52 (7), 699–714. DOI:10.1007/s00103-009-0874-9.

Steinfeld, H., Gerber, P. J., Wassenaar, T., Castel, V., Rosales, M., De Haan, C. (2006). Livestock's Long Shadow: Environmental Issues and Options, 24. Rome: Food and Agriculture Organization of the United Nations.

Suss, J., Klaus, C., Gerstengarbe, F. W., Werner, P. C. (2008). What makes ticks tick? Climate change, ticks, and tick-borne diseases. Journal of Travel Medicine, 15 (1), 39–45. DOI:10.1111/j.1708-8305.2007.00176.x.

Tennison, I., Roschnik, S., Ashby, B., Boyd, R., Hamilton, I., Oreszczyn, T., Owen A., Romanello, M., Ruyssevelt, P., Sherman, J. D. (2021). Health care's response to climate change: A carbon footprint assessment of the NHS in England. The Lancet Planetary Health, 5 (2), e84–e92.

Thomas, S. M., Tjaden, N. B., Frank, C., Jaeschke, A., Zipfel, L., Wagner-Wiening, C., Faber, M., Beierkuhnlein, C., Stark, K. (2018). Areas with high hazard potential for autochthonous transmission of Aedes albopictus-associated arboviruses in Germany. International Journal of Environmental Research and Public Health, 15 (6), 1270.

Tidman, R., Abela-Ridder, B., de Castañeda, R. R. (2021). The impact of climate change on neglected tropical diseases: A systematic review. Transactions of The Royal Society of Tropical Medicine and Hygiene, 115 (2), 147–168. DOI:10.1093/trstmh/traa192.

Tilman, D., Clark, M. (2014). Global diets link environmental sustainability and human health. Nature, 515 (7528), 518–522. DOI:10.1038/nature13959.

Tomasello, D., Schlagenhauf, P. (2013). Chikungunya and dengue autochthonous cases in Europe, 2007–2012. Travel Medicine and Infectious Disease, 11 (5), 274–284.

Vandentorren, S., Bretin, P., Zeghnoun, A., Mandereau-Bruno, L., Croisier, A., Cochet, C., Riberon, J., Siberan, I., Declercq, B., Ledrans, M. (2006). August 2003 heat wave in France: risk factors for death of elderly people living at home. European Journal of Public Health, 16 (6), 583–591. DOI:10.1093/eurpub/ckl063.

Watts, N., Adger, W. N., Agnolucci, P., Blackstock, J., Byass, P., Cai, W., Chaytor, S., Colbourn, T., Collins, M., Cooper, A., Cox, P. M., Depledge, J., Drummond, P., Ekins, P., Galaz, V., Grace, D., Graham, H., Grubb, M., Haines, A., Hamilton, I., Hunter, A., Jiang, X., Li, M., Kelman, I., Liang, L., Lott, M., Lowe, R., Luo, Y., Mace, G., Maslin, M., Nilsson, M., Oreszczyn, T., Pye, S., Quinn, T., Svensdotter, M., Venevsky, S., Warner, K., Xu, B., Yang, J., Yin, Y., Yu, C., Zhang, Q., Gong, P., Montgomery, H., Costello, A. (2015). Health and climate change: Policy responses to protect public health. The Lancet, 386 (10006), 1861–1914. DOI:10.1016/s0140-6736(15)60854-6.

Watts, N., Amann, M., Arnell, N., Ayeb-Karlsson, S., Belesova, K., Berry, H., … & Costello, A. (2018). The 2018 report of the *Lancet* Countdown on health and climate change: shaping the health of nations for centuries to come. The Lancet, 392 (10163), 2479–2514.

WHO (2010). Global recommendations on physical activity for health. Genf: World Health Organization. https://www.who.int/publications/i/item/9789241599979 (Zugriff am 01.07.2021).

Wilkinson, A. J. K., Braggins, R., Steinbach, I., Smith, J. (2019). Costs of switching to low global warming potential inhalers. An economic and carbon footprint analysis of NHS prescription data in England. BMJ Open, 9 (10), e028763. DOI:10.1136/bmjopen-2018-028763.

Woodruff, J. D., Irish, J. L., Camargo, S. J. (2013). Coastal flooding by tropical cyclones and sea-level rise. Nature, 504 (7478), 44–52. DOI:10.1038/nature12855.

Woodward, A., Smith, K. R., Campbell-Lendrum, D., Chadee, D. D., Honda, Y., Liu, Q., Olwoch, J., Revich, B., Sauerborn, R., Chafe, Z., Confalonieri, U., Haines, A. (2014). Climate change and health: on the latest IPCC report. The Lancet, 383 (9924), 1185–1189. DOI:10.1016/s0140-6736(14)60576-6.

Wyser, K. (2018). Changes in climate extremes, fresh water availability and vulnerability to food insecurity projected at 1.5 °C and 2 °C global warming with a higher-resolution global climate model. Philosophical Transactions of the Royal Society A: Mathematical, Physical and Engineering Sciences, 376 (2119). https://doi.org/10.1098/rsta.2016.0452 (Zugriff am 01.07.2021).

Xu, Z., FitzGerald, G., Guo, Y., Jalaludin, B., Tong, S. (2016). Impact of heatwave on mortality under different heatwave definitions: A systematic review and meta-analysis. Environment International, 89–90, 193–203. DOI:10.1016/j.envint.2016.02.007.

Zacharias, S., Koppe, C., Mücke, H.-G. (2014). Climate change effects on heat waves and future heat wave-associated IHD mortality in Germany. Climate, 3 (1), 100–117. DOI:10.3390/cli3010100.

Zhu, C., Kobayashi, K., Loladze, I., Zhu, J., Jiang, Q., Xu, X., Liu, G., Seneweera, S., Ebi, K. L., Drewnowski, A., Fukagawa, N. K., Ziska, L. H. (2018). Carbon dioxide levels this century will alter the protein, micronutrients, and vitamin content of rice grains with potential health consequences for the poorest rice-dependent countries. Science Advances, 4 (5), eaaq1012. DOI:10.1126/sciadv.aaq1012.

Ziello, C., Sparks, T. H., Estrella, N., Belmonte, J., Bergmann, K. C., Bucher, E., Brighetti, M. A., Damialis, A., Detandt, M., Galán, C. (2012). Changes to airborne pollen counts across Europe. PLoS One, 7 (4), e34076.

Zijlema, W. L., Avila-Palencia, I., Triguero-Mas, M., Gidlow, C., Maas, J., Kruize, H., Andrusaityte, S., Grazuleviciene, R., Nieuwenhuijsen, M. J. (2018). Active commuting through natural environments is associated with better mental health: Results from the PHENOTYPE project. Environment International, 121, 721–727.

Michael Schonnebeck

Prätraumatisch, postapokalyptisch: Evolutionspsychologische Dynamik der Klima-Großkrise

>»In der Folklore, in Comics, im Gottesdienst oder im Film
>lösen Geschichten über das Ende der Welt
>beim Publikum oft eine seltsame Passivität aus.«
>Wallace-Wells (2019, S. 43).

Zuerst kommt es zur Hitzeerschöpfung mit Schweißausbrüchen, Übelkeit, Kopfschmerzen. Ab einem gewissen Punkt hilft Wasser nicht mehr, die Körperkerntemperatur steigt. Das führt zu Hautrötungen, die inneren Organe beginnen zu versagen. Irgendwann hört man auf zu schwitzen (Schubothe, 1961). Auch das Gehirn arbeitet nicht mehr zuverlässig. Bei extremer Hitze kann man den Umständen genauso wenig entkommen, wie man sich seiner Haut entledigen kann. Die Hitze verschlimmert alles. Sie lässt die Anzahl der Gewalttaten und Beleidigungen ansteigen (Kenrick u. MacFarlane, 1986). Je wärmer es ist, desto länger drücken Autofahrer aus Frust auf die Hupe, und Polizisten neigen früher dazu, auf Eindringlinge zu schießen (Vrij, Van Der Steen u. Koppelaar, 1994).

Durch Überschwemmungen stehen mehr als 70 Prozent von Florida, San Francisco, New York, Philadelphia dauerhaft unter Wasser. Manaus, Buenos Aires, Asunción liegen vollständig unter Wasser. London, Dublin, Brüssel, Amsterdam, Kopenhagen, Stockholm, Riga, Helsinki, Sankt Petersburg, Istanbul sind überschwemmt. Dubai, Karatschi, Kalkutta, Mumbai, Bagdad, Peking werden zu Unterwasserstädten (Hinkel et al., 2014).

Flächenbrände entwickeln sich zu biblischen Plagen. Sie erfassen ganze Landstriche und sind kaum zu löschen. Winde fachen sie immer wieder an. Sie dringen in die mächtigsten Festungen des Menschen ein, in dessen Städte. Während auf den örtlichen Golfplätzen noch einige Reiche ihre Schläger schwingen, lodern die Flammen nur wenige Meter entfernt. Züngelnde Flammen breiten sich über achtspurige Highways aus (Hohensee, 2020). Das ganze Land ist durch Rauchschwaden vernebelt, alles verschwindet, wird unsichtbar. Zu den schlimmsten Erfahrungen zählen die Isolation und das Gefühl, nicht entkommen zu können. Wohin soll man auch gehen? Der Rauch ist überall (Wallace-Wells, 2019, S. 94).

Alles wird dann gleichzeitig kommen: Taifune, Tornados, Überschwemmungen, Dürren. Neue Kategorien werden eingeführt, um sie zu beschreiben. Die Zahl der Tornados wird deutlich steigen, die Größe der Hagelkörner wird sich vervierfachen (Emanuel, 2017). Gletscher brechen ab und fallen ins Meer. Über den Ozeanen entstehen in schneller Folge gewaltige Wirbelstürme mit epischen Regengüssen (»nur einmal in 500.000 Jahren«). Dann brechen beispiellose Hitzewellen weltweit aus mit Temperaturen über 40 °C, über 50 °C (Coumou, Robinson u. Rahmstorf, 2013). Auf den Radaren tauchen ein halbes Dutzend Hurrikans und Tropenstürme auf, die sich gleichzeitig über den Weltmeeren gebildet haben (Sobel et al., 2016). Große Waldbrände lodern in Skandinavien, in Sibirien, im Westen der USA. Der Qualm setzt dem halben Kontinent zu.

Die größten Seen der Erde schrumpfen und verlieren mehr als 90 Prozent ihres Volumens (NASA Earth Observatory, 2021). Warmwasserliebende Bakterien verseuchen große Süßwasserreservoirs (Qin et al., 2010). Aus immer tieferen Schichten muss Frischwasser heraufgeholt werden. Aus künstlichen Seen tauchen lange versunkene Siedlungsruinen auf. Immer mehr Großstädte erleben ihren Tag Null, den Tag, an dem nicht ein Tropfen Wasser mehr aus den Wasserleitungen kommt (Gerberg, 2015). Und es sterben die Meere, sie werden zu warm, zu sauer, verlieren ihren Sauerstoff. Fast alle Korallenbänke bleichen aus und lassen »Twilight Zones« zurück, friedhofähnliche Dämmerzonen, stumm, unlebendig (Baldwin, Tornabene u. Robertson, 2018). Daneben gibt es sauerstofflose Bereiche über Millionen von Quadratkilometern, vollständige Todeszonen. In den Meeren schwimmt mehr Plastik als Fische (World Economic Forum, 2016).

Unsere Atemluft wird wärmer und schmutziger und drückender und sie macht uns schneller krank. Die Wetterberichte warnen wiederkehrend vor Tagen, an denen die Sonne nicht bis zur Erde durchdringt (Pfister et al., 2014). Die Sichtweite ist so gering, dass es auf den Autobahnen zu Auffahrunfällen kommt (Ngai, Freed u. Gloystein, 2017).

Seuchen breiten sich aus. Prähistorische Erreger werden mit dem auftauenden Eis lebendig, aus der Arktis, den Permafrostböden, dem sibirischen Eis (Revich u. Podolnaya, 2011). Gelbfieber, Malaria, Borrelien sind Beispiele für Erreger, die sich durch die Klimaveränderung weiter auf der Erde verbreiten. Mehr als eine Million unentdeckte Virusarten beherbergt die Erde, mehrere Dutzend haben das Potenzial, eine nächste Pandemie auszulösen. Weitere Gesundheitsschäden folgen zum Beispiel durch extreme Niederschläge. Salmonellen- oder parasitenverseuchte Flüsse dringen in Abwassersysteme vor (Mac Kenzie et al., 1994). Simple Mikroben, Bakterien oder Viren, die harmlos die Körperoberfläche besiedeln, verwandeln sich unter der Hitze oder Feuchtigkeit zu rasenden Killermikroben. Innerhalb weniger Tage sterben ganze Populationen von Wildtieren, Kadaver so weit das Auge reicht. Überlebende gibt es keine (Kock, Orynbayev, Robinson, Zuther u. Sin, 2018).

Dass es so kommt oder kommen kann, wissen heute schon viele und könnten fast alle wissen, das Wissen ist leicht verfügbar. Nur wenige warnen. Viele wollen nicht genauer hinhören. Aber reagieren werden schließlich alle Menschen müssen. Warum also verhalten Menschen sich so?

Es fehlt ihnen nicht an Übung im Umgang mit Großkrisen. Mehrere Millionen Jahre gibt es den Menschen in verschiedenen Entwicklungsstufen auf der Erde. In dieser Zeit wurde er regelmäßig mit existenzbedrohenden Krisen konfrontiert. Feuerwalzen breiteten sich rasend über die Savanne aus, Menschen und Tiere vor sich hertreibend. Erdrutsche und Überschwemmungen begruben und ersäuften Dörfer und Siedlungen. Wasserstellen verseuchten und rafften alle Lebewesen in der Umgebung in wenigen Wochen, manchmal wenigen Tagen dahin. Am häufigsten waren Hungerkatastrophen, sich zäh und langwierig dahinziehend, dann wieder alles schnell und grausam ausradierend. Diese lokalen Katastrophen hatten Weltuntergangscharakter, machte die lokale Umgebung doch den lebenslangen Erfahrungshorizont der jeweiligen Menschenspezies aus. Alles verschwand, alles war Tod und Verderben. Nicht immer aber starben alle. Die Überlebenden sortierten sich neu, fanden einen neuen

Anfang, erstarkten. Wie formte das ihr instinktgesteuertes Verhalten, dann ihre Psyche, schließlich ihren erwachenden Geist? Bei der Suche nach der Antwort lohnt sich ein zweizeitiger Blick: auf das Individuum und dann auf die haltgebende Gemeinschaft.

Flüchten und Kämpfen, Zögern und Erstarren

Jedes Individuum muss sich in einer feindlichen Umwelt behaupten, gegenüber Fressfeinden, Konkurrenten, Naturgefahren. Die verhaltensdynamischen Antwortmöglichkeiten weisen in zwei Richtungen: angreifen oder flüchten. Mit dem Zuwachs kognitiver Kompetenzen in der Menschheitsgeschichte entstanden neue Freiheitsgrade, die diese beiden Optionen vielfältig variieren, modulieren, interagieren ließen. Aber die grundlegenden Antwortmöglichkeiten wurden nicht mehr, wie auch?

Schon früh wurde in der psychobiologischen Wissenschaft aus diesen Beobachtungen, Rekonstruktionen ein stimmiges Modell der psychophysischen Stressantwort entwickelt (Cannon, 1975). Und dieses wurde im Laufe der Zeit erweitert und verfeinert hin zu einem physiologischen Universal-Verhaltensmodell der Sofortbewältigung von Extrembedrohungen. Komplexe Organismen können in lebensgefährlichen Situationen mittels Flucht (Flight), Gegenwehr (Fight) oder in Ausweglosigkeit durch Erstarren (Freeze) reagieren (Gray, 1990). Diese neurobiologisch so tief verankerten Sofortreaktionen waren auch für alle Menschenarten in Katastrophenfällen verhaltensbestimmend (Gray, 1987). Hinsichtlich des Verhaltensmechanismus des Starrwerdens gibt es zwei Ausprägungen. Bei heraufziehender Gefahr entstehen eine Hochwachsamkeit, ein Innehalten und Stillstehen in Sinne des Auf-der-Hut-Seins (»stehen bleiben, hinschauen und hinhören«). Beutetiere können allein dadurch überleben, dass Fleischfresser häufig bevorzugt auf Bewegungsreize reagieren (Nesse, 1999). Darauf folgt die aktive Stressreaktion im defensiven (Flucht) oder offensiven Modus (Angriff, Verteidigung) (Cannon, 1975). Ist Entkommen nicht möglich und es kommt gar zu direktem Körperkontakt mit dem Räuber, reagiert das Opfer mit tonischer Unbeweglichkeit, einem maximalen Erstarren (»Totstellen«). Auch dies hat evolutionären Sinn, da angesichts dieses Scheintodes die Aufmerksamkeit des Raubfängers am ehesten nachlässt und ein Entkommen somit wahrscheinlicher wird (Bracha, Ralston, Matsukawa, Williams u. Brache, 2004). Diese Stressreaktionen entwickelten sich in Räuber-Beute-Situationen, aber auch in anderen Konstellationen mit Akutbedrohung.

Auch bei kollektiven Katastrophen werden Hominide als (ursprünglich) defensive Pflanzenfresser rasch auf der Flucht gewesen sein, weglaufend, wegspringend, wegschwimmend. Erst später, mit Werkzeug- und Feuergebrauch und der zunehmenden Jagd nach tierischen Proteinen, werden Kampfelemente mehr Bedeutung bekommen haben. Und in den Fällen, in denen die Katastrophe ausweglos ist, wird nichts anderes als regloses Aushalten übriggeblieben sein. Erstarren, den Atem anhalten (Schonnebeck, 2020).

In der Entwicklungsgeschichte des Menschen gab es neben solchen hoch akuten Katastrophen häufiger latente Bedrohungsszenarien, die in ihrer Dynamik gutmütiger, langsamer, uneindeutiger anliefen, dann manchmal sogar abschwellten, aber in anderen Fällen auch später zu ähnlich gravierenden Bedrohungen anwachsen konnten. Dies könnten in frühen Zeiten bei drohenden Naturkatastrophen zum Beispiel die ersten Vorzeichen von Bränden (Brandgeruch, Rauchentwicklung) oder bei Unwettern einschlagende Blitze mit Brandherd gewesen sein. Hier wird es eine Phase der Uneindeutigkeit gegeben haben, ein Schwanken zwischen Sofortaktion und Zögern, zwischen Not- und Fehlalarm gewissermaßen (Slovic, Finucane, Peters u. MacGregor, 2004). Denn jede Stress-Akutreaktion ist energetisch extrem aufwendig, sodass es auch einen evolutionären Vorteil hat, abwarten zu können. Aber auch in diesen Fällen des Abwartens ist das Stresssystem bereits aktiviert, auf dem Sprung. Diese Phase der Abwägung und des »noch nicht« wird in der Stressforschung »präaktional« genannt und ist gekennzeichnet durch Wachsamkeit bei (noch bestehender) Immobilität. Bei Zuspitzung und eindeutiger Gefahrenlage geht diese dann in die Handlungsaktivierung (Flight/Fight) über. Wenn dies dann verunmöglicht ist, kommt es zur maximalen Starre (Schockstarre) mit Totstellen.

Dem moderner werdenden Menschen stellten sich aufgrund seiner kognitiven Kompetenzen und der damit hinzugewonnenen

Freiheitsgrade besondere Herausforderungen. Er konnte heraufziehende Gefahren frühzeitiger realisieren, ja sogar imaginieren und damit auch frühzeitiger und adaptiver reagieren. Die dem eigentlichen Handeln vorausgehende Phase (präaktional) des modifizierten Starrwerdens mit ihrem Zögern, Zaudern hat dabei zwar Elemente der geistigen Unbeweglichkeit und des Nicht-wahrhaben-Wollens. Aber sie dient auch der Vorbereitung einer späteren Aktionsantwort im Sinne von »suchen und abwägen« und könnte damit eine strategisch-planerische Komponente enthalten, also: abgewogen sein. (Bracha, 2004). Problematisch wäre ein Feststecken in der Präaktion, ein dauerhaftes Vermeidenwollen, bis es zu spät wäre und die Gefahr schon über einen gekommen ist, aus der Präaktion somit eine Postaktion des Totstellens werden muss.

Die modernen psychotherapeutischen Disziplinen haben Modelle entwickelt, die diese existenziellen Handlungsdilemmata des ängstlichen Hinauszögerns und des Nicht-bewegen-Könnens auf gegenläufige intrinsische Motive im Individuum zurückführen. Die bekanntesten sind das Modell des psychischen Konflikts bzw. der psychischen Abwehr in der psychodynamischen Theoriebildung (Freud, 2006; Laplanche u. Pontalis, 1973) und das der kognitiven Dissonanz im Bereich behavioraler Erklärungsansätze (Festinger, 2012). Betrachtet man diese Modelle aus der evolutionspsychologischen Perspektive, erscheinen sie als späte Überformungen der archaischen Stressantworten im Angesicht existenzieller Konflikte. Dies ließe sich für das jeweilige Theoriegebilde im Einzelnen im Detail ausführen. Grundsätzlich könnten im psychoanalytischen Sinne beobachtete Abwehrformationen anhand der evolutionspsychologisch begründeten Stresstheorie nach ihrer defensiv-entziehenden (möglicherweise: Reaktionsbildung, Regression, Rationalisierung u.a.) oder offensiv-attackierenden (Progression, Projektion, Spaltung, Entwertung u.a.) Qualität eingruppiert werden. Dazwischen stünden die Mechanismen des Aushaltens und Abspaltens wie Ungeschehenmachen, Verdrängung, Vermeidung. Ähnliches ließe sich über die sozialpsychologischen Konstrukte der kognitiven Dissonanz sagen. Progressiv-offensive Strategien bestünden hier im aktiven Hinzuziehen konsonanter Wahrnehmungen (Scheinerklärung, Ausreden, Sachzwänge), defensiv-rückzügliche Modi im Entziehen dissonanter Erfassungen (Ignorieren, Verdrängen, Vergessen) und schließlich aushaltend-erstarrende Reaktionsweisen im hoch aktiven Durchrechnen von dissonanten (zu subtrahierenden) und konsonanten (zu addierenden) Kognitionen.

Besondere Bedeutung kommt in beiden Modellen dem Antizipieren von Katastrophen zu. Die hier stressphysiologisch postulierte Phase des präaktionalen Freeze als schlüssige Vorbereitung der später zu erfolgenden Flight- oder Fight-Antwort hätte ihre Entsprechung im vorläufigen Verdrängen-Verleugnen bzw. dem suchenden Schwanken zwischen dissonanten und konsonanten Kognitionen. Das entscheidende Problem wäre jeweils, den richtigen Zeitpunkt zu finden, in dem ein aktuell noch konstruktives Zögern in gerichtetes Handeln überführt wird und nicht in dysfunktionale Dauerstarre übergeht. Irgendwann muss auch der Sprung vom 10-Meter-Turm gewagt werden (Thunberg, 2019).

Diese Analogie ließe sich nun gut auf die gesellschaftlichen Verhältnisse angesichts der Klima-Großkrise übertragen. Es ist also zulässig und evolutionspsychologisch eingerichtet, eine Phase des duldsamen Noch-Nicht vorzuschalten, das zwischen Verdrängen und Verleugnen oszilliert. Erlaubt ist es aber nicht, darin überlang zu verbleiben, da ansonsten das Zeitfenster für mögliches Handeln verstreicht, um der Krise aktiv-konstruktiv (durch Flucht, durch Kampf) zu begegnen.

Wir, Nachfahren der Postapokalyptiker

Der zweite Blick gilt nun der Halt gebenden Gemeinschaft, der Gruppe der ständig Nahen, der eng Vertrauten, des Clans, der Großfamilie, des Krals, der Dorfgemeinschaft. Gehen sie mit den Großkrisen um wie eine bloße Addition von Individuen, vielleicht noch angesteckt durch das Verhalten des Nebenmanns in den präaktionalen Momenten (sicherlich), mehr noch determiniert durch die jeweiligen eigenen persönlichkeitskonstitutionellen Merkmale (hoch wahrscheinlich)? Diese Frage hat entscheidende Relevanz, gilt die Fähigkeit zur tragenden und eng verflochtenen Prosozialität doch als Schlüsseleigenschaft des Menschen für das Überleben in einer räuberischen Umwelt (Hamilton, 1971). Der Mensch als wenig spezialisierter Universalist schuf sich in einzigartiger Solidität und Flexibilität einen sozialen Schutzschild, vermittelt durch seine hypersozialen Fähigkeiten zum Eindenken (Mentalisieren) und Einfühlen (Empathie) in andere Gruppenmitglieder (Nowak u. Highfield, 2012; Schonnebeck, 2019). Diesem Schutzbündnis gegen existenzielle Gefahren (Lebensbedrohung durch Raubtiere) muss daher eine herausragende Bedeutung für die Meisterung existenzieller Krisen zukommen (Bowles, 2006; Foster u. Treherne, 1981).

Hier gibt es zunächst ermutigende Befunde. Die Kampf-oder-Flucht-Physiologie kann zumindest für den nachwuchsbetreuenden Anteil humaner Gruppen durch eine »tend-and-befriend«-Verhaltensstrategie ergänzt werden, worunter das Beschützen des Nachwuchses (tend) und das Anerbieten von Freundschaft (befriend) verstanden wird (Taylor et al., 2000). Die hier prägenden Aktivitäten von Brutpflege und Jungenaufzucht sind dabei auf das System der Bindungspflege gestützt, verstärkt durch hormonelle Mechanismen (Oxytocin, Endorphine). Für die Jungenaufzucht ist es für die in dieser Zeit immobilen und wenig wehrhaften Gruppenmitglieder von vitaler Notwendigkeit, sich enger zusammenzuschließen und füreinander zu sorgen (De Dreu et al., 2010). Diese verhaltensbiologischen Mechanismen des Reihenschlusses sind bis in die Gegenwart hinein wirksam. Das könnte sogar der physiologische Anteil einer Erklärung sein, warum es in der Klimaaktionsszene einen großen Frauenüberhang gibt. Wäre es also erwartbar, dass mit Zunahme der Bedrohungslage Verbundenheit, Gruppenfürsorge und Nachbarschaftshilfe zunehmen?

Diese Frage kann nicht einfach bejaht werden, da sie die Dynamik von Großschadenereignissen nicht konsequent zu Ende verfolgt. Die beschriebene Gruppenentwicklung des Zusammenrückens und Fürsorgens bei Außengefährdung bleibt eine im Stadium des prätraumatischen Erlebens. Wie aber verhalten sich Gruppen, die weiter ins Katastrophale vorrücken (müssen), in denen der Terror regiert, die Verwüstung durch die Gassen streicht, die Apokalypse triumphiert? Das wissen allein die Überlebenden aus persönlicher Anschauung. Aber ihre Erfahrungen geben sie sozial (Narrative) und biologisch (Epigenom) weiter, und so prägen sie das Einstellungs- und Verhaltensrepertoire ihrer Nachkommen nachhaltig. Der genannte soziale Übertragungsweg über Geschichten und Wissens-austausch ist uns allen geläufig und plausibel. Aber es gibt auch eine manifeste biologische Weitergabe von Traumaerfahrungen. Diese erfolgt über das Epigenom, also die Gesamtheit der durch Umwelt-einflüsse kurzfristig steuerbaren Genabschnitte. Hierüber werden Stresserlebnisse gespeichert und vererbt, indem relevante Einzelgene an- oder ausgeschaltet werden (Meaney u. Szyf, 2005). Schmerzliche, traumatische Erfahrungen lassen so »DNA-Narben« entstehen. Über diese bio-psycho-sozialen Wege sind wir Heutigen alle gezeichnete Nachfahren der Überlebenden vieler Apokalypsen. Die Opfer, die Untergegangenen nämlich, verfassen keine Erzählungen mehr und modifizieren auch nicht ihr Epigenom. Hieraus ergibt sich die zent-rale Schlussfolgerung: Unsere evolutionär übermittelten Verhaltens-bereitschaften in existenziellen Großkrisen sind bestimmt durch die kumulativen Erfahrungen und biologischen Prägungen der Postapo-kalyptiker und ihrer Überlebenserfolge in früheren Zeiten.

Es ist also von höchster Relevanz, diese uns eingeschriebenen Erfahrungen und Überlebenserfolgsrezepte zu kennen. Hierzu liegen überzeugende Befunde aus der anthropologischen Feldforschung vor. Solche Befunde basieren auf Studien an Stammesgesellschaften, die nach den egalitären Organisationsprinzipien der späten Eiszeit leben. So achten alle prähistorisch lebenden Clans in Zeiten eines normalen Nahrungsangebotes sehr gut auf die Prinzipien der Gleichverteilung. In Perioden des Überflusses oder Mangels aber verlassen sie diese Prinzipien gleichermaßen. Bei längeren Hungersnöten geht das in zwei Stufen. Zunächst wird die Orientierung am Gruppengemein-wohl aufgegeben zugunsten einer Verwandtenpräferenz (»Vettern-wirtschaft«), um dann in der zweiten, letzten Stufe in einen reinen Gen-Egoismus mit Einstellung jeglicher Hilfsbereitschaft einzu-münden (Balikci, 1970). Solche Einbrüche und Mangelperioden waren in der langen Menschheitsgeschichte kein seltener Fall, im ausklingenden Eiszeitalter gab es immer und immer wieder große Schwankungen des Nahrungsangebotes. Die Auflösung der pro-sozial-egalistischen Lebensweise der krisenmilden Normalzeiten hin zu Vetternwirtschaft und rauem Egoismus wirkt dabei wie eine Rückabwicklung der stammesgeschichtlichen Erfolgsgeschichte des Frühmenschen im Zeitraffer der herrschenden Großkrise.

Hierzu lohnt sich ein Blick auf die Fortschrittsgeschichte der menschlichen Prosozialität. Das Zusammenleben bei den Vorfahren von Mensch und Menschenaffen vor etwa 7 Millionen Jahren sah nämlich noch deutlich anders aus. Konkurrenz und Machtdurchsetzung waren, so die gängige Hypothese, die treibenden Kräfte hinter zeitweilig auftauchenden kooperativen Verhaltensweisen (Allianzen) (Mueller u. Mitani, 2005; Silk, 2005). Bereits den Frühmenschen gelang ein anderes soziales Binnenverhalten, das von Vertraulichkeit, Gegenseitigkeit und Gleichwertigkeit geprägt war (Hewlett u. Lamb, 2005). Treibende Kräfte hierfür waren wohl die im Tierreich fast einzigartig aufwendige Jungenaufzucht, die den Beistand vieler brauchte, sowie das Aufkommen der Großwildjagd (Hrdy, 2010; Tomasello, 2016). Hier waren Abstimmung und Einverständnis der Gefährten für das Jagdglück unabdingbar und danach die gerechte Aufteilung der Beutemassen für das gute Überleben der Gesamtgruppe (Tomasello, Melis, Tennie, Wyman u. Herrmann, 2012). Der sich hier entwickelnde Altruismus (Selbstrücknahme zugunsten anderer) scheint zunächst wenig mit den darwinistischen Selektionsmechanismen des »Survival of the fittest« (Selbstdurchsetzung vor Anderen) zu tun zu haben und hat sich wohl über Zwischenstufen entwickelt. Wichtige Bausteine waren die sogenannte Verwandtenselektion sowie die Reputationsauslese. Die kleinen Gemeinschaften der frühen Menschen waren so überschaubar und dauerhaft, dass prosoziales Verhalten gut als Positivmerkmal vereinbart und über Gruppensanktionen durchgesetzt werden konnte. Wer sich selbstlos verhielt, bekam einen guten Ruf und wurde bei der Partnerwahl bevorzugt. Das aber konnte nur gelingen mit der effektiven Unterdrückung von Trittbrettfahrern (Boehm, 2012). Deren Affenhorden-Erbe des rücksichtslosen Selbstbedienens, das besonders bei Alphatieren auftrat, musste durch mächtige Sanktionen und schließlich durch Reproduktionsausschluss unterdrückt werden. Erst dann war die Gruppe beim Selektionsvorteil angekommen. In hoch altruistischen Gruppen überlebt mehr Nachwuchs (Cosmides u. Tooby, 1987).

Es wurde gerätselt, warum Alphatyrannen dennoch so lange in der Evolution mitgeschleppt wurden, störten sie doch den sozialen Frieden und stellten einen Ballast für das Gemeinwesen dar.

Inzwischen wird angenommen, dass das Persistieren der Rüpel- und Trittbrettfahrereigenschaften im menschlichen Genpool nützlich war in Phasen der überlebensbedrohenden Krisen. In Zeiten des schweren Mangels mit einer erwartbaren Dezimierung der Stammesgemeinschaften konnten solche Dominanzakteure mit ihrem rabiaten Konkurrenzverhalten sich und ihren engsten Vertrauten, ihrem Clan, exklusiv das Überleben sichern. Anteile solchen Verhaltens stecken in jedem Menschen, genegoistische Züge haben bei allen überdauert und sind schon in normalen Zeiten eine Herausforderung für Kindererziehung und Gruppenfrieden. Wann aber wissen speziell die tyranneibegabten »Free-Rider« (angelsächsisch für »Trittbrettfahrer«), dass sie sich jetzt mit ihren Talenten durchsetzen können und Mitläufer finden? Wenn man das durchdenkt, wird deutlich, wie heikel diese Phasen des Umschwungs von Normal- zu Krisenzeiten schon in steinzeitlichen Gruppen gewesen sein müssen. Denn Nahrungsmängel waren ja zumeist passager und ein saisonales Problem. Für diese Episoden waren die Gruppen am besten gerüstet, die ihre Superegoisten mit harter Hand unterdrückten. Aber in Momenten eines unklaren, ungewöhnlich lange dauernden Mangels wären dann andere Phänomene zu erwarten, etwa mit der wachsenden Sorge vor einer aufziehenden Hungersnot. Talentierte Alphatyrannen müssten hierfür eine gute, populistische Nase haben, für ein soziales Lavieren und Hadern, ein Murren im Untergrund. »Zufällig« lassen sie eine ketzerische Bemerkung fallen oder platzieren einen Tabu-Rempler als Testballon (»... noch mal fragen dürfen!?«). Kippte dann allmählich die Gruppenstimmung ins Beunruhigte und Panische, käme schließlich die Frage auf, welche Teilgruppe des Clans im nepotischen Wettstreit die Oberhand behält. Das wäre der Zeitpunkt, in dem die Alphabegabten sich aktiv präsentierten und Zulauf aus der zerfallenden Stammesgemeinschaft suchten.

Die anthropologische Forschung hat für diese Tyrannen-in-der-Krise-Führer drei Kriterien formuliert, die ihre Qualifikation im Überlebenskampf benennen: In-Group-Bevorzugung, Free-Rider-Talent, Vetternwirtschaft. Die In-Group-Bevorzugung mit einem strengen und unbarmherzigen Ausgrenzen von irgendwie Andersartigen hat dabei eine beruhigende Wirkung auf die Wagenburg-

Bedürfnisse der verängstigten Gruppe nach Schutz, Verbundenheit, Trost durch die eigenen Leute. Die Dreistigkeit des Free-Riders wiederum wäre erforderlich, um sich als Rädelsführer zu empfehlen, der im Fall der zugespitzten Ressourcenkämpfe die Oberhand behält. Am heikelsten ist die dritte Qualität, die Nepotismus-Eigenschaft. Eigentlich müsste der ambitionierte Anführer Genverwandten-Egoismus betonen, denn das spräche den einprogrammierten Überlebensreflex an. Auf der anderen Seite muss es noch Argumente geben für Nichtverwandte, sich in diesem Zwischenstadium dem werbenden Alpha-Exponenten anzuschließen. Menschliche Horden waren aber immer Mischgebilde aus Verwandten und Nichtverwandten, sodass es hier Spielraum gibt für das, was in der Wissenschaft extrafamiliäre Generosität genannt wird (Hill et al., 2011). Ein Gütekriterium für attraktiven Nepotismus wäre also weniger Gen-, sondern Gruppen-Egoismus, markiert zum Beispiel im verlässlichen Umgang des Rädelsführers auch mit angeheirateten Gefolgsleuten.

Und nun stellt sich die Frage, welche Bedeutung das evolutionäre Persistieren der Alphatyrannen für unsere heutigen Gesellschaften und ihre Krisenbewältigung hat. Ein erster Übertrag gelingt leicht, denn die weltweite Zunahme sozialer Ausgrenzungsphänomene ist nicht zu übersehen. Überall entstehen Gruppierungen, die sich über Ab- und Ausgrenzungen profilieren, und irgendwann taucht immer ein markanter Kopf auf, der diese Tendenzen öffentlichkeitswirksam vertritt. Ihre gruppenpsychologische Begabung beweisen die Führungsfiguren, indem sie diese In-Group-Manöver mit den provokanten Qualitäten der Trittbrettfahrer paaren. Häufig attackieren sie Nahelebende, die sich moralisch noch einigermaßen integer (also gruppenaltruistisch) verhalten. Zudem qualifizieren sie sich durch Tabubrüche, das Verschieben moralischer Grundsätze, unverfrorene Faktenmanipulation. Letztlich entscheidend ist aber das dritte Kriterium, nämlich die Signale, die sie hinsichtlich ihrer Clantreue an ihre Gefolgschaft senden. Hier war und ist zu beobachten (bis vor kurzem gut in Nordamerika), dass eine gewisse Unberechenbarkeit und Impulsivität als Ausdruck einer aggressiven Virilität im Umgang mit nächsten Gefolgsleuten zwar akzeptabel ist, diese impulsiven Machtdemonstrationen aber gegenüber loyalen Familienmitgliedern nur höchst selten erfolgen und dann auch nur bei deren massivem

Aufbegehren oder Machtkonkurrenz. Damit wird das Signal ausgesendet, dass die gegenwärtige Entwicklung nicht im Stadium des finalen Egoismus des Jeder-gegen-Jeden angekommen ist und der enge Kreis der eigenen Leute für die Zeiten des Subgruppenwettkampfs einen verlässlichen Anführer gefunden hat. Jeder Autokrat gegenwärtiger Zeiten erfüllt diese Kriterien intuitiv.

Folgen für uns heute

Haben die populistischen Führer mit dem Dreiklang aus Gruppenabschottung, moralischer Dreistigkeit und Clanpräferenz ihre gruppenpsychologische Führungs- und Verführungsfähigkeit bewiesen, fehlt noch der massenpsychologische Transfer, die Antwort auf die Frage also, warum diese Mobilisierbarkeit für populistische Tendenzen gegenwärtig so massiert auftritt. Angesichts der komplexen Gemengelage verbieten sich monokausale Antworten. Aus einer evolutionspsychologischen Perspektive sind In-/Out-Group-Operationen, Free-Rider-Verhalten und Subgruppen-Egoismus aber immer ein gewichtiger Hinweis darauf, dass Einschränkungen der Lebensgrundlagen (früher: Nahrungsressourcen) an der Schwelle stehen zum Übergang vom duldbaren Stressphänomen zur lebensbedrohlichen Erscheinung für den Clan. Für Lebensgefahrszenarien gäbe es im gegenwärtigen Zeitalter verschiedene Kandidaten wie Atomunfälle oder globale Kriege. Gegenwärtig schätzt aber das Weltwirtschaftsforum die Klimakrise als Hauptrisiko ein und nennt extreme Wetter, Naturkatastrophen, Wasserkrisen, Kollapse von Ökosystemen und die Anpassungsmängel der Menschen an die Klimadisruptionen als größte Gefahren für die Menschheit (World Economic Forum, 2018).

Entscheidend für das soziopsychische Wahrnehmen des Menschen ist die Erlebnisqualität der nun real werdenden Klimabedrohung, die bei ihrem Manifestwerden nahezu bei jedem tiefgreifende Verzweiflung auslöst (Dilling, 2015). Ihre Vorboten sind inzwischen für jeden Menschen auf dem Planeten fassbar durch Veränderungen im Alltagswetter, der umgebenden Flora und Fauna und der Flut an beunruhigenden Nachrichten. Folgende Szenen aus der Eingangsschilderung dieses Beitrags sind bereits Wirklichkeit: Die

Hitze lässt die Anzahl der Gewalttaten und Beleidigungen ansteigen. Je wärmer es ist, desto länger drücken Autofahrer aus Frust auf die Hupe, und Polizisten neigen früher dazu, auf Eindringlinge zu schießen …Während auf den örtlichen Golfplätzen noch einige Reiche ihre Schläger schwingen, lodern die Flammen nur wenige Meter entfernt und breiten sich über achtspurige Highways aus. Weite Landstriche sind durch Rauchschwaden vernebelt … Gletscher brechen ab und fallen ins Meer … Große Waldbrände lodern in Skandinavien, in Sibirien, im Westen der USA. Der Qualm setzt dem halben Kontinent zu … Es sterben die Meere, Korallenbänke bleichen aus und werden zu friedhofähnlichen Dämmerzonen … Salmonellenverseuchte Flüsse dringen in Abwassersysteme vor … Harmlose Bakterien auf der Körperoberfläche verwandeln sich unter der Hitze zu Killermikroben. Innerhalb weniger Tage sterben ganze Populationen von Wildtieren …

Die Klimakrise hat sinnliche Erlebnisqualität. Psychologisch betrachtet werden damit nicht so sehr Kognitionen, sondern Emotionen und überdauernde Einstellungen aktiviert. Und mit der ererbten Wachsamkeit für Existenzgefährdungen im Nahraum geraten menschliche Gesellschaften bei solchen Vorboten in einen Zustand von Dauerbesorgtheit. Wer weiß schon, wann die unumkehrbare Schwelle überschritten ist und ein Teil der eigenen Gemeinschaft chancenlos zurückbleiben wird. Und wer weiß schon, wer sich von den eigenen Nachbarn bereits vom Egalitätsprinzip der Normalzeiten verabschiedet hat und mit Verbündeten in den Gruppen-Egoismus und die Verwandtenpräferenz übergelaufen ist. Pointiert formuliert: »America first!«-Rufer spüren, ahnen, wissen insgeheim durchaus, dass sich Wetter und Klima grundlegend ändern, sie suchen nur im Stillen, möglichst unbemerkt von den anderen, ihren Überlebensvorteil. Und so graben sie immer tiefere Brunnen, während sie Dürren als Folge der Klimakrise verharmlosen, oder lassen sich heimlich impfen, während sie zugleich Existenz und Dramatik einer Pandemie infrage stellen. Wichtig ist nur, auf die Seite der vermeintlich robusten Überlebenskandidaten zu gelangen.

Was aber heißt das für unser Gegenwartsagieren? Zunächst: Man sollte gewappnet sein. Die Hoffnung, dass mit der Gefahr das Rettende wächst, ist eine hoffentlich immer wieder sich bewährende. Archaisch begründet ist sie nicht. Entsprechend sollte es nicht verwundern, wenn auch in Zukunft, gerade bei zunehmender Gereiztheit und Nervosität von Kollektiven in Großgefahrenlagen, gruppenegoistische, ausgrenzende und dreist-provokante Verhaltensweisen zunehmen (Howe u. Leiserowitz, 2013).

Aber auch wenn alle Menschen dieses stammesgeschichtliche Erbe in sich tragen, so bestehen moderne Menschen und Gesellschaften nicht einfach hieraus. Und das wäre dann die günstige Botschaft: Autokraten, Tyrannen, Trittbrettfahrer finden in Krisenzeiten immer wieder Zulauf, aber ihre Rezepte stammen aus der evolutionären Ahnenkiste und sind den komplexen Anforderungen von Staatengesellschaften nicht gewachsen. Sie entlarven sich im längeren Alltagsbewähren aufgrund ihrer Tumbheit und Simplizität. Es geht eben nicht mehr nur um das rücksichtslose Raffen von Nahrungsmitteln bis zum Ende einer Hungersnot, sondern um langwierige Steuerungsprozesse, die Klugheit, Geduld und viel Teamgeist (!) erfordern.

Hieraus könnten sich Prämissen für gute Führerschaft in diesen Zeiten ableiten. Durchsetzungshärte wäre also klug und fair zu präsentieren, mit unbeirrtem Aufklärungswillen, stoischer Faktenorientierung, auch hartnäckigem Widerspruch. Von Tabubrüchen, Anmaßungen, Provokationen dürfte man sich nie reizen, nie in das Feld der Raufbolde locken lassen. Denn damit würde die archaische Verführbarkeit des Menschen bedient und umso mehr auf das dann Ton angebende, andere Lager geschielt werden. Trotz des wiederkehrenden Scheiterns verschiedenster Autokraten an ihren populistischen Rezepten wird die stammesgeschichtliche Krisenprägung des Menschen dennoch das Auftauchen der nächsten Raufbolde, Überlebens-Haudegen, Trittbrettfahrer, Tabu-Rüpel dulden oder sogar aktiv befördern. Wenn diese dann aufträten, sollte nicht zu lange und ausgiebig die moralische Verworfenheit der Akteure beklagt, sondern früher und nüchtern das archaische Getriebensein der Menschheit in der Krise verstanden und angenommen werden. Es könnte helfen, in schwierigen Zeiten einen kühlen Kopf zu bewahren.

Literatur

Baldwin, C., Tornabene, L., Robertson, D. (2018). Below the mesophotic. Scientific Reports, 8, 4920, 1–13. https://doi.org/10.1038/s41598-018-23067-1 (Zugriff am 02.07.2021).

Balikci, A. (1970). The Netsilik Eskimo. Prospect Heights: Waveland Press.

Boehm, C. (2012). Moral origins: The evolution of virtue, altruism, and shame. New York: Basic Books.

Bowles, S. (2006). Group competition, reproductive leveling, and the evolution of human altruism. Science, 314, 1569–1572.

Bracha, S. (2004). Freeze, flight, fight, fright, faint: Adaptationist perspectives on the acute stress response spectrum. CNS Spectrums, 9 (9), 679–685.

Bracha, S., Ralston, T., Matsukawa, J., Williams, A., Brache, A. (2004). Does »fight or flight« need updating? Psychosomatics, 45 (5), 448–449.

Cannon, W. (1975). Wut, Hunger, Angst und Schmerz. (Bodily changes in pain, hunger, fear and rage). München: Urban & Schwarzenberg.

Cosmides, L., Tooby, J. (1987). From evolution to behavior: Evolutionary psychology as the missing link. In J. Dupre (Ed.), The latest on the best: Essays on evolution and optimality (pp. 277–306). Cambridge: MIT Press.

Coumou, D., Robinson, A., Rahmstorf, S. (2013). Global increase in record-breaking monthly-mean temperatures. Climatic Change, 118, 771–782.

De Dreu, C., Greer, L., Handgraaf, M., Shalvi, S., Van Kleef, G., Baas, M., Feith, S. (2010). The neuropeptide oxytocin regulates parochial altruism in intergroup conflict among humans. Science, 328, 1408–1411.

Dilling, H. (2015). Internationale Klassifikation psychischer Störungen. Bern: Hogrefe.

Emanuel, K. (2017). Assessing the present and future probability of hurricane Harvey's rainfall. PNAS – Proceedings of the National Academy of Sciences of the United States of America, 114, 12681–12684. https://doi.org/10.1073/pnas.1716222114 (Zugriff am 02.07.2021).

Festinger, L. (2012). Theorie der Kognitiven Dissonanz. Bern: Huber.

Foster, W., Treherne, J. (1981). Evidence for the dilution effect in the selfish herd from fish predation on a marine insect. Nature, 293, 466–467.

Freud, A. (2006). Das Ich und die Abwehrmechanismen. Frankfurt a. M.: Fischer.

Gerberg, J. (2015). A megacity without water: São Paulo's drought. Time, 13.10.2015.

Gray, J. (1987). The psychology of fear and stress (2nd ed.). New York: Cambridge University Press.

Gray, J. (1990). Brain systems that mediate both emotion and cognition. Cognition and Emotion, 4, 269–288.

Hamilton, W. (1971). Geometry for the selfish herd. Journal of Theoretical Biology, 31, 295–311.

Hewlett, B., Lamb, M. (2005). Hunter-gatherer childhoods. Evolutionary, developmental & cultural perspectives. London/New York: Routledge.

Hill, K., Walker, R., Boievi, M., Eder, J., Headland, T., Hewlett, B., Wood, B. (2011). Co-residence patterns in hunter-gatherer societies show unique human social structure. Science, 331, 1286–1289.

Hinkel, J., Lincke, D., Vafeidis, A., Perrette, M., Nicholls, R., Tol, R., Levermann, A. (2014). Coastal flood damage and adaptation costs under 21st century sea-level rise. PNAS – Proceedings of the National Academy of Sciences of the United States of America, 111 (9), 3292–3297. https://doi.org/10.1073/pnas.1222469111 (Zugriff am 02.07.2021).

Hohensee, M. (2020). Kalifornien in Flammen – und am Limit. Wirtschafts-Woche vom 21.08.2020. https://www.wiwo.de/politik/ausland/waldbraende-kalifornien-in-flammen-und-am-limit/26115142.html (Zugriff am 02.07.2021).

Howe, P., Leiserowitz, A. (2013). Who remembers a hot summer or a cold winter? The asymmetric effect of beliefs about global warming on perceptions of local seasonal climate conditions in the U. S. Global Environmental Change, 23 (6), 1488–1500. https://doi.org/10.1016/j.gloenvcha.2013.09.014 (Zugriff am 15.09.2021).

Hrdy, S. B. (2010). Mütter und Andere: Wie die Evolution uns zu sozialen Wesen gemacht hat. Berlin: Berlin Verlag.

Kenrick, D., MacFarlane, S. (1986). Ambient temperature and horn honking: A field study of the heat/aggression relationship. Environment and Behavior, 18 (2), 179–191.

Kock, R., Orynbayev, M., Robinson, S., Zuther, S., Sin, N. (2018). Saigas on the brink: Multidisciplinary analysis of the factors influencing mass mortality events. Science Advances, 4 (1). DOI: 10.1126/sciadv.aao2314 (Zugriff am 02.07.2021).

Laplanche, J., Pontalis, J.-B. (1973). Das Vokabular der Psychoanalyse. Frankfurt a. M.: Suhrkamp.

Mac Kenzie, W. R., Hoxie, N. J., Proctor, M. E., Gradus, M. S., Blair, K. A., Peterson, D. E., Kazmierczak, J. J., Addiss, D. G., Fox, K. R., Rose, J. B., Davis, J. P. (1994). A massive outbreak in Milwaukee of cryptosporidium infection transmitted through the public water supply. New England Journal of Medicine, 331 (3), 161–167. DOI: 10.1056/NEJM199407213310304.

Meaney, M., Szyf, M. (2005). Environmental programming of stress responses through DNA methylation: Life at the interface between a dynamic environment and a fixed genome. Dialogues in Clinical Neuroscience, 2, 103–123.

Mueller, M., Mitani, J. (2005). Conflict and cooperation in wild chimpanzees. Advances in the Study of Behavior, 35, 275–331.

NASA Earth Observatory (2021). World of change: Shrinking Aral Sea. https://earthobservatory.nasa.gov/world-of-change/aral_sea.php (Zugriff am 02.07.2021).

Nesse, M. (1999). Proximate and evolutionary studies of anxiety, stress and depression: Synergy at the interface. Neuroscience and Biobehavioral Reviews 23 (7), 895–903.

Ngai, C., Freed, J., Gloystein, H. (2017). United resumes Newark-Delhi flights after halt due to poor air quality. 13.11.2017. https://www.reuters.com/article/us-airlines-india-pollution/united-resumes-newark-delhi-flights-after-halt-due-to-poor-air-quality-idUSKBN1DC142?il=0 (Zugriff am 02.07.2021).

Nowak, M., Highfield, R. (2012). Super cooperators: Altruism, evolution, and why we need each other to succeed. New York: Free Press.

Pfister, G. G., Walters, S., Lamarque, J.-F., Fast, J., Barth, M. C., Wong, J., Done, J., Holland, G., Bruyère, C. L. (2014). Projections of future summertime ozone over the U. S. Journal of Geophysical Research: Atmospheres, 119 (9), 5559–5582. https://doi.org/10.1002/2013JD020932 (Zugriff am 02.07.2021).

Qin, B., Zhu, G., Gao, G., Zhang, Y., Li, W., Paerl, H. W., Carmichael, W. W. (2010). A drinking water crisis in Lake Taihu, China: Linkage to climatic variability and lake management. Environmental Management, 45 (1), 105–112.

Revich, B. A., Podolnaya, M. A. (2011). Thawing of permafrost may disturb historic cattle burial grounds in East Siberia. Global Health Action, 4. https://doi.org/10.3402/gha.v4i0.8482 (Zugriff am 02.07.2021).

Schonnebeck, M. (2019). Zwischen Stammesgeschichte und Psychogenese. Evolutionspsychologie und Psychodynamik von Scham, Schuld und Verachtung. Forum der Psychoanalyse, 35 (2), 175–192.

Schonnebeck, M. (2020). Der Klimawandel als prätraumatische Belastungssituation. Psychotherapeutische Expertise in einer gesellschaftlichen Krise aus evolutionspsychologischer Perspektive. Psychotherapeut, 65, 14–21. DOI 10.1007/s00278-019-00398-6.

Schubothe, H. (1961). Durch physikalische Umweltfaktoren bedingte innere Erkrankungen. In L. Heilmeyer (Hrsg.), Lehrbuch der Inneren Medizin (S. 1166–1168). Berlin u. a.: Springer.

Silk, J. (2005). Who are more helpful, humans or chimpanzees? Science, 311, 1248–1249.

Slovic, P., Finucane, M., Peters, E., MacGregor, D. (2004). Risk as analysis and risk as feelings: Some thoughts about affect, reason, risk, and rationality. Risk Anal, 24, 311–322.

Sobel, A. H., Camargo, S. J., Hall, T. M., Lee, C.-Y., Tippett, M. K., Wing, A. A. (2016). Human influence on tropical cyclone intensity. Science, 353 (6296), 242–246.

Taylor, H., Klein, L., Lewis, B., Gruenewald, T., Gurung, R., Updegraff, J. (2000). Biobehavioral responses to stress in females: Tend-and-befriend, not fight-or-flight. Psychological Review, 107, 411–429.

Thunberg, G. (2019). Ich will, dass ihr in Panik geratet! Frankfurt a. M.: Fischer (E-Book).

Tomasello, M. (2016). Eine Naturgeschichte der menschlichen Moral. Berlin: Suhrkamp.

Tomasello, M., Melis, A., Tennie, C., Wyman, E., Herrmann, E. (2012). Two key steps in the evolution of cooperation: The interdependence hypothesis. Current Anthropology, 53 (6), 673–692.

Vrij, A., Van Der Steen, J., Koppelaar, L. (1994). Aggression of police officers as a function of temperature: An experiment with the fire arms training system. Journal of Community & Applied Social Psychology, 4 (5), 365–370.

Wallace-Wells, D. (2019). Die unbewohnbare Erde. München: Random House.

World Economic Forum (2016). The New Plastics Economy. Rethinking the future of plastics. Cologny/Genf: World Economic Forum. https://www.weforum.org/reports/the-new-plastics-economy-rethinking-the-future-of-plastics (Zugriff am 02.07.2021).

World Economic Forum (2018). The Global Risks Report 2018 (13th Edition). Cologny/Genf: World Economic Forum. https://www.weforum.org/reports/the-global-risks-report-2018 (Zugriff am 02.07.2021).

Fabian Chmielewski

Endspiel – Die Klimakrise als existenzielle Grenzsituation

> »Der Ruf, den wir soeben vernahmen, richtet sich
> vielmehr an die ganze Menschheit.
> Aber an dieser Stelle und in diesem Augenblick sind
> wir die Menschheit, ob es uns paßt
> oder nicht. Wir wollen es ausnützen, ehe es zu spät ist.«
> Samuel Beckett, Warten auf Godot (1953/1971).

Einstürzende Kulissen

Nach Karl Jaspers (2008, S. 11) wird eine Situation dann »zur Grenz-situation, wenn sie das Subjekt durch radikale Erschütterung seines Daseins zur Existenz erweckt«. Innerhalb einer solchen »Erschüt-terung« können wir in eine andere Erlebensdimension eintauchen. Nach Martin Heidegger (1979) können wir in solchen Momenten vom »alltäglichen« in einen »ontologischen« Seinsmodus wechseln, wobei er »alltäglicher Modus« nicht abwertend meint: »Alltäglich-keit deckt sich nicht mit Primitivität. Alltäglichkeit ist vielmehr ein Seinsmodus des Daseins [...] gerade dann, wenn sich das Dasein in einer hochentwickelten und differenzierten Kultur bewegt« (Heideg-ger, 1979, S. 50f.). Wir haben genug mit dem komplexen Stück zu tun, das sich auf der Bühne des Lebens abspielt. Da ist es im Nor-malfall zu kräftezehrend, zugleich hinter die Kulissen zu blicken. Doch: »Manchmal stürzen die Kulissen ein« (Camus, 2000, S. 14). Alltagsdialoge treten in den Hintergrund, der Blick auf die Bühnen-maschinerie wird offenbar.

Die Klimakrise stellt eine solche Erschütterung dar. Diese »exis-tenzielle Menschheitskrise« (Dohm u. Klar, 2020, S. 109) zwingt uns alle, »Philosophen wider Willen« (Holzhey-Kunz, 2014, S. 264) zu werden. Sie nötigt uns, uns mit den existenziellen »letzten Dingen« (Yalom, 2005) zu beschäftigen. So eine Grenzsituation konfrontiert uns mit der Verantwortung, uns selbst gegenüber Rechenschaft abzulegen. In Franz Kafkas Roman »Der Prozeß« (1925/2005) wird der Protagonist Josef K. mit eben dieser »existenziellen Schuld« (Yalom, 2005, S. 336) konfrontiert, als ihm eines Morgens von in sein Zimmer eindringenden Männern überraschend mitgeteilt wird, dass er verhaftet sei. Wie die Männer im Zimmer des Josef K. steht bei uns die Klimafrage im Raum: Weltweit nehmen zwei Drittel der Menschen die Klimakrise als globalen Notfall wahr (Flynn et al., 2021). Wie verantworten wir uns nun gegenüber dieser Frage? Ignorieren wir sie? Lassen wir uns zum Handeln aufrufen? Oder versuchen wir die Fragesteller ruhigzustellen? Mit dieser Wahl werden wir als einzelne Person konfrontiert – aber auch als Gesellschaft. Die Klimakrise stellt eine individuelle und kollektive existenzielle Grenzsituation dar.

Eine hellhörige Generation

Die Schweizer Psychoanalytikerin Alice Holzhey-Kunz (2014) meint, dass manche Menschen eine »ontologische Hellhörigkeit« besitzen, eine besondere Sensibilität für die existenzielle Dimension. Im Rahmen der Klimakrise erweist sich ein großer Teil einer Generation – manifestiert in der Bewegung »Fridays for Future« – als »ontologisch hellhörig«. Diese Generation hinterfragt die Sinnkonzepte unserer Gesellschaft vor dem Hintergrund der sie ängstigenden Klimakrise (Sinus-Institut, 2019). Von entscheidender Bedeutung für die Stärke der Bewegung scheint die Initiatorin Greta Thunberg zu sein (Sabherwal et al., 2021). Sie versprachlicht die Ängste ihrer Generation und macht Menschen Mut, sich zu engagieren. Vielleicht kann sie so wirksam die archetypische Rolle einer Mentorin ausfüllen, weil ihre Geschichte selbst eine »Heldenreise« (Campbell, 2011) darstellt: Sie hat es geschafft, ihre eigene Belastung durch die Klimakrise in sinnerfülltes Engagement umzuwandeln. Die »lauten« Jugendlichen lassen auch Erwachsene aufhorchen: Viele wurden durch deren Engagement (re)animiert. Dennoch sind es die jungen Menschen, die besonders laut und wirksam auf die Missstände aufmerksam machen. Die Jugendlichen hören da besonders stark hin, wo andere weghören, sie laden sich »die Zukunftsverantwortung der gesellschaftlich Arrivierten auf, die diese Verantwortung scheuen«, so der Klimaforscher Hans Joachim Schellnhuber (Lehmann, 2020).

Nach Holzhey-Kunz stelle die »ontologische Hellhörigkeit« auch eine große psychische Bürde und gesundheitliche Gefährdung dar: Es falle den davon Betroffenen schwer, »to drown out the noise of their ontological concerns with everyday chatter and ›common sense‹« (zit. nach Cooper, 2016, S. 45). Schellnhuber befürchtet: »Es tut mir weh, das zu sagen, aber in diesem Kampf werden viele junge Menschen frustriert, ausgebrannt und sogar depressiv zurückbleiben« (Lehmann, 2020).

Konfrontation mit existenziellen Themen

Existenzielle Grenzsituationen konfrontieren uns mit der »Entzweiung zwischen dem begehrenden Geist und der enttäuschenden Welt« (Camus, 2000, S. 67): Wir möchten gern schuldlos sein, wir wollen nicht sterben, wir möchten in einer geordneten Welt leben, wir wollen ein sinnvoller Bestandteil eines sinnvollen Universums sein (Becker, 1973). Die Klimakrise frustriert viele dieser existenziellen Bedürfnisse (Chmielewski, 2018). Sie stellt uns und unsere Art zu leben infrage und konfrontiert uns mit existenziellen Themen, die wir normalerweise lieber vermeiden:

Furcht und Angst

In der existenziellen Tradition wird häufig zwischen Angst und Furcht unterschieden. Beide Empfindungen spielen eine wichtige Rolle in der Klimakrise. Jean-Paul Sartre meint: »Die Angst unterscheidet sich von der Furcht dadurch, dass die Furcht Furcht der Lebewesen vor der Welt ist und die Angst Angst vor mir selbst« (1985, S. 71). Wir können Furcht empfinden vor negativen Konsequenzen des Klimawandels, zum Beispiel vor gesundheitlichen und wirtschaftlichen Folgen (Woetzel et al., 2020). Diese Furcht wird aktuell u. a. von Susan Clayton (2020) als »climate anxiety« erforscht. Angst im existenziellen Sinne bezeichnet etwas Diffuseres, frei Flottierendes: »In der Angst ängstigt sich die Freiheit vor sich selbst« (Sartre, 1985, S. 78). Die Grenzsituation der Klimakrise konfrontiert uns mit der Freiheit, entscheiden zu müssen, wie wir mit dieser Bedrohung umgehen möchten. Sie konfrontiert uns mit der Verantwortung uns selbst und unserer Mit-, Um- und Nachwelt gegenüber. Sie konfrontiert uns mit der Fragwürdigkeit unserer bewährten Denk- und Verhaltenssysteme, die uns bisher Halt und Orientierung geboten haben. Ein Infragestellen der Systeme, in die wir eingebettet sind, vermag uns unsere Welt »unheimlich« (Heidegger, 1979) zu machen, wir fühlen uns weniger beheimatet als im zuvor gemütlichen Status quo. Furcht und Angst können so beide als »Rufer« zu einem Abenteuer der Selbstbefragung gesehen werden (Campbell, 2011) – sie können uns zum Handeln motivieren – oder uns zurückschrecken lassen vor Verantwortung und Freiheit.

Schuld und Verantwortung

»Und machen Sie keinen solchen Lärm mit dem Gefühl Ihrer Unschuld«, bekommt Josef K. im »Prozeß« (Kafka, 1925/2005, S. 18) zu hören. Gilt das auch uns? Schuld kann aus existenzieller Perspektive zwei Bedeutungen haben: Vor allem geht es existenziellen Autoren und Autorinnen um »existenzielle Schuld«, die unsere Verantwortung kennzeichnet, uns gegenüber der Existenz zu entwerfen, bewusst etwas aus uns zu machen. Die zweite Art von Schuld – die wir im alltäglichen Sprachgebrauch meist meinen – empfinden wir, wenn wir Wertvorstellungen nicht gerecht werden. Mit beiden Formen von Schuld werden wir im Rahmen der Klimakrise konfrontiert: Zum einen haben wir die Wahl zu treffen, wie wir persönlich die Klimafrage für uns beantworten möchten. Zum anderen werden wir aber mit der Frage der moralischen Schuld konfrontiert: Mit unserer »normalen« Lebensweise befeuern wir die Erderwärmung und gefährden damit uns selbst, unsere Um-, Mit- und vor allem unsere Nachwelt. Viele von uns fühlen sich hier zu Unrecht angeklagt: Können wir denn unschuldig schuldig werden? Wir haben doch einfach nur gemacht, was andere auch machen, was das anonyme »Man« der Gesellschaft (Heidegger, 1979) auch macht. Das aktuelle System macht es dem Einzelnen allerdings auch unmöglich, völlig unschuldig bezüglich des Klimawandels zu bleiben, ein »richtiges Leben im Falschen« (Adorno, 1988, S. 42) zu führen.

Das Verhältnis des Menschen zu seiner Umwelt.

Unsere Stellung im Kosmos und zur Natur

»I am not an animal«, brüllt John Merrick verzweifelt in David Lynchs Film »Der Elefantenmensch« (1980). Menschen wollen nicht einfach ein Tier unter Tieren sein. Wir möchten mehr sein, wir wollen uns abgrenzen von der Natur, uns über sie stellen, sie uns untertan machen. Der Mensch neigt dazu, »die Natur für ein Fabrikat zu seinem Gebrauch« anzusehen (Schopenhauer, 1819/1977, S. 197). Nach Claude Lévi-Strauss ist es diese »Haltung des Menschen, die ihn selbst bedroht: wenn er nämlich glaubt, nach Belieben über alles verfügen zu können« (Der Spiegel, 1971). Wir beuten die Natur aus und zerstören uns dabei selbst. An unsere tierische Natur werden wir ungern erinnert: Das frustriert unser Bedürfnis nach Besonderheit und erinnert uns an unsere Sterblichkeit (Becker, 1973; Goldenberg et al., 2001). Der Mensch wünscht sich, »unsterblich zu sein, während er alles andere als Schlacke, Fäulnis, Eitelkeit, Tierheit […] von sich wirft und der Vergänglichkeit preisgibt« (Nietzsche, 1896/2015, S. 29). Und doch leben wir als Organismus unter Organismen, mit anderen Lebensformen und der Natur verbunden. Einerseits hat uns unsere Vernunft »bis an die Sterne weit« gebracht – auf der negativen Seite bringt sie uns aber auch dazu, »tierischer als jedes Tier« sein zu können. Nach Albert Schweitzer (zit. nach Fromm, 1976/2001, S. 14) ist der Mensch ein »Übermensch geworden«, der aber die »übermenschliche Vernünftigkeit« nicht aufbringt, die seinem »Besitz übermenschlicher Macht entsprechen sollte«: Wir seien als »Übermenschen Unmenschen geworden«.

Verhältnis des Menschen zu anderen Menschen

»Alle Menschen werden Brüder« – oder eher: »Der Mensch ist dem Menschen ein Wolf«? Beide Reaktionsmöglichkeiten stecken in uns. Die Richtungen, die der Mensch im Angesicht einer globalen Katastrophe einschlagen kann, werden in Hollywood-Filmen über Alien-Invasionen anschaulich ausbuchstabiert. In Filmen wie »Independence Day« schließt sich die Weltgemeinschaft zusammen gegen die globale Bedrohung – in anderen Filmen wie »Krieg der Welten« sichern eingeschworene, kleine Gruppen ihr Überleben, zum Beispiel die Kleinfamilie (vgl. Reuter, 2020): Jeder ist sich selbst und seinen (Seelen-)Verwandten der Nächste.

Auch die Bedrohung durch die Klimakrise kann beide Möglichkeiten auslösen: tribalistisches Denken, das von Egoismus und Nationalismus erfüllt ist – oder ein globales Gemeinschaftsgefühl (Pyszczynski et al., 2012).

Daniel Shapiro, Frank White und Bruce Shackleton (2019) bezeichnen mit »tribes effect« ein »adversarial mind set« (S. 360), das die Trennlinien zwischen Gruppen verfestigt. Eine solche Denkweise ist problematisch für die Lösung einer globalen Krise. Hochaktuell klingt hier Friedrich Nietzsches (1887–1889/1999b) auf den Nationalismus gemünzte Frage: »Welchen Wert könnte es haben, jetzt, wo alles auf größere und gemeinsame Interessen hinweist, diese ruppigen Selbstgefühle aufzustacheln?« (S. 92). In dieser problematischen, tribalistischen Geisteshaltung können wir auf Bedrohungen mit Ent-Solidarisierung reagieren, mit einer Gleichgültigkeit gegenüber uns nicht nahestehenden Menschen (Fritsche, Cohrs, Kessler u. Bauer, 2012).

Auf der anderen Seite ist der Mensch aber auch fähig, seine Kleingruppe zu transzendieren. Er kann dann seine globalen Mitbürger als »gemeinsam Reisende« wahrnehmen, die in der »Universalität des Leidens« (Yalom, 2005) miteinander verbunden sind. Diese Haltung zeigte sich 2015 bei der Einigung von 195 Staaten auf das Pariser Klimaabkommen. Mit der Empfindung einer globalen Verbundenheit eng verknüpft ist die Einsicht in die Notwendigkeit von Klimagerechtigkeit. Dieses Konzept berücksichtigt, dass nicht alle Menschen im gleichen Ausmaß diese Krise zu verantworten haben und zudem gerade die Nicht-Verantwortlichen (mehrheitlich im Globalen Süden) am meisten unter ihr zu leiden haben.

David Bakan (1976) sieht den »Mensch im Zwiespalt« zwischen den als »Big Two« bezeichneten psychologischen Orientierungen Instrumentalität und Partizipation (engl. Agency und Communion). »Instrumentalität« beschreibe das »Dasein eines Organismus als Einzelwesen« (S. 23) und äußere sich in »Selbstschutz, Selbstbehauptung und Selbsterweiterung« und dem »Drang zur Bemeisterung« (S. 23) – »Partizipation« wiederum äußere sich in der »Teilhabe des Einzelwesens an einem größeren Organismus« und im

»Zusammenarbeiten« (S. 24). Im traditionellen Rollenbild – aber auch empirisch im statistischen Mittel – legen Frauen mehr Wert auf »Partizipation«, Männer hingegen auf »Instrumentalität« (Schnell, 2016). Beide Bestrebungen gehören zu unserem Menschsein. Vielleicht ist unsere Kultur aber auf ungesunde Weise zu sehr von der »männlichen« Instrumentalität geprägt. Abraham Maslow (1961, S. 7) diagnostiziert unserer Gesellschaft ein »taboo on tenderness«: »We are really afraid to be nice, to be decent and tender. [...] We are afraid to be boy scouts, to be soft – especially the men in our culture.« Bakan (1976, S. 71) rät zu einer notwendigen »Milderung der Instrumentalität durch die Partizipation«. Tatsächlich besteht die Klimabewegung überwiegend aus Frauen. »Das ewig Weibliche zieht uns hinan«, heißt es im Faust II. Vielleicht zieht es uns auch hinaus aus der Klimakrise.

Tod

»Und sind nicht alle Jahrhunderte, alle Menschheitsgeschichten ein einziges langes Verzeichnis des Kampfes ums Überleben, der Auseinandersetzung mit dem Problem des Sterbens?«, fragt Leonard Bernstein (1981, S. 303). Tatsächlich: Der Tod stellt eine menschliche Konstante dar, »aber niemals zuvor ist das Menschengeschlecht vor dem Problem gestanden, den globalen Tod überleben zu müssen, den totalen Tod, das Auslöschen der menschlichen Rasse« (S. 303). Das Damoklesschwert der völligen Auslöschung schwebt nicht erst seit der Klimakrise über uns, sondern spätestens seit der Entwicklung der Atombombe. Sigmund Freud schrieb schon 1930: »Die Menschen haben es jetzt in der Beherrschung der Naturkräfte so weit gebracht, daß sie es mit deren Hilfe leicht haben, einander bis auf den letzten Mann auszurotten. Sie wissen das, daher ein gut Stück ihrer [...] Angststimmung« (Freud, 1930a, S. 508). Die Klimakrise erhöht diese schwelende Gefahr der Auslöschung weiter: Die Weltuntergangsuhr des »Bulletin of Atomic Scientists« wurde 2019 auf zwei Minuten vor Mitternacht vorgestellt, wobei Mitternacht den endgültigen Untergang kennzeichnet (Chomsky, 2020). Gründe für die Umstellung der Uhr seien neben der zunehmenden Gefahr eines Atomkrieges und der wachsenden Aushöhlung der Demokratie die Gefahr des Klimawandels gewesen. Aber nicht nur unsere physische Unversehrtheit steht auf dem Spiel – auch die uns wertvollen »symbolischen Unsterblichkeitskonstrukte« (Becker, 1973) sind gefährdet: »Es besteht ein großes Risiko, dass wir unsere Zivilisation beenden werden. Der Mensch wird irgendwie überleben, aber wir werden alles zerstören, was wir in den vergangen 2.000 Jahren aufgebaut haben«, meint Schellnhuber (in Ayoub, 2020). Sarah Wolfe und Amit Tubi (2018) sind der Ansicht, dass die Angst vor dem Tod Reaktionen auf den Klimawandel erklären könnte: Menschen versuchen, den »Terror« der Todesangst zu »managen«, indem sie – als sogenannte »proximale Strategien« – vermeidende Reaktionen (denial, distraction, rationalization) zeigen oder – als sogenannte »distale Strategien« ihre Halt gebenden Weltanschauungen deutlicher betonen (1) oder ihren individuellen Selbstwert steigern (2). Die beiden zuletzt genannten Strategien können dann – je nach Weltanschauung oder Selbstwertstrategien – zu einem Anstieg von klimaschützendem oder klimaschädlichem Verhalten führen.

Sinnfreiheit

Wir Menschen wollen sinnvolle Bestandteile eines sinnvollen Universums sein. Wir schaffen uns deswegen Sinnsysteme, die uns Halt und Orientierung in einer chaotischen Welt bieten können (Becker, 1973). Wenn dieser Halt in einer Krise zu bröckeln beginnt, können wir uns umso stärker an diese Systeme klammern oder wir können die Chance nutzen, die Systeme zu hinterfragen. Das lohnt sich vor allem dann, wenn diese Systeme zu der Krise geführt haben. Der Umwelthistoriker Jason Moore (zit. nach Chomsky, 2020) ist der Meinung, wir sollten die Epoche seit Ende des 18. Jahrhunderts als »Kapitalozän« bezeichnen. Freud (1930a) konnte sich »des Eindrucks nicht erwehren, dass die Menschen gemeinhin mit falschen Maßstäben messen, Macht, Erfolg und Reichtum für sich anstreben und bei anderen bewundern, die wahren Werte des Lebens aber unterschätzen« (S. 421). Erich Fromm (1976/2001, S. 14) rät uns, unsere »Fortschrittsreligion« zu hinterfragen, die uns unendliches Wachstum in einer Welt mit endlichen Ressourcen verspricht, die die Dreifaltigkeit von »unbegrenzter Produktion, absoluter Freiheit und uneingeschränktem Glück« anbetet.

Wenn an unseren Halt gebenden Sinnsystemen gerüttelt wird, kann das Gegenreaktionen in uns hervorrufen. Ein Angriff auf die

»symbolischen Unsterblichkeitssysteme«, die uns ein Gefühl von Sinn verschaffen, kann nach Ernest Becker (1973) einem Angriff auf unser Leben gleichkommen und dazu motivieren, um den Erhalt des Sinnsystems um jeden Preis zu kämpfen (Solomon, Greenberg u. Pyszczynski, 2016). Die uns tragenden Systeme zu hinterfragen, bietet aber auch Chancen: Wir können entdecken, dass wir vielleicht nicht in der besten aller möglichen Welten leben und dass es uns freisteht, »die Welt zu verändern und in ihr etwas Neues anzufangen« (Arendt, 2013, S. 9). Wir können beginnen, daran zu arbeiten, die Sinnsysteme, in die wir eingebettet sind, zu verbessern – durch »Entwicklung, Fortschritt und nicht Umsturz« (Freud, 1927c, S. 379) – zu solchen, die besser in der Lage sind, das Klimaproblem zu lösen, und zudem unsere psychologischen Grundbedürfnisse besser erfüllen können (Wullenkord, 2020; Maslow, 1961).

Freiheit

Klimaschutzmaßnahmen werden bisweilen mit Freiheitseinschränkungen assoziiert: Unser Leben soll eingeschränkt werden, die Klimaschützer wollen uns unsere Autos und unsere Flugreisen verbieten. Freiheit stellt einen hohen Wert dar, der zentral für das Leben in einer offenen Gesellschaft ist. Zudem stellt der Wunsch nach Freiheit und Selbstbestimmung ein Grundbedürfnis dar (Ryan u. Deci, 2017). Aber ist dieser Wert deckungsgleich mit der Möglichkeit, alle Wünsche ungebremst ausleben zu können? Nietzsche (1883/1999a, S. 586) ätzt dazu: »Frei nennst du dich? Deinen herrschenden Gedanken will ich hören und nicht, dass du einem Joche entronnen bist.« Frei sein von Vorschriften ergibt noch kein selbstbestimmtes Leben. Schon Fromm (1976/2001, S. 14) warnte aber, »dass Glück und größtmögliches Vergnügen nicht aus der uneingeschränkten Befriedigung aller Wünsche resultieren und nicht zu Wohl-Sein (well-being) führen«. Für Nietzsche (1883/1999a) ist nicht »Frei wovon?« die zentrale Frage: »Hell aber soll mir dein Auge künden: frei wozu?« (S. 586). Edward Deci und Richard Ryan (2000, S. 231), die Autoren der empirisch am besten untersuchten Bedürfnistheorie, der Selbstbestimmungstheorie, reden im Zusammenhang von »Autonomie« als »the organismic desire to self-organize experience and to have activity be concordant with one's integrated sense of self«.

Damit wird von ihnen eben nicht die Unabhängigkeit von anderen, Egozentrismus oder Individualismus betont, sondern der Sinn für Entscheidungsfreiheit und Integrität. So verstanden kann auch eine selbstgewählte Beschränkung als Ausdruck eigener Werte wahre Freiheit sein. Es stellt sich zudem eine weitere Frage: Was ist eigentlich mit der Freiheit der anderen? Der Mitwelt – und der Nachwelt? Für Albert Camus gehören Freiheit und Gerechtigkeit unbedingt zusammen: »Jedes Mal, wenn ein Mensch in dieser Welt angekettet wird, werden wir mit ihm angekettet. Freiheit muss es für einen jeden geben oder für überhaupt keinen« (Seniorenbund Velden, 2020). Auch Sartre meint, der Mensch sei nicht nur »verantwortlich für seine strikte Individualität, sondern für alle Menschen« (2010, S. 150 f.).

Existenzielle Antworten

Wir können sehr unterschiedlich auf die Fragen einer existenziellen Grenzsituation antworten (Chmielewski, 2018). Aus der Sicht existenzieller Theoretiker kommen wir aber in keinem Fall um eine Antwort herum.

Sich dem Ruf verweigern

Wir können uns »als Fliehenden, Ungreifbaren, Zögernden usw. wählen« (Sartre, 1985, S. 598). Dies mag uns helfen, negative Gefühle nicht zu erleben. Wir können Informationen aus dem Weg gehen, wir können die persönliche Betroffenheit verdrängen, die Klimafrage zu einem hypothetischen Gedankenspiel machen, das ein fernes Da-und-dort betrifft. Wir können passiv auf einen »letzten Retter« warten (Yalom, 2005), sei es aus dem technischen oder spirituellen Bereich, an den wir die Verantwortung für die Lösung des Problems delegieren:

> »ESTRAGON Komm, wir gehen!
> WLADIMIR Wir können nicht.
> ESTRAGON Warum nicht?
> WLADIMIR Wir warten auf Godot.«
> (Beckett, 1953/1971)

Wir können auch versuchen, die eigene Verantwortung anderen zuzuschieben, zu delegieren, Sündenböcke zu konstruieren, dann sind zum Beispiel andere Länder allein schuldig und verantwortlich für das Problem. Auch die Gesellschaft, das anonyme »Man« (Heidegger, 1979) kann ich verantwortlich machen, dann diffundiert meine Eigenverantwortung in die Verantwortung von allen und niemandem (Heidegger, 1979). Wir können die unangenehme Wahrheit »parfümieren, weißwaschen und umdeuten« (Campbell, 2011, S. 134), um sie besser ertragen zu können. Wir können auch die einstürzenden, existenziellen Kulissen ignorieren und unsere Rolle im Alltagsstück unbeirrt weiterspielen. Wir können die »Auflehnung gegen die behauptete Tatsächlichkeit« (Freud, 1916a, S. 358) wählen und die Klimafakten als falsch, übertrieben, unsicher betrachten. In diesem Fall werden die Verkünder der Klimafakten selbst zum Feindbild – passend hierzu Freud: »Wenn ein Physiker […] herausbekommen sollte, dass die Erde nach einer bestimmten Zeit zugrunde gehen wird, so wird man sich doch bedenken, dem Kalkül selbst destruktive Tendenzen zuzuschreiben und ihn darum zu ächten.« Wenn wir uns »sogar dazu erwählen, uns nicht zu wählen« (Sartre, 1985, S. 598), dann entscheiden wir uns zur existenziellen Indifferenz – dazu, keine Meinung zur Klimafrage zu haben, sie nicht einmal wahrzunehmen. Tatsächlich begünstigt unsere »Bauweise«, dass wir die Klimafrage aus dem Rauschen des Alltags nicht gut heraushören: Unser archaisches Bedrohungssystem schlägt besser auf sichtbare Gefahrenreize an als auf abstrakte Statistiken. Im Sinne Sartres wäre jedoch auch die Gleichgültigkeit eine – den Status quo bejahende – Wahl, für die man Verantwortung trägt.

Der Bedrohung entgegentreten

Wir können uns aber auch dazu wählen, der düsteren Wahrheit ins Auge zu blicken. Um sie wirklich zu begreifen, müssen wir die Bedeutung der Klimafakten nicht nur verstandesmäßig, sondern auch emotional an uns heranlassen.

»HAMM (zuckt zusammen) Grau! Sagtest du grau?
CLOV Hellschwarz, allüberall.«
(Beckett, Endspiel, 1957/1995)

Wenn wir die Büchse der Pandora voller negativer Klimagefühle öffnen, können wir von diesen Empfindungen überwältigt werden. Die Angst, die Schuld, die Trauer usw. bergen die Gefahr, uns zu überwältigen und zu lähmen, alle Hoffnung fahren zu lassen. Wir können uns dann ohnmächtig einem scheinbar nicht mehr abwendbaren Schicksal gegenübersehen. Dann fällt es schwer, realistische Handlungsoptionen zu sehen, dies kann gerade Menschen so gehen, die sich viel mit dem Klimathema beschäftigen (Clayton, 2018). Hoffnungslosigkeit kann aber auch dazu dienen, sich von Verantwortung freizumachen: Wenn ich keine Möglichkeiten habe, muss ich auch nichts mehr tun. Wir können uns im »Grand Hotel Abgrund« komfortabel einrichten. William Lamb und seine Mitarbeiter (2020) nennen dieses passive Arrangieren mit der Hoffnungslosigkeit »doomism«.

Wenn der Klimawandel gebremst werden soll, darf das Akzeptieren der Fakten und der damit zusammenhängenden Gefühle nicht das Ende sein, sondern nur der Anfang. Nötig ist wohl ein Kierkegaard'scher »Sprung in den Glauben«, dass das alles noch etwas bringen kann – ein Sprung in die Hoffnung, wenn man so will. Diese Hoffnung lässt sich fördern, indem die unter der Hoffnungslosigkeit verdeckten Handlungsoptionen wieder sichtbar gemacht werden (Witte u. Allan, 2000). Dadurch, dass wir ein dichotomes Schwarz-Weiß-Denken beenden und auch Töne von »Hellschwarz« sehen: Laut Schellnhuber lohne es sich, »um jedes Grad, ja jedes Zehntel Grad vermiedene Temperaturerhöhung zu kämpfen« (Bals, 2008). Ein Zusammenschluss vieler »Davids« könnte gemeinsam etwas gegen »Goliath« ausrichten: »Jeder Einzelne trägt das Leben, und das Leben ist nur von Einzelnen getragen«, so C. G. Jung (Bondy, 2011). Viele Einzelne bilden eine Welt. Für die Wirksamkeit ist der Zusammenschluss der Einzelnen zentral. Geschichten wiederum, dass der Einzelne allein ohne die anderen viel bewegen kann, wenn er nur individuell »seinen kleinen Beitrag leistet«, überzeugen wenig, ja, vermutlich tragen sie eher auf subtile Weise dazu bei, den Weg in den Untergang zu zementieren« (Reuter, 2020, S. 10): Aufgrund des sogenannten »single action bias« (Weber, 1997) kann schon das Leisten eines kleinen Beitrags, wenn wir zum Beispiel ein Nahrungsmittel mit einem Biosiegel kaufen, zu einem psychologischen Ablassbrief werden, der uns von darüber hinausgehender Verantwortung reinwäscht.

Wenn Menschen den Versuch unternehmen wollen, die Klimakatastrophe zu verhindern, haben sie einen beschwerlichen Marsch vor sich. Auf diesem wird es schwierig sein, sich »weder von der Macht der anderen noch von der eigenen Ohnmacht [...] dumm machen zu lassen« (Adorno, 1988, S. 67). Woher soll die Energie für eine solch beschwerliche Reise kommen? Vielleicht lassen sich die aversiven Klimagefühle zu etwas Positivem transformieren: Eine Art alchemistischer Prozess, wir müssen aus Stroh Gold spinnen. Wenn wir Angst haben, wird unser Bedrohungssystem aktiv und motiviert uns zur Abhilfe. Wenn wir Wut auf Ungerechtigkeiten spüren, werden wir dazu motiviert, diese zu beheben und für Gerechtigkeit zu sorgen: Camus (2009) fragt hier: »Was ist ein Mensch in der Revolte? Ein Mensch, der nein sagt [...]. Es bedeutet zum Beispiel: ›das dauert schon zu lange‹, ›bis hierher und nicht weiter‹« (S. 21).

Die Reise bietet aber auch Belohnungen auf dem Weg: Das Engagement selbst kann sinnerfüllend wirken (Klar u. Kasser, 2009). Die Klimakrise bietet eine Möglichkeit, Werte in konkretes Verhalten zu übersetzen. Einer dieser Werte – Generativität, das Engagement für das Wohlergehen künftiger Generationen – erweist sich in Studien als stärkster Stifter von Sinnerfüllung (Schnell, 2016). Wir können uns durch dieses Realisieren unserer Werte selbstbestimmt und sinnerfüllt fühlen, auch wenn das Ende unsicher erscheint, und ein durchschlagender Erfolg vielleicht sogar unwahrscheinlich ist: »Wir müssen uns Sisyphos als einen glücklichen Menschen vorstellen«, meint Camus (2000, S. 160). Das Erleben von Selbstbestimmung ist »die verborgene Freude des Sisyphos. Sein Schicksal gehört ihm« (2000, S. 158). Für einen resilienten Umgang mit der Klimakrise ist es wichtig, dass unsere psychologischen Grundbedürfnisse erfüllt sind. Marlis Wullenkord (2020) sieht hierin die Grundbedingung für den adaptiven Umgang mit der Klimakrise. Unsere psychologischen Grundbedürfnisse nach sozialer Eingebundenheit, Kompetenzerleben und Autonomie (Ryan u. Deci, 2017) können auch und vielleicht gerade durch das Engagement selbst befriedigt werden, durch »die hohe Freude, die dem schieren Zusammenkommen mit seinesgleichen innewohnt, [...] die Befriedigung des Zusammenhandelns

und die Genugtuung, öffentlich in Erscheinung zu treten, […] die
für alle menschliche Existenz so entscheidende Möglichkeit, sich
sprechend und handelnd in die Welt einzuschalten und einen neuen
Anfang zu stiften« (Arendt, 2013, S. 92).

Julia Elad-Strenger (2016) sieht Aktivismus als »heroic quest for
symbolic immortality«. Dieser biete die Möglichkeit, beide »ontologischen Zwillingsmotive« (Becker, 1973) zu befriedigen: Zum
einen kann man Teil einer Gruppe mit einem gemeinsamen Ziel
sein – zum anderen kann der Einzelne sich durch Einsatz seiner
spezifischen Fähigkeiten auch herausstechend einbringen. Wenn wir
das Engagement gegen den Klimawandel als beschwerliche Quest
definieren, können wir Erfolgserlebnisse als motivationalen Reise-
proviant brauchen. Es gibt verschiedene innere und äußere Drachen,
die erlegt werden müssen: Erstrebenswert wäre zum Beispiel das
Erreichen sogenannter positiver Kipppunkte, Ereignisse, die positive kaskadenartige Systemveränderungen in Richtung Klimaschutz
auslösen könnten (Otto et al., 2020).

Josef K.s Geschichte nimmt kein gutes Ende: Er stirbt, ohne die Verantwortung für sein Leben übernommen zu haben: »›Wie ein Hund!‹
sagte er, es war, als sollte die Scham ihn überleben«, sind die letzten
Worte des Romans. Wir hingegen können das Endspiel noch gewinnen. Eine am Ende von »Warten auf Godot« gestellte Frage können wir
auf uns beziehen: »Wir wollen einmal würdig die Sippschaft vertreten,
in die das Missgeschick uns hineingeworfen hat. Was sagst du dazu?«

Literatur

Adorno, T. W. (1988). Minima Moralia. Reflexionen aus dem beschädigten Leben.
    Frankfurt a. M.: Suhrkamp.
Arendt, H. (2013). Wahrheit und Lüge in der Politik. 2 Essays. München: Piper.
Ayoub, N. (2020). Klimaforscher: Zusammenbruch der Zivilisation ist der
    wahrscheinlichste Ausgang. Utopia.de vom 13.07.2020. https://utopia.de/
    zusammenbruch-zivilisation-klimakrise-prognose-klimawandel-193842/
    (Zugriff am 02.07.2021).
Bakan, D. (1976). Mensch im Zwiespalt. Psychoanalytische, soziologische und
    religiöse Aspekte der Anthropologie. München: Kaiser.
Bals, C. (2008). »Wir brauchen eine Dritte Industrielle Revolution«. Interview
    mit Prof. Dr. Hans-Joachim Schellnhuber. Germanwatch, März 2008. https://
    germanwatch.org/de/1146 (Zugriff am 02.07.2021).

Becker, E. (1973). The denial of death. New York: Free Press.

Beckett, S. (1953/1971). Warten auf Godot. En attendant Godot. Waiting for Godot. Frankfurt a. M.: Suhrkamp.

Beckett, S. (1957/1995). Endspiel. Theaterstücke. Frankfurt a. M.: Suhrkamp.

Bernstein, L. (1981). Musik – die offene Frage. Vorlesungen an der Harvard-Universität. München: Goldmann.

Bondy, G. (2011). C. G. Jung: »Normal zu sein ist das Ideal der Mittelmäßigen«. radioWissen vom 08.06.2011, Bayerischer Rundfunk (Podcast). https://www.br.de/mediathek/podcast/radiowissen/c-g-jung-normal-zu-sein-ist-das-ideal-der-mittelmaessigen/34335 (Zugriff am 02.07.2021).

Camus, A. (2000). Der Mythos des Sisyphos. Reinbek: Rowohlt.

Camus, A. (2009). Der Mensch in der Revolte. Reinbek: Rowohlt.

Campbell, J. (2011). Der Heros in tausend Gestalten. Berlin: Insel.

Chmielewski, F. (2018). Antworten auf die Fragen der Existenz. Ein Vorschlag zur Integration existenzieller Themen in die Schematherapie. Verhaltenstherapie & Verhaltensmedizin, 39 (4), 421–441.

Chomsky, N. (2020). Rebellion oder Untergang. Ein Aufruf zu globalem Ungehorsam zur Rettung unserer Zivilisation. Frankfurt a. M.: Westend.

Clayton, S. (2018). Mental health risk and resilience among climate scientists. Nature Climate Change, 8 (4), 260–261.

Clayton, S. (2020). Climate anxiety: Psychological responses to climate change. Journal of Anxiety Disorders, 74, 102263. https://doi.org/10.1016/j.janxdis.2020.102263.

Cooper, M. (2016). Existential therapies. London: Sage.

Deci, E. L., Ryan, R. M. (2000). The »what« and »why« of goal pursuits: Human needs and the self-determination of behavior. Psychological inquiry, 11 (4), 227–268.

Der Spiegel (1971). Der Humanismus bedroht den Menschen. Interview mit Claude Lévi-Strauss. Der Spiegel, 53/1971 vom 26.12.1971. https://www.spiegel.de/kultur/der-humanismus-bedroht-den-menschen-a-3f854e1a-0002-0001-0000-000044914250?context=issue (Zugriff am 02.07.2021).

Dohm, L., Klar, M. (2020). Klimakrise und Klimaresilienz. Psychosozial, 43 (3), 99–114.

Elad-Strenger, J. (2016). Activism as a heroic quest for symbolic immortality: An existential perspective on collective action. Journal of Social and Political Psychology, 4 (1), 44–65.

Freud, S. (1916a). Vergänglichkeit. GW X (S. 358–361). Frankfurt a. M.: Fischer.

Freud, S. (1927c). Die Zukunft einer Illusion. GW XIV (S. 325–380). Frankfurt a. M.: Fischer.

Freud, S. (1930a). Das Unbehagen in der Kultur. GW XIV (S. 419–506) Frankfurt a. M.: Fischer.

Fritsche, I., Cohrs, J. C., Kessler, T., Bauer, J. (2012). Global warming is breeding social conflict: The subtle impact of climate change threat on authoritarian tendencies. Journal of Environmental Psychology, 32 (1), 1–10.

Fromm, E. (1976/2001). Haben oder Sein. München: dtv.

Goldenberg, J. L., Pyszczynski, T., Greenberg, J., Solomon, S., Kluck, B., Cornwell, R. (2001). I am not an animal: Mortality salience, disgust, and the denial of human creatureliness. Journal of Experimental Psychology: General, 130 (3), 427–435.

Heidegger, M. (1979). Sein und Zeit. Tübingen: Niemeyer.

Holzhey-Kunz, A. (2014). Daseinsanalyse. Der existenzphilosophische Blick auf seelisches Leiden und seine Therapie. Wien: Facultas.

Jaspers, K. (2008). Von der Weite des Denkens. Eine Auswahl aus seinem Werk. München: Piper.

Kafka, F. (1925/2005). Der Prozeß. Frankfurt: Büchergilde Gutenberg.

Klar, M., Kasser, T. (2009). Some benefits of being an activist: Measuring activism and its role in psychological well-being. Political Psychology, 30 (5), 755–777.

Lamb, W. F., Mattioli, G., Levi, S., Roberts, J. T., Capstick, S., Creutzig, F., Minx, J. C., Müller-Hansen, F., Culhane, T., Steinberger, J. K. (2020). Discourses of climate delay. Global Sustainability, 3, e17, 1–5. https://doi.org/10.1017/sus.2020.13 (Zugriff am 02.07.2021).

Lehmann, A. (2020). Schellnhuber über Klima-Aktivisten:»Viele junge Menschen werden depressiv zurückbleiben«. Tagesspiegel vom 25.06.2020. https://www.tagesspiegel.de/politik/schellnhuber-ueber-klima-aktivisten-viele-junge-menschen-werden-depressiv-zurueckbleiben/25945936.html (Zugriff am 02.07.2021).

Lynch, D. (1980). Der Elefantenmensch (The Elephant Man). Brooksfilms.

Nietzsche, F. (1883/1999a). Also sprach Zarathustra. In Werke, Erster Teil (S. 545–778). Frankfurt a. M.: Zweitausendeins.

Nietzsche, F. (1887–1889/1999b). Nachlaß 1887–1889, Kritische Studienausgabe in 15 Bänden, hrsg. von G. Colli u. M. Montinari, Band 13. München: dtv.

Nietzsche, F. (1896/2015). Über Wahrheit und Lüge im außermoralischen Sinne. Ditzingen: Reclam.

Otto, I. M., Donges, J. F., Cremades, R., Bhowmik, A., Hewitt, R. J., Lucht, W., Rockström, J., Allerberger, F., McCaffrey, M., Doe, S. S. P., Lenferna, A., Morán, N., van Vuuren, D. P., Schellnhuber, H. J. (2020). Social tipping dynamics for stabilizing Earth's climate by 2050. PNAS – Proceedings of the National Academy of Sciences of the United States of America, 117 (5), 2354–2365.

Pyszczynski, T., Motyl, M., Vail III, K. E., Hirschberger, G., Arndt, J., Kesebir, P. (2012). Drawing attention to global climate change decreases support for war. Peace and Conflict: Journal of Peace Psychology, 18 (4), 354–368.

Reuter, I. (2020). Weltuntergänge. Vom Sinn der Endzeit-Erzählungen. [Was bedeutet das alles?]. Ditzingen: Reclam.

Ryan, R. M., Deci, E. L. (2017). Self-determination theory: Basic psychological needs in motivation, development, and wellness. New York: Guilford Publications.

Sabherwal, A., Ballew, M. T., van der Linden, S., Gustafson, A., Goldberg, M. H., Maibach, E. W., Kotcher, J. E., Swim, J. K., Rosenthal, S. A., Leiserowitz, A.

(2021). The Greta Thunberg Effect: Familiarity with Greta Thunberg predicts intentions to engage in climate activism in the United States. Journal of Applied Social Psychology, 51 (4), 321–333. https://doi.org/10.1111/jasp.12737 (Zugriff am 02.07.2021).

Sartre, J.-P. (1985). Das Sein und das Nichts. Versuch einer phänomenologischen Ontologie. Reinbek: Rowohlt.

Sartre, J.-P. (2010). Der Existenzialismus ist ein Humanismus. Hamburg: Rowohlt.

Schnell, T. (2016). Psychologie des Lebenssinns. Heidelberg u. a.: Springer.

Schopenhauer, A. (1819/1977). Die Welt als Wille und Vorstellung. Band I. Zürich: Diogenes.

Seniorenbund Velden (2020). Warum »Die Pest« von Albert Camus in Zeiten der Corona-Pandemie neu entdeckt wird. 18.03.2020. http://sbvelden. at/2020/03/18/dies-das-warum-die-pest-von-albert-camus-in-zeiten-der-corona-pandemie-neu-entdeckt-wirdaudio/ (Zugriff am 02.07.2021).

Shapiro, D. L., White, F., Shackleton, B. W. (2019). Overcoming the tribes effect: The overview effect as a means to promote conflict resolution. Peace and Conflict: Journal of Peace Psychology, 25 (4), 360–363.

Sinus-Institut (2019). Klimaschutz-Umfrage: Die Jugend fühlt sich im Stich gelassen. https://www.sinus-institut.de/veroeffentlichungen/meldungen/ detail/news/klimaschutz-umfrage-die-jugend-fuehlt-sich-im-stich-gelassen/news-a/show/news-c/NewsItem/ (Zugriff am 02.07.2021).

Solomon, S., Greenberg, J., Pyszczynski, T. (2016). Der Wurm in unserem Herzen. München: DVA.

Flynn, C., Yamasumi, E., Fisher, S., Snow, D., Grant, Z., Kirby, M., Browning, P., Rommerskirchen, M., Russell, I. (2021). Peoples' Climate Vote. New York/ Oxford: UNDP/University of Oxford. https://www.undp.org/content/undp/ en/home/librarypage/climate-and-disaster-resilience-/The-Peoples-Climate-Vote-Results.html (Zugriff am 02.07.2021).

Weber, E. U. (1997). Perception and expectation of climate change: Precondition for economic and technological adaptation. In M. Bazerman, D. Messick, A. Tenbrunsel, K. Wade-Benzoni (Eds.), Psychological and ethical perspectives to environmental and ethical issues in management (pp. 314–341). San Francisco: Jossey-Bass.

Witte, K., Allen, M. (2000). A meta-analysis of fear appeals: Implications for effective public health campaigns. Health Education & Behavior, 27 (5), 591–615.

Wolfe, S. E., Tubi, A. (2019). Terror Management Theory and mortality awareness: A missing link in climate response studies? Wiley Interdisciplinary Reviews: Climate Change, 10 (2), e566. https://doi.org/10.1002/wcc.566.

Woetzel, J., Pinner, D., Samandari, H., Engel, H., Krishnan, M., Boland, B., Powis, C. (2020). Climate risk and response: Physical hazards and socioeconomic impacts. McKinsey Global Institute. https://www.mckinsey.com/business-functions/sustainability/our-insights/climate-risk-and-response-physical-hazards-and-socioeconomic-impacts (Zugriff am 02.07.2021).

Wullenkord, M. C. (2020). Climate change through the lens of Self-Determination Theory: How considering basic psychological needs may bring environmental psychology forward. Umweltpsychologie, 24 (2), 110–129.

Yalom, I. D. (2005). Existenzielle Psychotherapie. Bergisch Gladbach: Kohlhage.

Delaram Habibi-Kohlen

Klimakrise und die Angst vor der Natur, die wir nicht sind

Globale Erwärmung, Pandemie und Natur

Nach Angaben des Umweltbundesamts (2020) weist das Jahr 2019 1,1 °C globale Erwärmung seit der Industrialisierung auf und ist damit das zweitwärmste Jahr seit Aufzeichnungsbeginn. Außerdem wurden neun der zehn wärmsten Jahre im Zeitraum seit 2010 registriert. Dies merkten wir u. a. daran, dass der Sommer 2019 in Deutschland schwere Waldbrände in Brandenburg mit sich brachte. Gleichzeitig erleben wir regional unterschiedlich einerseits Starkregen und Überflutungen, andererseits Trockenheit und Dürre. Der Grundwasserspiegel sinkt, was das Waldsterben und die Ausbreitung des Borkenkäfers weiter begünstigt.

Corona brachte – bezogen auf die Natur – eine vorübergehende Erholung von Wasser, Luft und Vegetation mit sich. Wir alle sehnen uns jedoch »zurück in die Normalität«, und es ist zu erwarten, dass alte Verhaltensmuster, die sich primär am Konsum orientieren, genauso oder verstärkt wieder aufgesucht werden, sobald die pandemischen Bedingungen dies wieder erlauben. Während der ersten Welle der Pandemie war eine neue Nachdenklichkeit zu verzeichnen: Viele erlebten den verordneten Rückzug auch als Chance auf Besinnung und Entschleunigung. Je länger die Pandemie jedoch anhält, die Impfungen stagnieren und wir nicht wissen, wie viele Wellen noch zu erwarten sind, desto verzweifelter wird der Wunsch nach dem Altvertrauten. Nicht nur Kontakte werden ersehnt, sondern auch die Geborgenheit der alten Versorgung mit Restaurants, Kulturbetrieb und Einkaufsmöglichkeiten. Insbesondere ein Online-Lieferant verzeichnet Rekordgewinne, Streaming-Dienste sind verstärkt gefragt, und generell haben viele Menschen ihren Wohnort in den PC verlagert.

Die Pandemie bringt insgesamt etwas wieder mehr ins Bewusstsein, was wir gelernt haben zu verdrängen: den Tod und die Endlichkeit des Lebens. Damit hat sie uns der Natur wieder nähergebracht. In ihr wird das Ursprüngliche gesucht und eine Verbundenheit mit dem Leben, dem Kreatürlichen. In der Natur, so das Bild, können wir wieder und zu dem zurückfinden, was wirklich wichtig ist im Leben. Diese Assoziationen verweisen auf den Wortsinn von Natur als »geboren werden« oder »entstehen«. Hannah Arendt, die das Leben bestimmt sah von seinen beiden Enden her, von Natalität und Mortalität (Arendt, 1958/1981, S. 28 f.), machte klar: Dasein gewinnt seinen Sinn über die Endlichkeit.

Die Erfahrung eines Sinns ist somit verbunden mit der Spannung und dem sich gegenseitigen Auslegen von Geburt und Tod, und dieser Sinn ist für viele Menschen erfahrbar über das In-der-Natur-Sein. In der Natur spüren wir mehr Nähe zu den Fragen, woher wir kommen und wohin wir gehen.

Dies hängt damit zusammen, dass Menschen sich in der Natur verbunden fühlen: Mit sich selbst verbunden über die Bewegung, die Luft, die sinnlichen Spür-Momente; aber auch mit der Welt, in der man sich geborgen fühlen kann, die zu einem spricht, die einen trägt, die sich einem zum Beispiel bei einer Bergbesteigung entgegenstemmt; die Welt, auf die wir bezogen sind. Das Bedürfnis, Entfremdung, die unser Lebensgefühl prägt, zu überwinden und Resonanz in der Natur zu erleben, wird immens spürbar, wenn keine anderen Begegnungsmöglichkeiten mit der Welt mehr vorhanden sind wie in der Pandemie (Rosa, 2016).

Entfremdung

Ideengeschichtlich hat der Begriff der Entfremdung einen langen Weg hinter sich. Entfremdung (lat. *alienatio:* Entäußerung) bedeutete in der Antike das Gegenteil von Muße: Diese ist freie Arbeit, die ihren Sinn in sich selbst erfährt und zweckfrei ist. Unser Ideal von der »Selbstverwirklichung« liegt ursprünglich, so könnte man behaupten, in diesem aristotelischen Verständnis (Dirlmeyer, 1957). In der Gnosis war der Begriff der Entfremdung ein doppelter oder gar dialektischer: Zum einen bedeutete er die Gottesferne und Unwissenheit, zum anderen als Ent-Fremdung auch ihr Gegenteil, nämlich eine Wiederaneignung des Fremdgewordenen durch die Transzendenz und das göttliche Pneuma. Bei Rousseau beschrieb die Entfremdung das Missverhältnis zwischen der Natur des Menschen und seinem gesellschaftlichen Leben, in dem er sich entäußert durch die Einbindung in soziale und juristische Rahmungen. Idealisiert wurde hier das bäuerliche Leben in kleinen Gemeinschaften. Karl Marx brachte die Entfremdung als Begriff zu neuer Bekanntheit: Der Arbeiter wird entfremdet von seinem Produkt in einem Arbeitsprozess, in dem er nicht für sich selbst arbeitet, sondern in abhängiger Lohnarbeit. Zudem hat er auch nicht den Überblick von Beginn bis Ende des Fertigungsprozesses. Marx spricht dabei auch von der schließlichen Entfremdung des Arbeiters von sich selbst, der seiner Selbstverwirklichung beraubt ist (Marx, 1844/2005). Die Frankfurter Schule sieht die Entfremdung als dialektischen Prozess zwischen Natur und Zivilisation und weitet den Begriff aus als unumkehrbares Zeichen unserer Zeit, in der Entfremdung zwischen den Menschen, von der Arbeit und innerhalb der Kultur vorherrschend ist. Schließlich geriet der Begriff eher in Vergessenheit, was wohl mit seinem inflationären Gebrauch und dem Verlust an Schärfe zusammenhängt. Wollenhaupt konstatiert jedoch, die Entfremdung habe sich nicht als Phänomen aufgelöst und verdiene, begrifflich neu gefasst zu werden. Sie persistiere »als Gefühl mangelnder Selbstverfügung, der Indifferenz und Sinnlosigkeit« und sie stelle die Frage nach dem guten Leben, gehe »vom ethischen Bezugspunkt des Leidens aus« (Wollenhaupt, 2018, S. 7). Jaeggi verortet dieses Leiden im Fremdbestimmtsein und dem Ausgeliefertsein eines Subjekts in Zwangsverhältnissen, die es nicht selbst gestalten kann, und beschreibt Entfremdung als »Beziehung der Beziehungslosigkeit« (Jaeggi, 2005, S. 20).

Heute ist also der Entfremdungsbegriff etwas überwiegend Negatives geworden, etwas, das auf einen Mangel hinweist. Man kann sich fragen, ob Entfremdung nicht etwas dem Menschen Eigenes ist und ob er gewissermaßen das Potenzial hat, sich selbst fremd zu werden; ob dies nicht auch notwendig einhergeht mit seiner Fähigkeit, sich seiner selbst bewusst zu werden und sich zu reflektieren. Dies soll hier nicht infrage gestellt werden. Insofern ist auch Entfremdung nicht aufhebbar. Das Ausmaß von Entfremdung in der

Postmoderne führt jedoch eher zu einer zunehmenden Unerträglichkeit von Reflexion, da diese begleitet ist von Gefühlen der Hoffnungslosigkeit und des Ausgeliefertseins wie auch einer fehlenden Selbstwirksamkeit. Solchermaßen bringt Entfremdung eher einen Überkonsum als Kompensation des Mangels hervor. Dieser tröstet und verspricht (über den Fetischcharakter der Ware) wieder Einswerdung und Verbundenheit. Zugleich bringt zweckfreier Konsum weitere Entfremdung mit sich, da er infantilisiert und eine sich über alles legende Passivität generiert. Diese Art von Konsum scheint das Einzige zu sein, was uns noch bleibt, wenn wir uns im Zuge entfremdeter Arbeitsprozesse reduziert erleben auf die Funktion eines Menschen, der die Wirtschaft unterstützen und das Postulat der Absatzsteigerung umsetzen muss. Wir sind abhängig von unüberschaubaren globalen wirtschaftlichen Prozessen, ausgeliefert an Algorithmen und digitale Dynamiken, die wir nicht verstehen, und an einige wenige Konzerne, die es noch gibt (Marx sprach von der selbstinduzierten Abschaffung des Wettbewerbs, da es in der Natur des Wettbewerbs liege, Konkurrenten immer weiter zu bekämpfen, bis nur noch eine Handvoll großer Player übrig bliebe). Entsprechend ist auch die Freizeit zersetzt von Entfremdung. Freie Zeit bedeutet, dass wir auf dem Sofa sitzen, Serien anschauen, uns eher zerstreuen, abschalten und unterhalten wollen, als kreativ sind. Kein Wunder, so kann man dem entgegenhalten: Ist doch die Kreativität nun auch noch zum imperativen Druck und die Selbstverwirklichung zwingend geworden im Zuge der zum Diktat erhobenen Selbstoptimierung. Die Muße ist uns abhandengekommen.

Die Trennung von Arbeitsprozessen und unsere Abtrennung von der Herstellung von Nahrungsmitteln oder Waren überhaupt lässt uns passiv und erschöpft zurück und ermöglicht keine neuen Denkfiguren außerhalb der ausgetretenen Wege.

Natur ist also etwas uns Fremdes. Sie ist außerhalb unserer selbst. Wir wissen emotional nicht mehr oder haben in unserem Leben noch selten bewusst erlebt, wie Prozesse in der Natur zusammenhängen. Wir fühlen uns zwar diffus extrem abhängig von ihr – zum Beispiel, wenn wir uns bei einem Gewitter im Wald aufhalten. Meist ist diese Abhängigkeit jedoch unspürbar geworden wegen unseres »Kuppeldaseins«, also eines Daseins, das uns weitab von der Natur und in einer Urbanität, in der alles in Reichweite ist, behütet erscheint, in der wir autark zu sein scheinen, entkoppelt von organischen Kreisläufen. Diese Schein-Autarkie gipfelt in Sätzen wie »Die Tiere brauchen ja die Natur«. Dass wir selbst Natur sind und zugleich von ihr total abhängig, wird weitestgehend ausgeblendet, selbst wenn dies überdeutlich wird durch den Einzug von Viren in unsere Körper.

Isolierung als Abwehr

Die Isolierung als Mechanismus, der uns hilft, weiter zu verleugnen und diese Verleugnung sehr weitreichend zu stabilisieren, zerstört Verbindungen und Zusammenhänge. So sind wir uns dessen bewusst, dass wir in einer extrem krisenreichen Zeit leben: Klimakrise, Finanzkrise(n), Pandemie, Terrorismus, sich global ausweitende gesellschaftliche Polarisierung, Demokratieverlust usw. Was wir ausblenden, sind die sich gegenseitig bedingenden Zuspitzungen der einzelnen Krisen. So bedingt die Erderwärmung ein Vorrücken von eher in den südlichen Ländern beheimateten Krankheiten nach Norden (Grunert, 2015, S. A-1043). Zum einen können vormals nur im Süden heimische Tiere wie etwa die Tigermücke nun auch in Europa überleben, zum anderen bewirkt die Erderwärmung, dass sich auch in der normalen Stechmücke Erreger vermehrt ansiedeln. Durch die Abholzung des Regenwaldes rücken die Lebensräume von Tieren näher an die Menschen heran, und dies begünstigt Zoonosen, also von Tier zu Mensch übertragbare Infektionskrankheiten. Die Zerstörung des Regenwaldes befördert so noch weiter die Pandemie. 2016 wurden Milzbrand-Bakterien im sibirischen auftauenden Permafrost gefunden, die Rentiere, und sekundär Menschen, befielen und zum Teil töteten (Proplanta, 2021). Die Erderwärmung zerstört die Korallenriffe, die für den Fischbestand notwendig sind, und die Biodiversität ist bedroht. Menschen leben vom Fischfang. Insektizide sind verantwortlich für das Bienensterben. Bienen sind lebensnotwendig für die Bestäubung der Bäume und somit für unsere Ernährung. Wasserknappheit und entsprechend Hunger und Durst verursachen globale Migrationsbewegungen, hauptsächlich von der südlichen Hemisphäre in die nördliche, und entsprechend Bürgerkriege um Territorien und Wasser, sowie Terrorismus. Unsicherheit und Empörung über die zunehmende Spaltung zwischen Arm und Reich und über ein näherrückendes Verzichten-Müssen in Bevölkerungsschichten, die bereits benachteiligt sind, begünstigen das Vertrauen in diktatorische und in Teilen faschistoide Regierungen, die omnipotent unbegrenztes Wachstum versprechen, insbesondere bei wenig vorhandener sozioökonomischer Absicherung durch institutionelle Einrichtungen. Wunschdenken und Fake News prosperieren in einer zutiefst gespaltenen Gesellschaft wie in den USA, und wir sind erschüttert über das psychosenahe Leugnen der Realität. Und nationale Regression (»America first«) ist nicht nur dort zu beobachten. Die Liste kann unendlich fortgesetzt werden, entscheidend ist dabei jedoch: Unsere Parzellierung des Lebens und die Zerstörung der gefühlten und gewussten Zusammenhänge ist allgegenwärtig und wie selbstverständlich. Dies gilt auch für das Wissen um Kreisläufe.

Wenn Natur und Kultur nicht mehr als verbunden miteinander erlebt werden, hat dies Folgen: Wir sehen vom Borkenkäfer zerstörte Bäume, Riesenflächen von Kahlschlag, ausgetrocknete, rissige Erde und finden es schlimm. Wenn es im Herbst darauf aber wochenlang regnet, trösten wir uns unbewusst oder auch bewusst, dass es schon wieder gut werden wird nächstes Jahr. Wir sehen nicht, dass die Erderwärmung exponentiell verläuft, dass jedes Jahr, in dem es ein bisschen früher Frühling wird, mehr Wasser für die Bäume fordert; dass Aufforstung nicht gelingen kann (und sowieso nicht so schnell geht), wenn der Grundwasserspiegel von Jahr zu Jahr sinkt; dass es verschiedene Kipppunkte gibt, nach deren Eintreten die angestoßene Entwicklung unumkehrbar ist, weil dann nicht mehr zu stoppende Teufelskreise in Bewegung gesetzt sind, die ein System plötzlich und nicht mehr allmählich zum Kippen bringen. Und selbst wenn wir dies alles sehen, kommt es nicht als Bedrohung bei uns an und wir haben das Gefühl, es hat nicht viel mit uns zu tun. Denn wir denken in Nutzbarkeitskategorien für uns selbst, weniger in Kategorien des Wohlstands für Tiere, Menschen und Pflanzen. Es ist uns in Fleisch und Blut übergegangen, einen solchen Satz als naiv zu belächeln, ihn als romantisierte Vorstellung abzutun. Wir sehen ihn nicht als sinnvoll für unser Überleben an. Dies zeugt davon, wie notwendig Schutz und Abwehr für uns sind angesichts unüberschaubar großer

Zusammenhänge, globaler Verstrickungen und Abhängigkeiten und der immer komplexer werdenden Welt, angesichts derer wir uns ausgeliefert, hilflos und oftmals zu Passivität verdammt fühlen und uns entpolitisieren.

Im September 2019 erreichte die Sorge der Bundesbürger um Umwelt und Klimakrise einen Höhepunkt: 59 Prozent der Befragten gaben an, dies sei das wichtigste politische Problem (dies waren die Werte im zweitheißesten Sommer seit Beginn der Wetteraufzeichnungen, in dem in Deutschland die Temperaturen noch im September auf 34 Grad anstiegen; wetter.de, 23.02.2021). Diese Einschätzung wurde danach abgelöst durch die steigende Sorge um die Folgen der Pandemie (82 Prozent gaben dies nun als das wichtigste politische Problem an), die die Klimakrise wieder aus dem Bewusstsein verdrängte (Statista, 23.02.21).

Es ist, als könnten wir die beiden Probleme nicht im Zusammenhang bewältigen, und wie immer siegt die Kurzfristigkeit. Das Naheliegende und – relativ gesehen – pragmatisch am leichtesten zu Bewältigende wird vorgezogen, das Komplexere, tiefer Wurzelnde und Ursächlichere wird weggeschoben, und die sich daraus eigentlich ergebenden Handlungsnotwendigkeiten werden immer weiter nach hinten verschoben. Wir haben es gelernt, in Drei-Monats-Abständen zu denken und das, was wir noch nicht sehen können, als nichtexistent zu betrachten. Sowohl die geschichtliche Entwicklung der letzten 50 Jahre mit dem Siegeszug der Finanzwirtschaft über die Realwirtschaft als auch die Folgen für die Generationen nach uns sehen wir entsprechend nicht als zusammenhängend. Die Erleichterung über die »Fridays for Future«-Bewegung bei vielen älteren Menschen verweist auf ein latentes Schuldgefühl, aber bei vielen auch auf die Entlastung, die sich einstellt, wenn man die Jüngeren unbewusst für zuständig erklären kann, da es ja um deren Zukunft geht.

Schuldgefühle, die weitere Schuldgefühle generieren

Schuldgefühle spielen, wie wir wissen, eine extrem wichtige Rolle im psychischen Haushalt: Sind sie moderat, verhelfen sie uns zu Wiedergutmachungsaktivitäten. Dann reflektieren sie den anderen mit und sind geprägt von Mitgefühl für ihn. Die vorherrschenden

Bedürfnisse sind Fürsorge und Wiederherstellung. Sind die Schuldgefühle eher narzisstischer Natur und gründen sie auf einem System von Rache und Groll, in dem es keine Wiedergutmachung gibt, kein Verzeihen und Versöhnen, sondern eher ein Aufrechnen im Sinne des »Auge um Auge, Zahn um Zahn«, dann werden sie verfolgend, beschwören Bilder von Fegefeuer und Apokalypse herauf (Klein, 1962/1997).

Im Zuge globalen Engerrückens können wir die Bilder von Naturzerstörung und -ausbeutung nicht mehr so ganz aus dem Blick verdrängen. Hinzu kommen die Bilder von der Ausbeutung menschlicher Arbeitskraft in Schwellenländern, in denen Kinderarbeit selbstverständlich ist. Wir wissen, dass »wir«, die Länder des Westens, den Planeten so ausbeuten, als gebe es ihn dreimal, und dass dies nur gut geht, solange die Schwellenländer ihren Anteil am Verbrauch nicht ganz ausnutzen. Wir »wissen« das und wissen es zugleich nicht: Wir messen dem keine emotionale Bedeutung bei, und deshalb hat es für uns keine Handlungskonsequenzen. Wir wissen es und schieben es sofort wieder beiseite, indem wir sagen: »Das will ich gar nicht zu Ende denken« oder indem wir die Nachrichten ausschalten, wenn es zu schlimm wird. Rationalisierungen, die den Status quo rechtfertigen sollen wie der Gedanke, dass die Menschen mit unwürdigen Arbeits- und Lebensbedingungen ja ohne diese Arbeit komplett verhungern würden, spielen eine stabilisierende Rolle. All dies kann man als den gängigen Modus der Flucht verstehen, der von anderen Menschen in derselben kulturellen Gruppe als sozial akzeptabel wahrgenommen bzw. geteilt wird (Bion, 1971).

Wenn wir aber fliehen, statt uns mit uns selbst und der Mitwelt auseinanderzusetzen, hat das zur Folge, dass die Schuldgefühle nicht verschwinden, sondern unbewusst weiterwirken (Weintrobe, 2020, S. 34 f.). Diese Art Schuldgefühle führen dann nicht zu Wiedergutmachung und Reparatur, wie das optimalerweise der Fall wäre; vielmehr fühlen wir uns von ihnen verfolgt und gequält. Deshalb müssen sie sofort mit diversen Abwehrmechanismen nach außen befördert werden, um nicht als vernichtend empfunden zu werden, zum Beispiel indem Ursachen aus Wirkungszusammenhängen gerissen werden, indem beschönigt und rationalisiert wird usw. (Klein, 1962/1997). Sie werden dann zum Beispiel isoliert durch den oben beschriebenen »Denkstopp«: Hier hat der verstörende Inhalt nichts mehr mit »meinem Leben« zu tun und »geht mich nichts an«, oder »es ist mir zu viel« und dann fühlt man sich berechtigt, »abzuschalten«. Mit der Zeit werden die Anlässe, bei denen man dies glaubt tun zu müssen, immer häufiger: Ein Teufelskreis ist in Gang gesetzt. Denn je häufiger man abschaltet, flüchtet, sich betäubt, in andere Welten (z. B. der angebotenen Filmserien) geht, desto virulenter werden die abgespaltenen Schuldgefühle und wirken verfolgend, anklagend, lähmend, sinnabsorbierend wie die passend ins Apokalypse-Bild gesetzten und als Gefängniswächter fungierenden »Dementoren« aus »Harry Potter« (Rowling, 1999).

Werden die Schuldgefühle scheinbar erfolgreich entäußert, also fremd-gemacht und uns entfremdet, so kommen sie zurück wie ein Bumerang, indem sie Ängste schüren vor einer nun nicht mehr zerstörten, sondern eher zerstörenden und uns fremdgemachten Natur. Die Folgen der Klimakrise wirken damit nicht mehr menschengemacht, sondern wie »die Rache der Natur«. Die Natur ist damit aber nicht nur etwas Äußeres, das nicht zu uns gehört, sondern sie darf wiederum bekämpft werden.

In diesen Zyklen wird auch »die Natur« immer entäußerter, fremder, bedrohlicher: Stürme, Dürren, Frosteinbrüche, Fluten, Hitzewellen, Waldbrände werden – wenn sie von einem von unterschwellig vernichtenden Schuldgefühlen verfolgten Ich wahrgenommen werden – gedeutet als Gegner und als Feind, der bekämpft werden muss. Die Beziehung zu einer Natur, von der wir ein Teil sind, ist gekappt.

Eine solche außerhalb des Menschen befindliche Natur, die nicht als in Beziehung zum Menschen gesehen wird, die den Menschen im weitesten Sinne nährt, wird eine verdinglichte. Der Mensch wird hier erlebt als der zum Haben und Nehmen Berechtigte, als der Besitzer. Eine solche Natur wird als selbstverständlich genommen und als im Grunde unzerstörbar betrachtet, als komplett dem Zugriff des Menschen unterworfen. Zeigt sie sich aber enttäuschenderweise dennoch als zerstörbar, wird sie weggeworfen ohne Wiederaufforstung, Entgiftung usw., und es wird eine neue Erde gesucht (entweder auf der Erde selbst in Form eines neuen Rohstoffterritoriums oder auf einem neuen Planeten). Dies ruft wiederum erneute Schuldgefühle hervor, und sie setzen einen weiteren Verdinglichungsprozess in Gang.

Institutionalisiertes Wegschauen

Es sind dies Großgruppenprozesse, die uns nicht weiter auffallen, weil sie sich im Zuge des sich verändernden Wirtschaftsgefüges schleichend entwickelt haben und für uns so normal geworden sind in den letzten 50 Jahren. Die schnelleren Zyklen des Kaufens und Wegwerfens wie auch die immense Mobilität innerhalb einer Biografie sind ein Beispiel für das uns beherrschende Wachstumsprimat.

Was für den Einzelnen schier nicht begreifbar erscheint (wieso nimmt sich der Mensch selbst die Lebensgrundlage weg und zerstört sich also selbst, mittlerweile mittelfristig, noch nicht einmal langfristig?), ist systemisch durchaus verständlich: Der sich selbst entfremdete Mensch ist auch nicht mehr verbunden mit seinen Mitmenschen. Die Arbeitsteilungsprozesse und die Massenindustrie haben durch die damit verbundene Individualisierung Empathie zunehmend unterbunden. Die Frankfurter Schule beschrieb die Prozesse der Entfremdung als ausufernd und endend in Sinnverlust und totaler Bürokratisierung, in der sich der Mensch den sogenannten Sachzwängen unterordnet und sich nicht mehr als verantwortlicher Akteur erlebt (Rosa, 2016, S. 566 ff.). Elias (1939/1976) sieht den »Prozeß der Zivilisation« als gekennzeichnet von zunehmender Triebkontrolle und Scham, was verfeinerte Sitten und, in wechselseitiger Dynamik, ein sowohl differenziertes als auch unterdrücktes Gefühlsleben hervorbringt. Aber neben den positiven gesellschaftlichen Entwicklungen benennt er auch die Gefahr, dass der herausgehobene und vergrößerte Wert des Einzelnen zum Verlust des Gefühls für das Eingebettetsein in die Gesellschaft führt. Die Disziplinierung des Gefühlslebens, aber auch die Abtrennung vom anderen führe zu einer immer größeren Rationalisierung der Gefühle. Das Rationale werde schließlich als das eigentliche Wesen des Menschen wahrgenommen. Die Abspaltung des Menschen von der Gesellschaft, die ebenso als natürlich und nicht als gemacht oder in ihrem geschichtlichen Gewordensein erlebt wird, bewirke ein Gefühl der Passivität und Ohnmacht gegenüber dem Staat sowie die Wahrnehmung einer immer größeren Gegensätzlichkeit von Individuum und Gesellschaft und ihren Institutionen, was zu Egoismus anstatt Solidarität führe (Elias, 1987/2001).

Beck spricht von der »organisierten Unverantwortlichkeit« der Gesellschaft, in der dem Einzelnen immer mehr Verantwortungsdruck für seinen eigenen Erfolg aufgelastet wird, ohne eine Verwurzelung wie in vormaligen festen Rahmungen (Beck, 1986; 1997): »Sind die Entscheidungen der wissenschaftlichen technisch-ökonomischen Dynamik noch nationalstaatlich und betrieblich organisiert, so sind wir in ihren bedrohlichen Folgen bereits heute alle Mitglieder einer Weltrisikogesellschaft. [...] Die alten Entscheidungs-, Kontrollroutinen und Produktionsweisen (im Recht, in der Wissenschaft, Verwaltung, Industrie und Politik) erzeugen beides: die materiale Naturzerstörung und deren symbolische Normalisierung. [...] Neben der physischen Explosivität (und unabhängig von dieser) entsteht durch diskurs-strategisches Handeln potentiell eine politische Explosivität von Gefahren, die im Legitimationszirkel von Verwaltung, Politik, Recht und Management permanent normalisiert werden und daher ins unkontrollierbar Globale wachsen. [...] Die zweckrationale Bürokratie verwandelt Alltäterschaft in Freispruch – und gefährdet damit als ungewollte Nebenwirkung die Grundlagen ihres Rationalitäts- und Kontrollanspruchs. [...] Die Verwandlung der ungesehenen Nebenfolgen industrieller Produktion in globale ökologische Krisenherde ist gerade kein Problem der uns umgebenden Welt – kein sogenanntes ›Umweltproblem‹ –, sondern eine *tiefgreifende Institutionenkrise der ersten, nationalstaatlichen Industriemoderne selbst*« (Beck, 1997, S. 35 f.).

Im Hinblick auf das Arbeitsleben kann man hier zum Beispiel auch an die Aufhebung geregelter Arbeitsverträge durch Entfristung denken oder an die Anforderungen zu ständiger Verfügbarkeit und Mobilität (vgl. auch Rosa, 2005).

Was Elias über die Zusammengehörigkeit von Individuum und Gesellschaft denkt, kann man ebenso auf die Zusammengehörigkeit von Kultur und Natur beziehen, die gewöhnlich als Antagonisten verstanden werden. Natur, die als Unterwerfungsobjekt gedacht wird, gerät zum Ding, das benutzt, verwertet und entäußert wird, ertragsteigernd funktionieren soll. Eine solche Natur soll sich der Effizienz unterwerfen, Kultur denkt sich zunehmend als unabhängig von ihr. Je scheinbar unabhängiger die Kultur, desto mehr wird die Natur zu etwas Externem, mit uns nicht Verbundenem. Dies wird dann aber auch eine Kultur, die nicht mehr um die Grenzen der Natur weiß, weil sie als unerschöpflich phantasiert wird; sie verliert den Bezug zu Geboren-Werden und Vergehen und zur Notwendigkeit, dazwischen Sinn zu generieren. Sie wird seelenlos und überantwortet sich der Zerstreuung.

Eine neue Art zu denken

Seit den 1980er Jahren hat sich die Ideologie vom grenzenlosen Wachstum und von der Selbstregulierung des Marktes (was ist das für ein Markt, auf dem sich nur noch einige wenige Giganten bewegen?) in uns eingeschrieben. Das bedeutet, wir können uns keine andere Art der Wirtschaft vorstellen – sie würde den Zusammenbruch der Strukturen bedeuten. *Innerhalb* dieses Systems ist Nachhaltigkeit auch nur eine neue Strömung, die sich dem alten Denken einfügt. »Nachhaltigkeit« würde dann bedeuten, dass zum Beispiel viel mehr Nahrungsmittel »bio« werden, dass sich aber an der Masse nichts ändert und auch nicht am Prinzip Wachstum (Wachstum verstanden als immer mehr von demselben, gemessen am Bruttoinlandsprodukt). Nachhaltigkeit größer zu denken, also als Kreislaufwirtschaft, würde zwangsläufig auch bedeuten, dass weniger produziert wird und dass das Produzierte – zum Beispiel Kleidungsstücke – länger hält und teurer ist, weil es die realen Kosten berücksichtigt, anstatt sie zu externalisieren. Dafür würde Geld eingespart, weil Wegwerfartikel wegfielen. Ein Prinzip Nachhaltigkeit würde ein Umdenken in großem Stil bedeuten. Es hätte zum Beispiel zur Folge, dass Fächer in Schulen eingerichtet werden, in denen es nicht nur um Wissensvermittlung geht, sondern auch um Lernen von Beziehungen, in denen gemeinschaftliches Arbeiten mit Rücksicht auf den anderen eine Gruppe mehr voranbringt als individuelle Zielverfolgung. Ein nachhaltiges Finanzsystem würde wieder mehr Realwirtschaft hervorbringen und weniger kurzfristige Renditen in der virtuellen Finanzwirtschaft.

Vor allem würde es aber bedeuten, die Kategorien, in denen wir jetzt denken und leben, zu hinterfragen. Maja Göpel (Brost u. Grabitz, 2021, ab 1:03:00) lieferte hier ein anschauliches Beispiel, als sie mit dem Argument konfrontiert wurde, Klimaschützer wollten eine »Ökodiktatur«. Sie fragte zurück, warum eigentlich niemand über die herrschende »Finanzmarktdiktatur« spreche, bei der sehr wenige Akteure sehr vielen Ländern ihre Geschäftsmodelle aufoktroyierten, um möglichst viel Rendite aus Produkten herauszuholen – ungeachtet des Zerstörungsgrades; oder warum bei der Klage über die Freiheitsberaubung (CO_2-Bepreisung) nicht von dem Verbot des Überlebens der Malediven gesprochen werde (Göpel, 2020).

Im Diskurs zum Klimawandel werden immer neue feindliche Lager konstruiert: Einmal ist es der Mensch gegen die Natur, ein anderes Mal das Individuum (das ja als einzelnes nichts ausrichten kann) gegen den Staat; einmal ist es Nord gegen Süd, ein anderes Mal grünes Wachstum vs. Reduzierung des Lebensstils und wieder ein anderes Mal das kleine Deutschland gegen China, USA, Australien und die anderen. Bleiben die Blöcke hermetisch voneinander getrennt, und sieht man die gegenseitigen Abhängigkeiten, Wechselwirkungen und Dynamiken nicht, dann kann keine Transformation gelingen. Die Politik kann sich nicht ändern ohne die Veränderung der Individuen, die der Politik begreiflich machen, wie sie sich das Zusammenleben vorstellen. Das Individuum wird sich schwerlich ändern, wenn politisch nicht Regeln entworfen werden, die ein friedvolles Überleben auch für die Generationen nach uns ermöglichen. Auch wenn nicht viel Zeit bleibt: Es lohnt sich anzufangen.

Literatur

Arendt, H. (1958/1981). Vita activa oder Vom tätigen Leben. München: Piper.
Beck, U. (1986). Risikogesellschaft. Auf dem Weg in eine andere Moderne. Frankfurt a. M.: Suhrkamp.
Beck, U. (1997). Weltrisikogesellschaft. Weltöffentlichkeit und globale Subpolitik. Wien: Picus.
Bion, W. R. (1971). Erfahrungen in Gruppen und andere Schriften. Stuttgart: Klett-Cotta.
Brost, M., Grabitz, I. (2021). Haben wir vor lauter Corona die Klimakrise vergessen? Maja Göpel im Gespräch mit Iliana Grabitz und Marc Brost. Zeitonline Podcast vom 12.02.2021. https://www.zeit.de/politik/2021-02/klimawandel-maja-goepel-pandemie-prioritaet-vergessenheit-tatendrang (Zugriff am 05.07.2021).
Dirlmeier, F. (1957). Aristoteles. Nikomachische Ethik. Frankfurt a. M.: Fischer.

Elias, N. (1939/1976). Über den Prozeß der Zivilisation. 2 Bände. Berlin: Suhrkamp.

Elias, N. (1987/2001). Die Gesellschaft der Individuen. Hrsg. v. M. Schröter. Berlin: Suhrkamp.

Göpel, M. (2020). Unsere Welt neu denken. Eine Einladung. Berlin: Ullstein.

Grunert, D. (2015). Infektionskrankheiten. Klimawandel als Katalysator. Deutsches Ärzteblatt, 112 (23), A-1043.

Jaeggi, R. (2005). Entfremdung. Frankfurt a. M.: Campus.

Klein, M. (1962/1997). Bemerkungen über einige schizoide Mechanismen. In M. Klein, Das Seelenleben des Kleinkindes (S. 131–163). Stuttgart: Klett-Cotta.

Marx, K. (1844/2005). Ökonomisch-philosophische Manuskripte. Hrsg. v. B. Zehnpfennig. Hamburg: Meiner.

Proplanta (2020). Alte Krankheitserreger lauern im Eis. Beitrag auf proplanta.de vom 08.06.2020. https://www.proplanta.de/agrar-nachrichten/wissenschaft/alte-krankheitserreger-lauern-im-eis_article1591623336.html#:~:text=Sie %20 k %C3 %B6nnen %20im %20gefrorenen %20Boden,immer %20wieder %20 Berichte %20von %20Rentiersterben (Zugriff am 05.07.2021).

Rosa, H. (2005). Beschleunigung. Die Veränderung der Zeitstrukturen in der Moderne. Berlin: Suhrkamp.

Rosa, H. (2016). Resonanz. Soziologie einer Weltbeziehung. Berlin: Suhrkamp.

Rowling, J. K. (1999). Harry Potter und der Gefangene von Askaban. Hamburg: Carlsen.

Statista (2021). Was ist Ihrer Meinung nach gegenwärtig das wichtigste Problem in Deutschland? https://de.statista.com/statistik/daten/studie/1062780/umfrage/umfrage-zu-den-wichtigsten-problemen-in-deutschland/ (Zugriff am 05.07.2021).

Umweltbundesamt (2020). Weltweite Temperaturen und Extremwetterereignisse seit 2010. https://www.umweltbundesamt.de/themen/klima-energie/klimawandel/weltweite-temperaturen-extremwetterereignisse-seit#das-jahr-2019 (Zugriff am 05.07.2021).

Weintrobe, S. (2020). Die Arche-Noah-Mentalität des 21. Jahrhunderts. Psychoanalyse im Widerspruch, 32 (1), 33–40.

wetter.de (2020). So viel Hitze brachte uns der Sommer 2020. https://www.wetter.de/cms/klimawandel-so-viel-hitze-brachte-uns-der-sommer-2020-4614042.html (Zugriff am 05.07.2021).

Wollenhaupt, J. (2018). Die Entfremdung des Subjekts. Zur kritischen Theorie des Subjekts nach Pierre Bourdieu und Alfred Lorenzer. Bielefeld: Transcript.

Christoph Nikendei

Warum das OffenSICHTliche unSICHTbar bleibt

Ein Modell zur konflikt- und strukturdynamischen Betrachtung einer globalen Katastrophe

>»Glücklich, wer sich am Rande des Abgrundes erkennt
und den Sturz vermeidet ...«
Jean-Jacques Rousseau in seinem Brief an
den Physiker, Mathematiker und
Philosophen d'Alembert (zit. nach Lembke
u. Leipner, 2014, S. 187).

Hintergrund

Der 22. August markierte im Jahr 2020 als »Earth Overshoot Day« denjenigen Tag, an dem wir weltweit bereits all unsere zur Verfügung stehenden Ressourcen für das laufende Jahr 2020 aufgebraucht hatten. Der Minutenzeiger der Doomsday Clock – der Weltuntergangsuhr – steht seit Januar 2020 auf 100 Sekunden vor Mitternacht. Noch 6 Jahre und 8 Monate – dann ist laut der CO_2-Uhr die Zeitgrenze für eine Einhaltung der 1,5 °C-Grenze (bei weiterhin gleichbleibenden Emissionen) überschritten (Stand 11.04.2021; MCC, 2021). Kurzum – gänzlich alle verfügbaren Messinstrumente und Sensoren stehen auf »Alarmstufe Rot«: Die mittlere Erdtemperatur erhöht sich bis zum Jahr 2100 um 5 °C. Infolgedessen sind weite Landstriche unserer Erde nicht mehr von Menschen bewohnbar. Der Meeresspiegel hebt sich bis 2200 durch das Abschmelzen von Gletschern und die Wärmeausdehnung des Wassers um 7 Meter (Nikendei, Bugaj, Nikendei, Kühl u. Kühl, 2020). Die dürrebedingten Ernteeinbußen machen es zunehmend unmöglich, die Menschen auf unserem Globus hinreichend zu ernähren (Lobell, Schlenker u. Costa-Roberts, 2011). Flora und Fauna werden bereits jetzt an den Warm-Kalt-Grenzen der Migration von Pflanzen- und Tierpopulationen in ihrer Vielfalt um 50 Prozent dezimiert. Weitere 140 Millionen Menschen werden zukünftig als »Klimaflüchtlinge« versuchen, sich ihren Weg aus der

Hitze und Dürre zu bahnen (Nikendei et al., 2020). Die Evidenzlage für diese Entwicklungen ist erdrückend. Wir könnten nicht näher am Abgrund stehen. Doch wie kann es sein, dass wir uns scheinbar sehenden Auges auf diesen Abgrund zubewegen?

Wie sehr nehmen wir die Bedrohung als Bedrohung wahr?

Die dargestellten Szenarien einer elementaren, globalen Bedrohung müssten alle unsere verfügbaren neurophysiologischen Alarmsysteme in Gang setzen und unseren »Kampfmodus« und unsere Überlebensinstinkte aktivieren (Bracha, 2004). In einer repräsentativen, 2.396 Personen umfassenden Befragung rangiert der Klimawandel jedoch weit abgeschlagen auf Platz elf der »zentralen Ängste« der deutschen Bevölkerung – hinter den Befürchtungen vor einer EU-Schuldenkrise, Schadstoffen in Nahrungsmitteln, der Überforderung des Staates durch Geflüchtete und steigenden Lebenshaltungskosten (R+V, 2020). Und während die Existenz der globalen Erwärmung zwar von 70 Prozent der Bewohner und Bewohnerinnen der USA (Leiserowitz et al., 2019) und 93 Prozent der britischen Bevölkerung anerkannt wird (Fisher, Fitzgerald u. Poortinga, 2018), sehen lediglich 55 Prozent der US-Amerikanerinnen und US-Amerikaner sowie 35 Prozent der Britinnen und Briten einen anthropogenen – also menschenbedingten – Beitrag zum Klimawandel als erwiesen an.

Ökologische Dimension der Psychodynamik

Betrachtet man unsere innerpsychische Natur und unterteilt sie in verschiedene Kompartimente (siehe Abbildung 1), so könnte man die Existenz einer ursprünglich-archaischen *Ersten Natur* postulieren, die durch eine »lebens- und gesundheitsfördernde Selbsttätigkeit naturfundierter Prozesse« (Ley, 2001, S. 7) charakterisiert ist. Zugleich wird eine vernunftbegabte, kulturschaffende Selbsterzeugung des ICHs wirksam, die durch im ÜBER-ICH verortete internalisierte Leistungsanforderungen und durch Ich-Ideale befeuert wird – unsere *Zweite Natur*. Diese innerpsychische Erste und Zweite Natur sind im Idealfall eingebettet *in eine äußere Natur-Umwelt* und werden somit ein

substanzieller Teil eines in seiner Selbstständigkeit weitgehend voll-
kommenen Naturprozesses (Ley, 2001; Nikendei, 2020a). Dieser
Naturprozess ist aus sich selbst heraus geboren, in sich austariert,
vermisst nichts, bedarf keines Eingreifens von außen, ist beheimatet
und geborgen in Gewordenem (helle Doppelpfeile in Abbildung 1).
Kommt es hingegen zu einer Störung in der Verbindung zwischen Ers-
ter und Zweiter Natur, zu einer Beziehungsstörung, Entkopplung und
Dissoziation, kann diese in Form einer sich bereichernden, destruktiven Naturbearbeitung und -zurichtung *GEGENÜBER der äußeren
Natur-Umwelt* offenbar werden (dunkelgraue Pfeile in Abbildung 1).
Ein Erklärungsmodell, wie sich diese Form der Beziehungsstörung,
Entkopplung und Dissoziation zwischen der Ersten und Zweiten
Natur je nach Reife der Persönlichkeit unterschiedlich manifestiert,
wie die destruktiven Verhaltensweisen gegenüber der Natur-Umwelt
unterschiedlich vom Bewusstsein ferngehalten werden und welche
distinkten psychischen Belastungen resultieren, wenn der Mensch

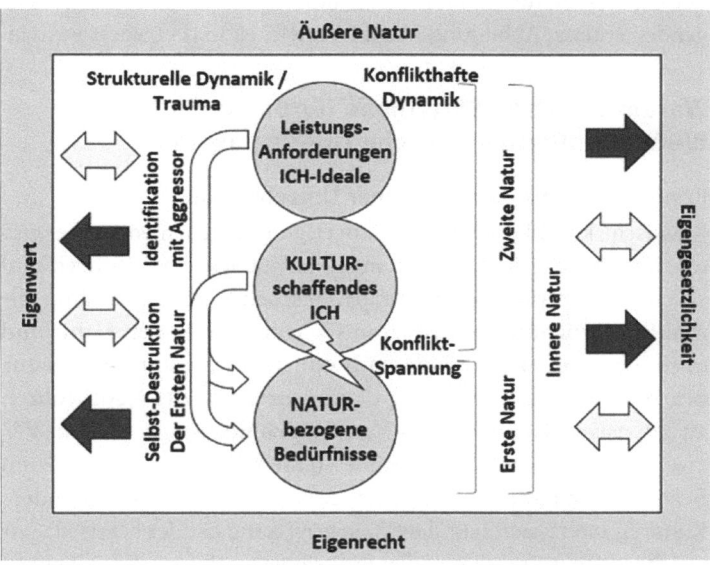

Abbildung 1: Konfliktbezogene und strukturbezogene Dynamik der Beziehungsstörung (gezackter Pfeil) zwischen Erster und Zweiter Natur des
Menschen; Einbettung der inneren Natur in (helle Pfeile) und gegenüber
(dunkle Pfeile) der äußeren Umwelt-Natur

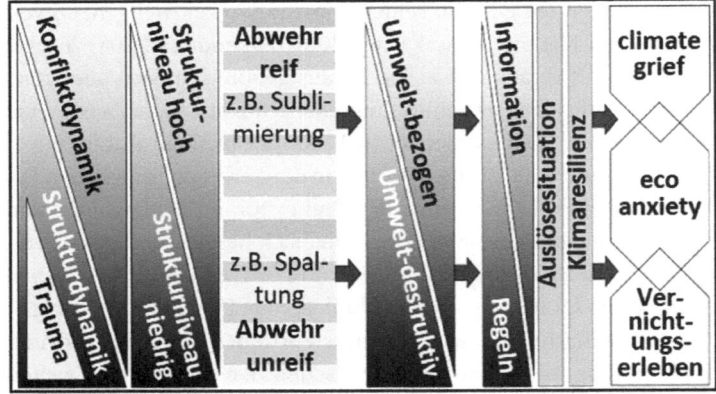

Abbildung 2: Implikationen einer konflikt- und strukturbezogenen Dynamik auf das Umweltverhalten, notwendige umweltbezogene Interventionen sowie – je nach Resilienz – daraus resultierende (krankheitswertige) psychische Belastungen

der eigenen Natur-Umwelt-Destruktion gewahr wird, soll im Folgenden entlang Abbildung 1 und 2 entwickelt und skizziert werden.

Warum das OffenSICHTliche für uns unSICHTbar bleibt: Konfliktdynamische Überlegungen

Konfliktdynamik: Versuch einer Umschreibung

Klassische konfliktdynamische Überlegungen gehen von unbewussten, im Widerstreit stehenden inneren Motiven, Bedürfnissen und Wünschen aus, die zu einer intrapsychischen Konfliktspannung führen. Ein Beziehungsverlust zu unserer inneren Ersten Natur und unser Umgang mit der äußeren Natur in Form entgrenzter Naturbearbeitung und -zurichtung durch unsere Zweite Natur führen zu intensiven Gefühlen von Verlust, Schuld, Angst, Scham, Verzweiflung und Neid. Solche unbewussten Konflikte können zum Beispiel dann auftreten, wenn sich Menschen brennend für andere Kulturen interessieren und deshalb gern ferne Länder bereisen – zugleich jedoch die resultierenden Emissionen und deren Schädlichkeit (insbesondere durch deren Verbringung in die Stratosphäre) gewaltig sind. Oder wenn es für einen Hausbesitzer gut denkbar wäre, das Hausdach mit Solarpanels auszustatten – gleichzeitig jedoch ein großer bürokratischer Aufwand für die Installation befürchtet wird. Oder wenn es für manche Menschen im Rahmen der persönlichen finanziellen Spielräume zwar möglich wäre, nachhaltige und faire Lebensmittel zu kaufen – sie aber gleichzeitig das Bedürfnis verspüren, mit dem ersparten Geld lieber neue Konsumprodukte zu erwerben. Die hieraus resultierenden tiefgreifenden Gefühle wiederum müssen aufgrund ihrer Unerträglichkeit abgewehrt und damit aus dem Bewusstsein verbannt werden (Hoggett, 2019; Nikendei, 2020b).

Abwehrmechanismen

Abwehrmechanismen gewährleisten, dass aversive, das heißt unangenehme Affekte nicht bis in das Bewusstsein vordringen. Man unterscheidet dabei »reifere« und »unreifere« Abwehrmechanismen (Arbeitskreis OPD, 2014). Es ist anzunehmen, dass bei Konfliktkonstellationen, wie sie vorangehend beschrieben wurden, eher reifere Abwehrmechanismen zum Tragen kommen. Relevante Abwehrmechanismen im Rahmen von konflikthaften Geschehnissen, ihre Definition und deren beispielhafte Illustration in Bezug auf unser Umweltverhalten sind in der oberen Hälfte von Tabelle 1 aufgeführt. Allerdings kann es auch zu einer vorübergehenden punktuellen Regression im Sinne eines »Rückzugs auf eine frühere Stufe der Persönlichkeitsentwicklung« (Ruch u. Zimbardo, 1974, S. 368) und damit auch auf unreifere Abwehrmechanismen kommen. Da solche vorrangig bei Menschen mit einer unreiferen Persönlichkeitsstruktur auftreten, wird diese Form der zeitweisen Regression auf eine »frühere Entwicklungsstufe« im Abschnitt »Präsentation im Alltag auf einem unreiferen Strukturniveau« dargestellt.

Tabelle 1: »Reifere« Abwehrmechanismen (höheres Strukturniveau der Persönlichkeit) und »unreifere« Abwehrmechanismen (niedrigeres Strukturniveau der Persönlichkeit): Definitionen und Beispiele in Hinblick auf unser Natur- und Umweltverhalten

»reifere« Abwehr-mechanismen*	Beschreibung	Beispiel in Bezug auf den Umgang mit der Natur-Umwelt
Rationalisierung	Ursprünglich durch unbewusste Impulse in Gang gebrachte Aktionen erhalten nachträglich eine rationale Erklärung.	»In den Urlaub auf die Seychellen zu fliegen, um es mir in der Wärme gutgehen zu lassen, habe ich nach all dem beruflichen Stress wirklich verdient!«

»reifere« Abwehr-mechanismen*	Beschreibung	Beispiel in Bezug auf den Umgang mit der Natur-Umwelt
Verdrängung	Nicht wahrhaben wollen – erträglich machen von unlustvollen psychischen Spannungen.	»Natürlich ist es mir klar, dass die Tiere gemästet werden und zum Teil voller Angst sterben, aber in der Metzgerei ist das wie vergessen.«
Sublimierung	Handlungsabsichten, die an Hindernissen scheitern, werden nicht verdrängt, sondern ihre Energie wird in »Höherwertiges« umgemünzt, um dann belohnt zu werden.	»Selbstverständlich mache ich etwas für den Umweltschutz. Ich habe mir für die Kurzstrecken, die ich zurücklege, extra das neuste E-Modell der Reihe zugelegt. Wirklich 'ne Menge PS!«
Reaktionsbildung	Ein sanktionierter Impuls wird durch gegenläufiges Verhalten überdeckt.	»Wenn die das in der Regierung nicht hinbekommen, das attraktiver zu machen, dass wir unsere Wohnungen sanieren und richtig wärmedämmen, dann brauchen die gar nicht denken, dass die mit mir rechnen können!«
Entwertung	Andere Menschen oder Dinge werden entwertet, um das Selbstwertgefühl zu stabilisieren.	»Das sind ja alles Deppen in unserem Gemeinderat, kein Wunder, wenn wir im Klimaschutz keine Fortschritte machen!«
»unreifere« Abwehr-mechanismen*	Beschreibung	Beispiel in Bezug auf den Umgang mit der Natur
Projektion	Eigene Impulse und Eigenschaften, die bei einem selbst nicht geduldet werden, werden anderen zugeschrieben.	»Die heutige Generation an jungen Menschen – das sind doch alles Heuchler. Früher haben wir unsere Fahrräder selbst repariert und die Socken gestopft bekommen – Handys gab es auch nicht und Fernreisen konnten wir auch nicht machen. Die müssen sich gerade beschweren!«
Verleugnung	Alles, was nicht zur vorgefassten Weltanschauung/ zum gepflegten Selbstbild passt, wird kurzerhand ignoriert.	»Warm-Kalt-Phasen hat es schon immer gegeben. Jetzt ist es halt gerade etwas wärmer. Das ändert sich auch wieder. Mit uns Menschen hat das sicher nichts zu tun.«
Spaltung	Einteilung von Erfahrungen in »gut« und »böse«.	»Greta ist eine Hexe. Und alle, die denken, sie sei eine Ikone, sind auch nicht besser!«

*   Bei der Aufteilung in »reifere« und »unreifere« Abwehrmechanismen handelt es sich um eine idealtypische Trennung bzw. Hierarchisierung von Abwehrmechanismen, die nicht evidenzbasiert ist. In der Realität kommt es zu zahlreichen Vermischungen und Überlappungen.

Präsentation im Alltag auf einem reiferen Strukturniveau

Auch wenn hierzu keine Evidenz existiert, könnte dennoch angenommen werden, dass sich Menschen, die verstärkt im Einklang
mit der äußeren Natur-Umwelt leben und deren Beziehungsstörung
zwischen der inneren Ersten Natur und der Zweiten Natur nicht so
durchdingend ist, sich selbst als naturbezogen und umweltbewusst
erleben und von ihrem Umfeld unter Umständen auch so wahrgenommen werden. Vielleicht engagieren sich diese Menschen sogar
klimapolitisch oder sind Mitglieder in Naturschutzorganisationen,
versuchen sich gesund und lokal zu ernähren, lieben die Natur und
sind bester Absichten. Bewusstseinsnah (vorbewusst) werden jedoch auch Inkongruenzen und Brüche deutlich, die durch die beschriebenen »reiferen« Abwehrmechanismen »geglättet« werden.
Dabei kann es um Themen gehen wie den liebgewonnenen Fleischkonsum, die unbändige Reiselust mit dem Wunsch, noch näher an
den Naturwundern unserer Erde zu sein, die Anschaffung des »um-
weltfreundlichen« Elektroautos als Zweitwagen, die weitere Anhäu-
fung von Konsumgütern, die wohnliche, jedoch nicht gedämmte
Altbauwohnung (The Global Calculator, 2021). Vordergründig besten Gewissens, sprengen wir dennoch möglicherweise (oder eher:
sehr wahrscheinlich) jeglichen Rahmen – im Hinblick auf unsere
Emissionen, in Anspruch genommene Ressourcen und die welt-
umspannende soziale und transgenerationale Verträglichkeit unseres persönlichen Handelns (Orange, 2017). Diese Prozesse spielen
sich eher auf einem reiferen Strukturniveau, also einer weniger be-
einträchtigten Entwicklung der Persönlichkeitsstruktur ab, sind damit auch bewusstseinsnäher und können leichter hinterfragbar, also
ICH-dyston gemacht werden (siehe Abbildung 2).

Funktion der Dysfunktion

Im Zuge dieser Ausführungen stellt sich die Frage, warum es unser
Unterbewusstsein nicht vorzieht, dem »Verlust der physischen Existenz« (Mentzos, 2010, S. 173) geistesgegenwärtig entgegenzusehen,
um zu gewährleisten, dass wir handlungskompetent werden oder
bleiben. Es scheint so, dass dieser vordergründigen Un-Sinnhaf-
tigkeit im Sinne einer »Funktionalität der Dysfunktion« eine zentrale Aufgabe zukommt: Die Hinnahme der äußeren Bedrohung der

»physischen Existenz« wird gegenüber der vollumfassenden Wahrnehmung der eigenen Mitverantwortung und Schuld bevorzugt, denn die Bewusstwerdung der eigenen Beteiligung an dem globalen Desaster würde unser Selbstverständnis und unsere Selbstkohärenz mehr gefährden als das globale Desaster selbst. Der äußere physische Untergang erfüllt damit die Funktion, »eine tieferliegende Angst vor Selbstverlust« zu verbergen (Mentzos, 2010, S. 173).

Auslöser für eine psychische Dekompensation

Wird im Rahmen einer (definierten) Auslösesituation die Balance zwischen einer (zunehmenden) intrapsychischen Konfliktbelastung und einer (nicht mehr hinreichenden) Abwehranstrengung oder -möglichkeit bedroht, dann tritt unsere (bisher nicht wahrgenommene) Verantwortung für die katastrophalen Folgen unseres Handelns in unser Bewusstsein. Hieraus kann eine Erhöhung der intrapsychischen Konfliktspannung resultieren, die bei entsprechender Intensität zu einer Symptombildung und diese wiederum zu einem bestimmten Krankheitsbild führen kann. Ein Vortrag, eine Fernsehdokumentation, eine ergreifende positive Naturerfahrung, das Scheitern eines politischen Engagements zur Bewahrung einer Naturfläche oder das Vorfinden eines Zeugnisses der Radikalität unserer Naturdestruktion können eine solche Auslösesituation hervorrufen. Wie diese erlebt wird, ob sie als Schock, als negatives Lebensereignis, als Trauma oder als ein Moment des Berührtwerdens, des (gemeinsamen) Verstehens und Erlebens erfahren wird, bleibt höchst individuell.

Psychische Folgeerscheinungen

Brechen unsere erprobten Bewältigungsstrategien und Abwehrformationen im Kontext einer Auslösesituation zusammen, können all die resultierenden, schwer aushaltbaren Gefühle nicht mehr länger aus unserem Bewusstsein ferngehalten werden. Die Überwältigung durch diese Affekte kann als »climate grief«, eine »environmental melancholia« oder eine »eco-anxiety« zutage treten. »Climate grief« (Cunsolo u. Ellis, 2018), also die »klimabezogene Trauer«, beschreibt eine (eigentlich situationsadäquate) Trauer als Antwort auf die Realisierung der allumfassenden Zerstörung unserer

Lebensvoraussetzungen, die in eine durchdringende Verzweiflung und Ohnmacht münden kann – in eine »climate despair« (Fritze Blashki, Burke u. Wiseman, 2008). Die »environmental melancholia« (»Umwelt-Melancholie«; Lertzman, 2015) beschreibt aus psychoanalytischer Perspektive eine Form der unverarbeiteten, zu Überforderung führenden Trauer über die Umweltzerstörung, deren (erlebte) Unüberwindbarkeit eine Eigendynamik entfaltet und die damit im Zentrum der Problematik steht. »Eco-anxiety«, »Umwelt-Angst«, manifestiert sich in Form von umweltbezogenen Ängsten im Kontext der globalen Erwärmung. In Folge einer solchen Umwelt-Angst suchen immer mehr Menschen psychotherapeutische Unterstützung (Searle u. Gow, 2010). In der weltweit bisher umfangreichsten Befragung von 1,2 Millionen Menschen durch das UN-Entwicklungsprogramm und die Universität Oxford gaben zwei Drittel der interviewten Menschen an, dass sie die Klimakrise als globalen Notfall ansehen (Flynn et al., 2021). Entsprechend einer Umfrage des Sinus-Instituts haben ebenfalls zwei Drittel der 14- bis 24-Jährigen große Angst aufgrund des Klimawandels (Sinus-Institut, 2019). In Abhängigkeit des Strukturniveaus der Persönlichkeit können solche umweltbezogenen Ängste bei höherem, reiferem Strukturniveau eher fokussiert und klar umrissen bleiben, während sie sich bei einem niedrigeren, unreiferen Strukturniveau auf andere (nicht zwingend naturbezogene) Themen – zum Beispiel die berufliche Zukunft, Angst vor drohender Erkrankung, Angst um die Zukunft der Kinder, Angst, dass die Kraft für anstehende Herausforderungen nicht genügt – auszuweiten und zu generalisieren drohen. Weder die Umwelttrauer noch die Umweltangst muss dabei per se krank machen, da sie möglicherweise eine adäquate, situativ angemessene Gefühlslage im Rahmen eines zunehmenden Bewusstwerdungsprozesses darstellen. Sie können damit – trotz anfänglicher Trauer und Angst – Ausgangspunkt für ein achtsameres und selbstreflexives Umweltverhalten werden. Krankheitswertig werden die Gefühle der Trauer und Angst jedoch dann, wenn eine beständig hohe Symptomlast resultiert, die zu einer Generalisierung und Chronifizierung, gedanklichen Einengung, zu Rückzugsverhalten und reduzierter Alltagsfunktionalität führt.

Umweltbezogene Trauer versus Umwelt-Angst

Die unterschiedlichen »klinischen« Erscheinungsformen in Form von Umwelttrauer und Umweltangst werfen die Frage auf, in welchem Fall eher Gefühle der Trauer und in welchem anderen Fall eher Gefühle der Angst in Bezug auf die Realisierung unserer Umweltdestruktion folgen. Es ist anzunehmen, dass beiden Erscheinungsformen eine differenzielle Dynamik, das heißt unterschiedliche innerpsychische Bedeutungen zugrunde liegen. Der (fantasierte) Verlust der Wärme und Geborgenheit und des »Aufgehobenseins auf oder in einem guten Objekt Mutter Natur« (Rudolf u. Henningsen, 2007, S. 135) führt eher zu Gefühlen der Trauer, während das Erleben einer existenziellen Schutzlosigkeit aufgrund der Infragestellung der basalen Lebensgrundlagen eher eine Angstsymptomatik nach sich zieht (Mentzos, 2010).

Warum das OffenSICHTliche für uns unSICHTbar bleibt: Strukturelle Störung und traumatische Widerfahrnisse

Persönlichkeitsstruktur und Trauma: Versuch einer Umschreibung

Die Operationalisierte Psychodynamische Diagnostik (Arbeitskreis OPD, 2014) versteht unter den strukturellen Fähigkeiten einer Person biografisch erworbene Kompetenzen zur Wahrnehmung, Steuerung, Kommunikation und Bindung in Bezug auf sich selbst und andere Personen (Objekte). Ein niedrigeres, unreiferes Strukturniveau der Persönlichkeit ist Folge einer »Defizitentwicklung« und mündet somit in ein Unvermögen, sich selbst und andere umfassend wahrzunehmen und Kommunikationsprozesse mit sich und anderen Menschen gelingend zu gestalten. Auch Traumata in Form von physisch lebensbedrohlichen Ereignissen inklusive der substanziellen Vernachlässigung in vulnerablen biografischen Entwicklungsphasen können zu solchen Defizitentwicklungen und strukturellen Beeinträchtigungen führen. Je nach Muster der strukturellen Störungen ergeben sich unterschiedliche Charaktertypologien, die an der Alltagsoberfläche als stereotype, stabil-überdauernde dysfunktionale Verhaltens- und Interaktionsmuster zutage treten. Darunter findet man Menschen, die von einer starken, überdauernden Angst durchdrungen sind, die sich permanent zurückziehen, sich nur in der Präsenz anderer Menschen sicher fühlen und von diesen abhängig sind. Auch umweltbezogene Ängste können diese Menschen erfassen und dominieren und bewirken, dass sie in permanenter Angst und subjektiver Bedrohung leben und sich nach »omnipotenten Rettern« sehnen. Daneben gibt es strukturelle Störungen, die sich an der »Oberfläche« in Form permanenter Selbstidealisierung, Entwertung anderer, emotionaler Instabilität, Aggressivierung und dissozialem Verhalten äußern. Auf diese Formen struktureller Störungen soll im Folgenden fokussiert werden. Die von dieser Gruppe von Menschen in der eigenen Biografie erlebte Destruktion kann im Sinne einer »Identifikation mit dem Aggressor« (Hirsch, 1996) in die Weitergabe und Nachahmung zerstörerischen Verhaltens nicht nur gegenüber anderen Menschen, sondern eben möglicherweise auch gegenüber der Natur-Umwelt münden. Zugleich können sich internalisierte Selbst-Destruktionsprozesse auch gegen die eigene Erste Innere Natur richten und zur Entkopplung und Dissoziation führen (Tress, 2002; siehe Abbildung 1).

Abwehrmechanismen

Bei strukturellen Beeinträchtigungen kommen tendenziell unreifere Abwehrmechanismen zum Tragen als bei konfliktbezogenen Störungen. Relevante Abwehrmechanismen im Rahmen von tiefgreifenden strukturellen Störungen, ihre Definition und deren beispielhafte Illustration in Bezug auf unser Umweltverhalten sind in der unteren Hälfte von Tabelle 1 aufgeführt.

Präsentation im Alltag auf einem unreiferen Strukturniveau

Im Hinblick auf das Umweltverhalten von Menschen mit einem unreifen Strukturniveau bietet es sich an, sowohl die Einzelpersonen als auch die Gruppenperspektive zu beleuchten. Das umweltdestruktive Verhalten eines Menschen auf einem niedrigeren, unreiferen Strukturniveau produziert ein offensichtlicheres und oberflächennäheres Bild einer zielgerichteten Zerstörung, Zurichtung und Zerschlagung der Natur-Umwelt, die hochgradig ICH-synton, das heißt, für die Person selbst als stimmig, passend und zu ihr zugehörig erlebt wird und damit für sie nicht hinterfragbar ist. Diese könnte ein Mensch sein, der sich mittels einer »wilden« Mülldeponie seiner Bestände an Altbatterien, Altölen und Autoreifen entledigt, um die Kosten für eine fachgerechte Entsorgung einzusparen; oder ein Fischer, der Haie fängt, um ihnen dann – bekannt als »Finning« – bei lebendigem Leib ihre Flossen abzuschneiden und die sterbenden Tiere anschließend zurück ins Meer zu werfen. Beides erscheint dem Leser wahrscheinlich als Unmöglichkeit, und die bildhafte Vorstellung dieser Taten erzeugt vermutlich heftige Affekte von Unverständnis, Ärger, Ekel und Wut. Dies ist der Grund, warum bei solch unmittelbaren Destruktionshandlungen der Einzelne sich häufig der Gruppe – des Kollektivs – bedient, welche aus psychotraumatologischer Sicht eine entscheidende Rolle spielt. Ähnlich wie bei Folterhandlungen dient das Kollektiv dazu, sich gemeinsam gegenseitig der Unwürdigkeit des Anderen oder der Natur rückzuversichern. Die Gruppe ermöglicht die Verdinglichung der Natur-Umwelt. Sie wird zu einem gegenständlichen Objekt, wird ihrer naturbezogenen Subjektivität, ihrer inhärenten Lebendigkeit beraubt, ihres Organismus entledigt. Die Natur-Umwelt wird zum toten Ding. Das Kollektiv dient der Aufrechterhaltung und Gewährleistung der intrapsychischen Stabilität in Anbetracht der Massivität der eigenen Gewalt und ausagierten Destruktion und schützt vor der Identifikation mit der belebten Natur-Umwelt. Dies gilt gleichermaßen für die Wilderei, die Delfinjagd, den Walfang, die Rodung der Regenwälder … Die Auflistung könnte endlos fortgeführt werden. Die zweite Funktion des Kollektivs ist die Verschleierung und Diffusion der personalen Mitverantwortung; die Verschleierung der Natur- und Menschenausbeutung mittels Produktions-, Handels- und Lieferketten; die Verschleierung unserer Emissionen mittels Kompensationszahlungen; die Verschleierung der Konsumentgrenzung mittels unserer Delegation von Destruktionsprozessen an Schwellenländer, die ihrer Ressourcen beraubt werden und die in unserem Müll versinken; die Verschleierung der Naturzurichtung mittels politischer Entscheidungsprozesse, durch welche die Destruktion der Natur-Umwelt in einen basisdemokratisch legitimierten Akt umgewandelt wird. Einer solchen Verschleierung können sich sowohl Menschen eines höheren, reiferen Strukturniveaus als auch niedrigeren, unreiferen Strukturniveaus »bedienen«. Bei einem reiferen Strukturniveau ist die Funktionalisierung dieser Verschleierung Ausdruck einer vorübergehenden, punktuellen Regression auf eine frühere Entwicklungsstufe und eines vorübergehenden Rückgriffs auf unreifere Abwehrmechanismen (Arbeitskreis OPD, 2014; siehe Abbildung 2). Bei einer überdauernden strukturellen Beeinträchtigung hingegen steht die Verschleierung häufig im Dienste einer narzisstischen Selbstermächtigung, der omnipotenten Erhabenheit, die keiner Natur-Umwelt bedarf, der entgrenzten Profitgier, die sich aller Regelwerke entledigt und in Form technokratischer Machbarkeitsüberzeugungen in Erscheinung tritt. Die Zeugnisse solcher narzisstischer Selbstermächtigungen sind in den unterschiedlichsten Varianten in den Auswüchsen unserer Gesellschaft – nicht nur im Hinblick auf unser Umweltverhalten – allgegenwärtig: im Diesel-Skandal, Cum-Ex-Skandal, Goldman-Sachs-Skandal, Weinstein-Skandal, in den systematischen Vertuschungsstrategien der Umweltzerstörung des Shell-Konzerns, im Rückzug der Trump-Regierung aus dem Pariser Klimaabkommen.

Auslöser für eine psychische Dekompensation

Die zunehmende psychische Dauerbelastung durch die selbst ausgeübte massive Umweltgewalt kann bei Menschen mit strukturellen Beeinträchtigungen dazu führen, dass es langsam, aber zunehmend zu einer Selbsthinterfragung und Lockerung der ICH-Syntonie kommt. Die (langanhaltende) Überforderungssituation kann schließlich im Rahmen einer Belastungsdekompensation zur Symptombildung führen. Wahrscheinlicher bleibt jedoch, dass die Betroffenen in ihrem ICH-syntonen Handeln und in ihrer narzisstischen Selbstermächtigung nur durch Strafverfolgung, Regularien und Umweltgesetze Einhalt und Begrenzung erfahren.

Psychische Folgeerscheinungen

Sollte eine Belastungsdekompensation dazu führen, dass die oben beschriebenen Umweltgrausamkeiten nicht mehr abgewehrt werden können, kann sich ein durchdringendes Vernichtungs- und Schuldgefühl einstellen. Bei Menschen, denen durch Gesetze und Strafverfolgung Einhalt geboten wird und somit der einsichtslosen Profitgier ein »Riegel vorgeschoben« wird, kann eine narzisstische Implosion und ein Vernichtungsgefühl bis hin zur Suizidalität resultieren.

Im Spannungsfeld zwischen Abwehr, Bewusstwerdung, psychischer Belastung und Handlungsfähigkeit

Überwindung der Abwehr und Bewusstwerdung

Der weitgehend bewusste Umgang mit der Klimakrise und deren Folgen stellt eine grundlegende Voraussetzung für eine realitätsbezogene Handlungsfähigkeit und -effizienz dar. Um diese zu gewährleisten und somit einen situationsadäquaten Umgang mit der Krise zu ermöglichen, muss unsere Abwehr überwunden werden.

Information versus Regulierung

Sachinformationen, persönliche (Natur-)Erfahrungen oder (naturbezogene) Sehnsüchte können dazu beitragen, dass wir uns unserer Umweltdestruktion gewahr werden. Dies zu erreichen, scheint – wie oben ausgeführt – vor allem bei Menschen mit einem reiferen Strukturniveau möglich, die sich vorbewusster Abwehrmechanismen bedienen, weniger umweltdestruktiv sind und bei denen das eigene umweltdestruktive Verhalten eher dyston, das heißt als ICH-fremd erlebt werden kann und damit hinterfragbar wird. Während hier möglicherweise bereits Sachinformationen die Bewusstwerdung unterstützen, ist dies bei Menschen mit einem unreiferen Strukturniveau unter Verwendung unreiferer Abwehrmechanismen, mit einem hohen Grad an Umweltdestruktivität und hochgradig ICH-syntonem Verhalten, sehr wahrscheinlich weniger erfolgversprechend. In diesem Fall sind sowohl bei narzisstischer Selbstermächtigung als auch bei der systematischen Lobby-gesteuerten Leugnung der Klimakrise Regeln und Gesetze vonnöten, um die fehlenden erwachsenen ICH-Anteile zu substituieren.

Bewusstwerdung und psychische Belastung

Der Prozess der Bewusstwerdung umschließt einen potenziell schmerzhaften Prozess der Hinwendung zu unserer Umweltdestruktivität und der Abwendung von alten Gewohnheiten und intrapsychischen Strukturen. Solche Bewusstwerdungsprozesse gehen zumeist mit depressiven und ängstlichen Begleitphänomenen einher. Im Sinne einer zunehmenden Bewusstwerdung unserer Umweltdestruktion sind die Gefühle von Trauer und Angst erst einmal situationsbezogen adäquat und gerechtfertigt. Ob diese Emotionen im Prozess der weiteren Bewusstwerdung überwunden werden können oder eine Krankheitswertigkeit erlangen, hängt u. a. von Aspekten der individuellen Vulnerabilität (Verwundbarkeit), Resilienz (Widerstandsfähigkeit) und der Erlangung innerer und äußerer Handlungsperspektiven ab.

Vulnerabilität und Klimaresilienz

Ob es zu einer tiefgreifenden psychischen Belastung kommt, ist davon abhängig, ob eine individuelle psychische Verwundbarkeit oder Widerstandsfähigkeit vorliegt. Existiert in der Biografie zum Beispiel keine Erfahrung mit einem haltgebenden, unterstützenden Gegenüber, so ist es schwieriger, die Ängstlichkeit zu überwinden und darauf zu vertrauen, dass die als existenziell erlebte Klimakrise gemeinsam, also mit der Unterstützung anderer, überwunden werden kann. Wurde hingegen in der Lebensgeschichte häufig die Erfahrung gemacht, dass sich Krisen durch Wandlungsfähigkeit, im Zusammenhalt mit anderen Menschen und mittels Beharrlichkeit bewältigen lassen, so ist es umso wahrscheinlicher, dass auch in Hinblick auf die klimatischen Veränderungen eine Art »Klimaresilienz« an den Tag gelegt wird (Dohm u. Klar, 2020).

Umgang mit psychischer Belastung –
von der Trauer und Angst zur Aktivität

Bleibt die Frage, wie Trauer, Angst und Vernichtungserleben überwunden werden können und wie man trotz Trauer oder ängstlicher Sorge seine Handlungsfähigkeit bewahrt bzw. wiedergewinnt. Im Fall der Trauer ist es möglicherweise relevant, wieder mit der inneren Ersten Natur in Kontakt zu treten und eine neue gereifte Beziehung mit ihr aufzunehmen, hinzuschauen, Trauer zuzulassen, diese aber auch durch neue Handlungsmöglichkeiten und eine Zukunftsorientierung im Sinne des Wiedererlangens einer erneuten Selbstwirksamkeit hinter sich zu lassen (Chmielewski, 2019). Möglicherweise gelingt dies mittels eines neuen Zugangs und einer neuen Verbindung zur äußeren Natur, indem mit einer neuen Achtsamkeit mit der Natur-Umwelt in Resonanz getreten wird (Rosa, 2016). Im Fall der Angst könnte dies bedeuten, sich zudem der Unterstützung Gleichgesinnter rückzuversichern, sich diesen anzuschließen und so der Angst aktiv etwas entgegenzusetzen, um sich nicht länger ohnmächtig, sondern ebenfalls wieder handlungsfähig zu fühlen. Bei einer langanhaltenden Trauer und Ängstlichkeit, in der ein hoher Belastungsgrad erreicht und die psychosoziale Funktionsfähigkeit behindert wird, oder im Fall einer durchdringenden, haltlosen Ängstlichkeit, in der die innere Bedrohung durch die äußeren Naturveränderungen ein dominierendes Vernichtungsgefühl umschließt, oder im Fall einer Implosion im Kontext einer narzisstischen Selbstermächtigung ist vermutlich professionelle Hilfe vonnöten. Ob sie im letzteren Fall angenommen werden kann, bleibt fraglich.

Fazit

Je nach Persönlichkeitsstruktur und psychischen Abwehrmechanismen zeigen sich unterschiedliche Ausprägungen der Umweltdestruktion, der Hinterfragbarkeit des eigenen Handelns und der daraus resultierenden psychischen Belastung, wenn die eigenen umweltdestruktiven Prozesse ins Bewusstsein treten. Ob diese Belastungen zur Erkrankung führen, hängt mit von Vulnerabilitätsfaktoren und Aspekten der Klimaresilienz ab. Durch naturnahe Erfahrungen, den Anschluss an die Gruppe, Wiedererlangung von Selbstwirksamkeit, Verarbeitung von Schuld, Trauer, Angst und Neidgefühlen und ggf. psychotherapeutische Unterstützung können Hoffnung und eine Resonanz und Achtsamkeit in Bezug auf unsere innere und äußere Naturbeziehung (wieder-)erlangt werden.

Literatur

Arbeitskreis OPD (2014). Operationalisierte Psychodynamische Diagnostik OPD-2. Das Manual für Diagnostik und Therapieplanung. Bern: Hogrefe.

Bracha, H. S. (2004). Freeze, flight, fight, fright, faint: Adaptationist perspectives on the acute stress response spectrum. CNS Spectrums, 9 (9), 679–685.

Chmielewski, F. (2019). Die Verleugnung der Apokalypse – der Umgang mit der Klimakrise aus der Perspektive der existenziellen Psychotherapie. Psychotherapeutenjournal, 2019 (3), 253–260.

Cunsolo, A., Ellis, N. R. (2018). Ecological grief as a mental health response to climate change-related loss. Nature Climate Change, 8 (4), 275–281.

Dohm, L., Klar, M. (2020). Klimakrise und Klimaresilienz. Psychosozial, 43 (3), 99–114.

Fisher, S., Fitzgerald, R., Poortinga, W. (2018). Climate change: Social divisions in belief and behaviour. In D. Phillips, J. Curtice, M. Phillips, J. Perry (Eds.), British social attitudes: The 35th Report (pp. 146–171). London: The National Centre for Social Research.

Flynn, C., Yamasumi, E., Fisher, S., Snow, D., Grant, Z., Kirby, M., Browning, P., Rommerskirchen, M., Russell, I. (2021). Peoples' climate vote. New York/ Oxford: UNDP/University of Oxford. https://www.undp.org/content/undp/ en/home/librarypage/climate-and-disaster-resilience-/The-Peoples-Climate-Vote-Results.html (Zugriff am 05.07.2021).

Fritze, J. G., Blashki, G. A., Burke, S., Wiseman, J. (2008). Hope, despair and transformation: Climate change and the promotion of mental health and wellbeing. International Journal of Mental Health Systems, 2 (1), 1–10.

Hirsch, M. (1996). Zwei Arten der Identifikation mit dem Aggressor – nach Ferenczi und Anna Freud. Praxis der Kinderpsychologie und Kinderpsychiatrie, 45 (5), 198–205.

Hoggett, P. (2019). Climate psychology: On indifference to disaster. Heidelberg: Springer.

Leiserowitz, A., Maibach, E. W., Rosenthal, S., Kotcher, J., Bergquist, P., Ballew, M., Goldberg, M., Gustafson, A. (2019). Climate change in the American mind: April 2019. Yale University and George Mason University. New Haven, CT: Yale Program on Climate Change Communication.

Lembke, G., Leipner, I. (2014). Zum Frühstück gibt's Apps: Der tägliche Kampf mit der digitalen Ambivalenz. Heidelberg: Springer Spektrum.

Lertzman, R. (2015). Environmental melancholia: Psychoanalytic dimensions of engagement. London/New York: Routledge.

Ley, W. (2001). Die ökologische Dimension der Psychoanalyse und das Konzept der inneren Nachhaltigkeit. Forum der Psychoanalyse, 17, 1–19.

Lobell, D. B., Schlenker, W., Costa-Roberts, J. (2011). Climate trends and global crop production since 1980. Science, 333 (6042), 616–620.

Mentzos, S. (2010). Neurotische Konfliktverarbeitung. Frankfurt a. M.: Fischer.

MCC/Mercator Research Institute on Global Commons and Climate Change (2021). So schnell tickt die CO_2-Uhr. https://www.mcc-berlin.net/forschung/co2-budget.html (Zugriff am 20.07.2021).

Nikendei, C. (2020a). Klima und Psychotherapie (Brief). Psychotherapeut, 65 (3), 209–210.

Nikendei, C. (2020b). Klima, Psyche und Psychotherapie. Kognitionspsychologische, psychodynamische und psychotraumatologische Betrachtung einer globalen Krise. Psychotherapeut, 65 (1), 3–13.

Nikendei, C., Bugaj, T. J., Nikendei, F., Kühl, S. J., Kühl, M. (2020). Klimawandel. Ursachen, Folgen, Lösungsansätze und Implikationen für das Gesundheitswesen. Zeitschrift für Evidenz, Fortbildung und Qualität im Gesundheitswesen, 156–157, 59–67.

Orange, D. M. (2017). Climate crisis, psychoanalysis, and radical ethics. London/New York: Routledge.

R+V (2020). R+V-Studie: Die Ängste der Deutschen. www.ruv.de/presse/aengste-der-deutschen (Zugriff am 06.07.2021).

Rosa, H. (2016). Resonanz. Eine Soziologie der Weltbeziehung. Berlin: Suhrkamp.

Ruch, F. L., Zimbardo, P. G. (1974). Lehrbuch der Psychologie. Eine Einführung für Studenten der Psychologie, Medizin und Pädagogik. Heidelberg: Springer.

Rudolf, G., Henningsen, P. (2007). Psychotherapeutische Medizin und Psychosomatik. Stuttgart/New York: Thieme.

Searle, K., Gow, K. (2010). Do concerns about climate change lead to distress? International Journal of Climate Change Strategies and Management, 2 (4), 362–379.

Sinus-Institut (2019). Klimaschutz-Umfrage: Die Jugend fühlt sich im Stich gelassen. Berlin/Heidelberg: Sinus-Institut. https://www.sinus-institut.de/veroeffentlichungen/meldungen/detail/news/klimaschutz-umfrage-die-jugend-fuehlt-sich-im-stich-gelassen/news-a/show/news-c/NewsItem/ (Zugriff am 06.07.2021).

The Global Calculator (2021). http://tool.globalcalculator.org/ (Zugriff am 06.07.2021).

Tress, W. (Hrsg.) (2002). SASB: Die strukturale Analyse sozialen Verhaltens. Ein Arbeitsbuch für Forschung, Praxis und Weiterbildung in der Psychotherapie. Unter Mitarbeit von Norbert Hartkamp. München: CIP-Medien.

Hans-Geert Metzger

Jeder für sich?

Generationale Konflikte am Beispiel der Klimakrise und der Pandemie Covid-19

Die Klimakrise – Grenzenlosigkeit und Verzicht

Der Youtuber Rezo hatte im Mai 2019 ein Video mit dem Titel »Die Zerstörung der CDU« veröffentlicht. In dem Video kritisiert er, gestützt von vielen Zitaten, insbesondere die Klima- und Sozialpolitik der Union. Rezo steht allein vor seiner Kamera und trägt mit weit ausholenden Gesten und sehr expressiv seine Kritik vor.

Beim Anschauen des Videos drängt sich geradezu der Eindruck auf, dass Rezo ein Gegenüber sucht, das auf ihn reagiert. Aber auf diese Suche wurde von den kritisierten Politikern vielfach mit Abwehr reagiert. Sie waren zunächst nur irritiert und autoritär: Sie nahmen ihn wie einen Störenfried wahr, der am Tisch der politischen Rituale nichts zu suchen hat. Dann wurden sie zunehmend hilflos und empört, weil ein Video auf Youtube offenbar außerhalb der politischen Wahrnehmung und Reaktionsfähigkeit lag. Aber sie traten mit Rezo nicht in einen politischen Dialog ein. Sie beschlossen, eine Arbeitsgruppe zum Umgang mit neuen Medien einzurichten, aber sie sprachen nicht mit ihm.

Erst langsam kamen einige Kommentatoren auf die Idee, dass es sich bei diesem Prozess wohl um einen Generationenkonflikt handeln könnte, der hier ausgetragen wurde, und dass Jugendliche und junge Erwachsene provokativ werden angesichts der jahrelangen Untätigkeit in der etablierten Klimapolitik.

Ein Generationenkonflikt ist ein Konflikt. Die Jugendlichen warten nicht mehr, bis sie am politischen Tisch der Rituale und der Machtverteilung auch mal etwas sagen dürfen. Kurz nachdem Rezo sein Video veröffentlicht hatte, gingen diejenigen, die von der gegenwärtigen Klimapolitik zukünftig betroffen sein werden, auf die Straße. Die Schüler machten deutlich, dass sie lange genug gewartet hatten und dass sie angesichts der immer deutlicher werdenden Veränderung des Klimas, angesichts der Erderwärmung, der zunehmend heftiger werdenden Stürme, der Überschwemmungen und insbesondere angesichts der alarmierenden Prognosen für die kommenden Jahrzehnte Angst um ihre Zukunft haben. Die Bewegung »Fridays for Future« entstand. Die Schüler machten mit eindrucksvollen Demonstrationen und Aktionen deutlich, dass sie sich mit der Klimapolitik, die sie als eine weitgehende Untätigkeit sahen, nicht länger abfinden wollen.

Der Protest gipfelte in der Rede Greta Thunbergs auf dem UN-Klimagipfel im September 2019, in der sie den Delegierten nachdrücklich vorwarf, wie sie es wagen können, angesichts der wissenschaftlichen Forschungen und der alarmierenden klimatischen Veränderungen immer noch nicht politisch effizient zu handeln und den nachfolgenden Generationen die Folgen dieser Untätigkeit zuzumuten: »How dare you …!« (Thunberg, 2019).

Die Schüler sind nicht mehr freundlich bei den Demonstrationen der »Fridays for Future«-Bewegung, sondern zornig und herausfordernd, wie eben auch Rezo in seinem Video. Und schon kam vielfach der erhobene Zeigefinger einiger Politiker und Kommentatoren, dass solche Provokationen aber doch zu weit gehen würden!

Gerade in der Klimapolitik stellt sich die Frage nach der generationalen Verantwortung besonders deutlich, und gerade hier entsteht der Eindruck, dass viele Politiker an ihren Ritualen, an ihren Interessen und an Machtstrukturen festhalten wollen. Machtstrukturen sind eben oftmals nicht durch eine sachlich ausgewiesene Autorität getragen, sondern sie sollen durchaus den eigenen Vorteil sichern. Das nimmt nicht mehr jeder hin.

Warum aber bleiben viele, viel zu viele Erwachsene, Politiker, Entscheidungsträger, angesichts der gesicherten wissenschaftlichen Erkenntnisse, der alarmierenden Informationen über Klimaveränderung und der Umweltzerstörung so passiv? Es gab einmal ein soziales und kulturelles Einverständnis, dass die Eltern ihren Kindern ein gutes Erbe hinterlassen wollten, nicht nur im individuellen, sondern auch im gesellschaftlichen Bereich. Um dieses Erbe weitergeben zu können, haben die Eltern Verantwortung übernommen. Durch diesen Prozess entstand eine libidinös geprägte Verbindung zwischen den Generationen.

Diese Verbindung ist aber, psychodynamisch gesehen, nicht immer einfach. Die Eltern werden angesichts der Jugend ihrer Kinder mit ihrer eigenen Endlichkeit konfrontiert (King, 2012), denn die Kinder haben die Zukunft vor sich und sie werden die Eltern in ihrer gesellschaftlichen Bedeutung ablösen und sie überleben. Das löst Neid aus und macht es manchen Eltern schwer, ihren Kindern den Spielraum zur Verfügung zu stellen, den sie für ihre Entwicklung brauchen (Günter, 2012). »Der Neid der Alten auf die Jungen begegnet uns in vielerlei Gestalt, vielleicht verbirgt er sich auch in dem kulturkritischen Pessimismus, der sich wohl seit Menschengedenken ausbreitet, wenn Ältere über die Jugend sprechen« (Teising, 2008, S. 109). In der Konfrontation der Generationen entwickelt sich eine Dynamik von Bewahren und Erneuern, die auch zu Konflikten führt (Daser, 2008). Aber es gab im kulturellen Verständnis einen weitgehenden Konsens, den Kindern eine gute Zukunft erleichtern zu wollen.

Das war gestern. Heute löst sich die generationale Verbindung auf. Diese Entwicklung steht im Zusammenhang mit der gesellschaftlichen Tendenz der Auflösung von Traditionen, die seit Jahrzehnten in den Sozialwissenschaften beschrieben wird. Normen werden kritisiert, weil sie als zu begrenzend erlebt werden. Das Versprechen einer scheinbar grenzenlosen Freiheit scheint auf. Für viele stellt es ein geradezu utopisches Versprechen dar. Manche sehen darin eine Möglichkeit, sich von normierenden Bindungen befreien zu können. Andere sehen darin die Möglichkeit, technologische Größenfantasien und einen maximalen ökonomischen Gewinn zu verwirklichen. Daran sind durchaus unterschiedliche gesellschaftliche Prozesse beteiligt. So bestimmt vielfach die utopische Vorstellung von Grenzenlosigkeit das persönliche und gesellschaftliche Denken.

Bereits 1979 hatte der Sozialwissenschaftler Christopher Lasch diese gesellschaftliche Entwicklung als »Das Zeitalter des Narzissmus« (Lasch, 1979/1995) bezeichnet. Die schon damals zutreffende Dynamik hat sich heute mit ihren Größenfantasien und ihren aggressiv-destruktiven Auswirkungen noch weiter entfaltet.

Insbesondere durch die Globalisierung, durch den weitgehend entfesselten Wirtschaftsliberalismus und durch die Infragestellung nationalstaatlicher Grenzen, aber auch durch die Ausdehnung geschlechtlicher Identitätskonzepte und deren Bedeutung für die

Veränderung der Familie, stellen sich neue Fragen an die Dynamik von Wandlungsprozessen. Was vor nicht allzu langer Zeit im Bereich der Ökonomie, der Nationalität oder der Sexualität noch klar war, ist zunehmend infrage gestellt worden. Im Bereich der Ökonomie hat die Globalisierung zur Auflösung einengender Grenzen im Warenverkehr geführt. Daraus resultieren Arbeitsprozesse, die zum Leitbild des flexiblen Menschen und zum Abbau des Sozialstaats geführt haben. Auch digitalisierte Daten sollen jederzeit und überall verfügbar sein. Diese Prozesse haben im Kontext des technologischen Fortschritts zur *Ideologie einer möglichst unbegrenzten Verfügbarkeit* geführt.

Mit diesen Prozessen verändert sich auch das Verständnis der Familie. Die Ideologie der unbegrenzten Verfügbarkeit findet sich in der Diskussion über sexuelle Identitäten und in der Reproduktionsmedizin wieder. Im Bereich der Sexualität erscheint manchen das heterosexuelle Leitbild als zu normierend, um sexuelle Identitäten adäquat darzustellen. Durch die Auflösung traditioneller Familien werden neue Formen der Freiheit erwartet (Metzger, 2017). Die Entwicklung der Reproduktionsmedizin löst biologische Grenzen auf. Indem aber ursprünglich hilfreiche medizinische Maßnahmen zunehmend von ökonomischen Interessen geprägt sind, treten der technisch-manipulative Umgang und die entsprechenden Größenfantasien in den Vordergrund. In der kommerziellen Handhabung der Leihmutterschaft wird die technische Verfügbarkeit besonders deutlich. Mit der Genschere Crispr/Cas9 wird die Veränderung des menschlichen Erbguts möglich. Dadurch eröffnet diese Technik neue, beunruhigende Formen der Manipulation und der Selektion (Auhagen-Stephanos, 2020).

Narzissmus und Jugendlichkeit

Der Wunsch nach unbegrenzter Verfügbarkeit steht in unmittelbarem Zusammenhang mit dem gesellschaftlichen Credo der Selbstbestimmung. Selbstbestimmung wird mit einem Zuwachs an Freiheiten gleichgesetzt.

War der Wunsch nach Selbstbestimmung historisch mit dem Kampf gegen Machtverhältnisse verbunden, so verabsolutiert sich der Begriff mehr und mehr. Das Selbst wird zunehmend weniger in der Einbindung in einen sozialen Zusammenhang gedacht. Das führt zu dem Ergebnis, dass Bindungsprozesse an Bedeutung verlieren und zunehmend als Behinderung angesehen werden. Abhängigkeit erscheint vielen Menschen nur als eine negative und demnach zu vermeidende Erfahrung. Bindung ermöglicht zwar eine intime, persönliche Beziehung, aber sie setzt eben auch Grenzen. Sie schließt andere, insbesondere narzisstische Befriedigungen tendenziell aus. Begrenzung und Bindung sind in der Moderne, in der Welt des flexiblen Menschen, vielfach zu einem negativ besetzten Wert geworden. Dabei sind Bindungsprozesse eine Voraussetzung für den gesellschaftlichen und familiären Zusammenhalt. Bindung ist eine basale menschliche Erfahrung: Abhängigkeit ist in der frühen Kindheit eine existenzielle, unvermeidliche Erfahrung, die sich in abgeschwächter Form auch im späteren Leben wiederfindet.

Die Doktrin des Selbst bestimmt mittlerweile nahezu alle gesellschaftlichen Bereiche. Mit dem Argument der Selbstbestimmung oder der Selbstverwirklichung wird nicht nur eine bestimmte Erziehung gerechtfertigt, sondern es werden mittlerweile auch gesellschaftliche oder juristische Entscheidungen begründet. Zum Beispiel bezieht sich das Urteil des Bundesverfassungsgerichts zur Erlaubnis des assistierten Suizids von 2020 vorwiegend auf das Argument der Selbstbestimmung, ohne noch in irgendeiner Weise auf physische, psychische oder soziale Bezüge einzugehen (Teising, 2020). Adoleszente Jugendliche, die eine Geschlechtsumwandlung gern wieder rückgängig machen würden, berichten, dass sie sich bei der Beratung zu ihrer Entscheidung zur Geschlechtsumwandlung eher ideologisch bedrängt als medizinisch oder psychologisch beraten gefühlt haben, sodass sie nicht zu einer eigenständigen Entscheidung kommen konnten (Louis, 2020). Allein das Zugehörigkeitsempfinden reicht manchmal für die Illusion aus, das Geschlecht selbst bestimmen zu können. In der Genderpolitik hat sich die Illusion, sich selbst und sein Geschlecht bestimmen zu können, zu einem Machbarkeitswahn gesteigert (Becker, 2018; Thiel, 2021; Ruge, 2021). Natur ist in diesem Verständnis lediglich ein Konstrukt und erscheint im Prinzip unbegrenzt formbar (Türcke, 2021, S. 217).

Die Überbetonung des Selbst hat weitgehende Auswirkungen. Beziehungen werden anders gestaltet. Wer weitgehend mit sich selbst beschäftigt ist, hat nur beschränkt Platz für andere. Empathie oder Sorge um andere bleiben eher unterentwickelt. Andere Menschen werden eher als störend angesehen, wenn sie den eigenen Spielraum einengen und die eigene Selbst- und Weltsicht infrage stellen. Abhängigkeit wird schnell als ein nur noch negativ geprägter Beziehungsmodus verstanden. Diese Dynamik bezieht sich nicht nur auf individuelle Lösungen, sondern hat auch Auswirkungen auf den sozialen Zusammenhalt, sowohl in klimatischen Krisen wie auch in pandemischen Herausforderungen. Das Zeitalter des Narzissmus glänzt nicht nur, es entfaltet zunehmend eine destruktive Dynamik.

Ein unzureichend integrierter Narzissmus hat, entwicklungspsychologisch gesehen, vor allen Dingen Auswirkungen auf zwei Bereiche:
- Ein unzureichend integriertes Größenselbst bleibt an grenzenlose Omnipotenzfantasien gebunden, die durch die Illusion des ewigen Aufbruchs ständig genährt werden müssen.
- Frühe aggressive Impulse werden nicht genügend sozialisiert. Sie können nicht ausreichend in eine libidinöse Beziehung integriert werden und werden stattdessen destruktiv ausagiert.

Kinder brauchen Begrenzungen, die ihnen dabei helfen, ihre Omnipotenzgefühle und ihre frühkindliche Fantasiewelt mit der äußeren Realität in eine angemessene Beziehung zu bringen. Wenn die Integration der Aggression – insbesondere in der ödipalen Entwicklung des Kindes – nicht durch die Erfahrung einer libidinösen Beziehung geformt wird, besteht die Gefahr, dass sie vorwiegend zur Aufrechterhaltung und zur Bestätigung des Selbst benutzt wird und sich dadurch gegen die Beziehung richtet. Im Extremfall löst der Narzissmus Beziehungen auf und tötet sie ab. Eine extreme Form des malignen Narzissmus verkörpert zum Beispiel Donald Trump, der sich seine Wahrnehmung der Welt durch seine Fake News zurechtbiegt, seine eigene Welt konstruiert und diese Weltsicht anderen Menschen, die von ihm emotional oder politisch abhängig sind, aufdrängt.

Das Selbst soll auch in der Erziehung gefördert werden. Aber heute wollen viele Eltern auch die besten Kameraden ihrer Kinder sein. Sie wollen an ihrer Jugend teilhaben. Sie wollen ihre Kinder erziehen, ohne dabei Autorität auszuüben, denn sie wollen immer länger auch in kultureller, sozialer, politischer und körperlicher Nähe zu ihren Kindern bleiben (Metzger, 2020). Das führt zu einer Verwischung der Generationengrenzen und es entsteht die Illusion einer endlosen Ausdehnung der Jugendphase. Ihre äußerste Ausprägung fand diese Tendenz vielleicht bei den urbanen Hipster-Eltern, die nichts Schöneres finden können, als mit ihren adoleszenten Kindern in denselben Clubs tanzen zu gehen.

In großen Teilen der Elterngeneration lässt sich eine fortwährende Steigerung der Gegenwart und zugleich eine Ignoranz gegenüber der Zukunft beobachten (King, 2020, S. 23). Die gegenwärtig vorherrschenden kulturellen Diskurse und Praktiken zielen vielfach auf eine Verschiebung und Verleugnung von Grenzen ab. So entsteht das Selbstgefühl einer endlos fortdauernden Jugendlichkeit. Viele Erwachsene rivalisieren mit den Jungen um Zeit- und Spielräume, um den adoleszenten Aufbruch (S. 24). Die eigentlich angemessene Ablösung der Generationen wird verhüllt oder hinausgeschoben. Differenzen zwischen den Generationen werden verschleiert. Eine der möglichen destruktiven Folgen dieser Verleugnung ist die praktische Gleichgültigkeit der Älteren gegenüber jener Zukunft der Jungen, mit der sie selbst nichts mehr zu tun haben werden (S. 13).

Vera King spricht von der Illusion eines »ewigen Aufbruchs«, mit der die Einsicht in die Endlichkeit und die Akzeptanz der Generationenspannung vermieden werden soll (2020, S. 24). Unangemessene Größenfantasien werden eingesetzt, um Kleinheit, Abhängigkeit und Verletzlichkeit zu überspielen. Wie soll Narziss altern, wenn er auf eine immerwährende Selbstbestätigung angewiesen ist?

Das Ergebnis dieser Abwehr ist evident: Die Perspektive der Zukunft wird verleugnet. Diese Verleugnung betrifft insbesondere den Umgang mit der Klimakrise (vgl. dazu auch den Beitrag von Delaram Habibi-Kohlen in diesem Band). Zur Bewältigung dieser Krise wäre ein umfassender Verzicht notwendig: ein Verzicht auf das Ausleben vieler technologischer Möglichkeiten, ein Verzicht auf das unbedingte und rücksichtslose Genießen der Gegenwart in vielen alltäglichen Formen und die Entwicklung einer umweltverträglichen gesellschaftlichen Perspektive, zu der jeder Einzelne einen Beitrag zu liefern hätte.

Im Umgang mit der Klimakrise bricht die generationale Verbindung auf. Die Elterngeneration gibt kein gutes Erbe weiter, sie zerstört im Gegenteil die Lebensgrundlagen der nachfolgenden Generation. Die Eltern bieten ihren Kindern eine Art Vorbild an, das die nächste Generation nur übernehmen kann, wenn sie sich mit den Verleugnungsstrategien der Eltern identifiziert. Es ist ein Paradoxon, dass die Jungen die Älteren ermahnen müssen, die Destruktion aufzugeben und sorgsam und rücksichtsvoll mit ihren Lebensgrundlagen umzugehen.

In der griechischen Mythologie frisst Kronos seine Kinder auf, damit sie ihn nicht in seiner Herrschaft ablösen können. In der europäischen Moderne verändert die Elterngeneration die Umwelt so nachhaltig, dass dies einer Zerstörung gleichkommt. Der Wunsch, ein gutes Erbe weiterzugeben, wird offensichtlich von anderen Motiven überlagert. Die Elterngeneration ist nicht zu einem nachhaltigen Verzicht in der Lage, weil der rücksichtslose Genuss um jeden Preis offensichtlich eine Kompensation für ein Leben darstellen soll, das als schwer erträglich angesehen wird. Haben denn nicht alle das Recht, die Welt global zu benutzen, nicht nur die global operierenden Unternehmen, sondern auch die global reisenden Urlauber?

Die Pandemie – Verletzlichkeit und Endlichkeit

Und was ist mit dem global sich ausbreitenden Virus? Es hat uns die hässliche Seite der Globalisierung gezeigt. Anstatt flexibel und unbegrenzt durch die Welt zu jetten, haben wir uns wie die Steinzeitmenschen in unsere Höhlen zurückgezogen und passen ängstlich darauf auf, dass das Virus nicht zu nahe kommt.

Die Pandemie traf die Welt nahezu unvorbereitet. Innerhalb kurzer Zeit war es vorbei mit der entgrenzten Kultur der Feiern, der Reisen und des Konsums. Da auch die Medizin das Virus zunächst noch nicht kannte und keine wirksamen Gegenmittel hatte, war die soziale Distanz und die damit verbundene Isolation das erste Mittel der Wahl, um dessen Ausbreitung zu verhindern. Der soziale Kontakt, die körperliche Nähe, die Berührung waren plötzlich gefährlich geworden und sollten vermieden werden.

Die erschreckenden Bilder der sterbenden Menschen auf den Intensivstationen machten deutlich, worum es ging. Der Tod, dessen Überwindung schon medizinisch machbar erschien, war plötzlich nicht mehr abstrakt. Die Endlichkeit war sehr konkret sichtbar geworden. Dazu kamen die ersten Berichte über gefährliche und beunruhigende Langzeitfolgen, sodass man auch nach einer überstandenen Erkrankung nicht automatisch von einer vollständigen Gesundung ausgehen konnte.

Die Covid-19-Pandemie konfrontiert die Menschen mit ihrer Verletzlichkeit und mit der Endlichkeit. Sie erwies sich als eine unsichtbare Gefahr, gegen die man sich nur schwer schützen konnte und gegen die die Menschen weitgehend machtlos waren. Sie warf sie auf das Gefühl einer basalen Hilflosigkeit und Verletzlichkeit zurück. Bei vielen Menschen wurden existenzielle Ängste geweckt, die an die Ängste erinnerten, die in einem Baby entstehen, wenn die Umwelt nicht ausreichend gut ist. Sie fühlten sich auf Schutz und Hilfe angewiesen. Aber dazu kam noch das Berührungsverbot. Die körperliche Nähe, die Berührung sind für das Kind die Mittel, um bei Krankheit und Angst getröstet zu werden. Körperliche Nähe aber konnte in der Pandemie zur tödlichen Gefahr werden.

Als hätte er einen Blick in unsere Gegenwart geworfen, schrieb Sigmund Freud in »Die Zukunft einer Illusion« (1927c): »Aber kein Mensch gibt sich der Täuschung hin zu glauben, daß die Natur schon jetzt bezwungen ist; wenige wagen zu hoffen, dass sie einmal dem Menschen ganz unterworfen sein wird. Da sind die Elemente, die jedem menschlichen Zwang zu spotten scheinen, die Erde, die bebt, zerreißt, alles Menschliche und Menschenwerk begräbt, das Wasser, das im Aufruhr alles überflutet und ersäuft, der Sturm, der es wegbläst, da sind die Krankheiten, die wir erst seit kurzem als die Angriffe anderer Lebewesen erkennen, endlich das schmerzliche Rätsel des Todes [...]. Mit diesen Gewalten steht die Natur wider uns auf, großartig, grausam, unerbittlich rückt uns wieder unsere Schwäche und Hilflosigkeit vor Augen, der wir uns durch die Kulturarbeit zu entziehen gedachten. Ein ständiger ängstlicher Erwartungszustand und eine schwere Kränkung des natürlichen Narzissmus sollte die Folge dieses Zustandes sein« (1927c, S. 336 f.).

Die Realität des Virus durchbrach die narzisstischen Abwehrschranken. Die Menschen wurden mit Verlust und Tod, mit der Anerkennung der Abhängigkeit, mit dem Ausgeschlossensein und mit den Generationsschranken konfrontiert. Sie mussten sich von ihren Größenfantasien verabschieden.

Diese Kränkung und diese Unsicherheit haben viele nur schwer ertragen. Manche haben versucht, dunkle Mächte für das Virus verantwortlich zu machen. Sie haben versucht, dem Virus einen Sinn zu geben, indem sie irgendjemanden dafür verantwortlich machen wollten. So wie sie vielleicht auch ihre Eltern für den Verlauf ihres Lebens verantwortlich machen wollten?

Die Pandemie betraf alle Menschen, aber sie betraf sie nicht in gleichem Ausmaß. Die Älteren sind in ihrer Gesundheit besonders gefährdet, und sie sind zu einer Gruppe geworden, die eines besonderen Schutzes bedarf. Das Selbstbild vieler älterer Menschen, die im grellbunten Sportdress auf dem E-Bike durch die Berge radeln oder anderweitig ihr Alter vergessen wollen, ist erheblich infrage gestellt worden. Sie müssen sich um sich selbst sorgen und sind dabei auf die Solidarität der Jüngeren angewiesen.

Die Pandemie hat die Generationenschranke zurechtgerückt. Die durch die Pandemie ausgelöste Krise mindert massiv die Möglichkeiten, sich als Erwachsener noch bis ins hohe Alter als Teil der Jugend zu fühlen und aufzuführen. Die generationalen Grenzen haben sich in unserer Gesellschaft wieder klar konturiert. Jugend hat sich von einem unendlich ausdehnbaren Gefühl wieder zu einer biografischen Phase zurückentwickelt. Viele Ältere schütteln besorgt den Kopf über die verantwortungslosen Jüngeren, die sich ohne Maske und Abstand auf Schlauchboot-Raves oder bei anderen Freizeitveranstaltungen vergnügen.

Aber es geht in der Pandemie nicht nur um die Generationenschranke. Die Verhältnisse haben sich umgekehrt: Die Jüngeren können die Älteren durch ihr soziales Verhalten gefährden. In der Pandemie sind sie die Stärkeren, weil sie zwar nicht unverletzlich, aber doch weniger gefährdet sind. Der Generationenvertrag hatte plötzlich eine neue Bedeutung bekommen. Gerade die Älteren sind nun auf Solidarität, auf den sozialen Zusammenhalt angewiesen. Für viele Jüngere war dieser Zusammenhalt auch selbstverständlich. Sie waren rücksichtsvoll und hilfreich und haben ihre Wünsche, die Freiheiten der Adoleszenz zu genießen, zurückgestellt.

Aber die rapide angestiegene Anzahl der Infektionen in der Zeit vor dem zweiten deutschen Lockdown im Herbst 2020 und die Unmöglichkeit, die Infektionsquellen nachzuverfolgen, legen die Vermutung nahe, dass eine statistisch relevante Gruppe von Jüngeren nicht mehr mitspielt. Anders als bei den trotzig auftrumpfenden nächtlichen Partys im Sommer 2020 mit mehreren Tausend Teilnehmenden scheint sich in der darauf folgenden Zeit eher eine Gleichgültigkeit, eine Nicht-Achtsamkeit im privaten Umgang ausgebreitet zu haben, die von dem Unwillen, sich selbst immer noch oder immer wieder einschränken zu sollen, getragen wird.

So hatte sich zum Beispiel Bernd, ein junger Mann, mit einem Freund zum Abendessen in einem Restaurant getroffen. Der Freund hustete. Wenige Tage später entwickelte Bernd die Symptome einer Covid-19-Infektion. Er entschied sich, seiner Freundin davon nichts zu sagen, und traf sich mit ihr. Er wollte nicht auf das Zusammensein mit ihr verzichten und eine Quarantäne, in der er sie nicht hätte sehen können, nicht in Kauf nehmen. Eva, die Freundin, hatte die Symptome des Freundes wahrgenommen, auch als er noch keine Diagnose hatte. Sie hatte sich schon bei ihm infiziert, ohne dass sie es wusste. Sie spürte zwar eine Mattigkeit, eine leichte Erkältung, aber sie entschied sich nach einem kurzen Zögern, in die vereinbarte Stunde zu ihrem Psychotherapeuten, der einige Jahre älter ist als sie, zu gehen. Sie wollte auf die Stunde mit ihm nicht verzichten. Zwei Tage später rief sie den Therapeuten an und teilte ihm mit, dass sie positiv getestet sei.

In diesem Prozess bestimmt die narzisstische Aggression das Handeln. Die junge Frau nimmt das Risiko in Kauf, weil sie die therapeutische Stunde haben will. Sie gefährdet durch ihr Verhalten nicht symbolisch, sondern ganz real den Therapeuten, indem sie ihm eine wichtige Information vorenthält.

Sowohl Bernd wie auch Eva wollten nicht verzichten. Bernd hätte auf das Treffen mit der Freundin verzichten müssen. Das wollte er aber nicht. Eva hätte auf die Stunde bei ihrem Therapeuten verzichten müssen. Das wollte sie aber nicht. Der narzisstische Wunsch, den anderen verfügbar zu haben, überwog. Der Verzicht hätte das Abwägen zwischen dem eigenen Wunsch und der Rücksicht auf die mögliche Gefährdung des anderen vorausgesetzt. Verzicht würde Empathie, das Einnehmen der Perspektive des anderen, voraussetzen. Selbstbezogenheit besteht ganz offensichtlich auf dem eigenen Vorteil. So oder ähnlich grassiert vielfach die pandemische Unvernunft.

Die generationale Verbindung

In der Klimakrise sind es viele Vertreter und Vertreterinnen der älteren Generation, die sich verweigern. Sie sind nicht in der Lage, die Perspektive der Jüngeren und damit die Gestaltung der Zukunft in den Mittelpunkt ihrer Handlungen zu stellen. Sie haben ihre generationale Verantwortung aufgekündigt. Dagegen haben viele Jüngere laut und deutlich protestiert.

In der Pandemie müssen die Jüngeren eine generationale Perspektive einnehmen. Sie müssten sich aktiv einschränken und dadurch Infektionen vorbeugen, um die Ausbreitung auf die Älteren zu verhindern. In den kriegerischen Konflikten der Antike war es die Streitmacht der Jüngeren, die sich dem feindlichen Heer entgegenstellte, um die Frauen, die Kinder und die Älteren vor der Eroberung der Stadt oder des Landes zu schützen. Wollten sich aber die Jüngeren ihre Elterngeneration und deren Verhalten in der Klimakrise zum Vorbild nehmen, so würden sie die Schwerter in die Ecke werfen und stattdessen mit dem nächsten Flieger über das Wochenende zur Party jetten.

Die These ist nicht abwegig, dass es eine innere Verbindung zwischen dem Aufkündigen der Zukunft in der Klimakrise durch die Älteren und der Verweigerung vieler Jüngerer gibt, sich in der Pandemie einzuschränken. Warum sollte man sich in der Pandemie einschränken, wenn doch gerade vorgelebt wurde, dass der unmittelbare Genuss auch auf Kosten des Klimas gehen kann? Warum soll das Feiern aufgegeben werden, wenn doch die Infektionen bei den Jüngeren meistens harmlos verlaufen? Warum sollen Jüngere plötzlich vernünftig sein, wenn sie gerade realisieren müssen, dass viele Ältere es in den letzten Jahrzehnten eben auch nicht waren?

Die Erfahrung der Pandemie hat grundsätzliche Fragen des Lebens berührt. Der Narzissmus, die Überbetonung des Selbst, war lange Zeit eine Antwort auf die Regeln und Gesetze des Patriarchats, die eingeschränkt haben und mit denen Herrschaft ausgeübt wurde. Das Aufblühen des Narzissmus aber, die Exzesse des Machbarkeitswahns, haben die destruktive Dynamik deutlich gemacht, die in dieser Lebens- und Denkform enthalten ist. Gemeinschaften brauchen das Bewusstsein für den anderen, die Rücksicht, die sich aus der Achtung des anderen ergibt. Deswegen sind Regeln und Grenzen, die begründet und akzeptiert sind, für ein demokratisches Miteinander notwendig und sinnvoll.

Die Globalisierung mag für ein enthemmtes Gewinnstreben oder für die Herrschaftsansprüche der Diktatoren wünschenswert sein. An den weltweiten Siegeszug eines Virus hat dabei sicher niemand gedacht. Jetzt wissen wir es. Jetzt wissen wir wieder, dass wir verletzlich und endlich sind. Wir müssen es nur zur Kenntnis nehmen. Die Natur ist eben nicht unbegrenzt formbar und manipulierbar, weder die Natur des einzelnen Menschen noch die Natur, die uns umgibt und von der wir leben. Das ist die Lehre aus der Klimakrise und aus der Pandemie.

Ob allerdings die durch die Pandemie ausgelöste Erfahrung mit der eigenen Verletzlichkeit und Hilflosigkeit die Menschen demütiger macht, wird sich erweisen. Der Klimawandel und andere Exzesse der Maßlosigkeit haben es bisher jedenfalls noch nicht vermocht.

Literatur

Auhagen-Stephanos, U. (2020). Das Unbehagen in der Kultur der neuen Formen von Fortpflanzung. In I. Moeslein-Teising, G. Schäfer, R. Martin (Hrsg.), Generativität (S. 112–128). Gießen: Psychosozial.

Becker, S. (2018). Geschlecht und sexuelle Orientierung in Auflösung – was bleibt? Kinder- und Jugendlichen-Psychotherapie, Heft 178, 49 (2), 185–211.

Daser, B. (2008). Generationenwechsel in Familienunternehmen. Sind Töchter nur als Vatertöchter erste Wahl? In H.-G. Metzger (Hrsg.), Psychoanalyse des Vaters. Klinische Erfahrungen mit realen, symbolischen und phantasierten Vätern (S. 121–145). Frankfurt a. M.: Brandes & Apsel.

Freud, S. (1927c). Die Zukunft einer Illusion. Gesammelte Werke, Bd. XIV (S. 325–380). Frankfurt a. M.: Fischer.

Günter, M. (2012). Angst, Neid und Dankbarkeit im Generationenverhältnis. In M. Teising, C. Walker (Hrsg.), Generativität und Generationenkonflikte. Arbeitstagung der Deutschen Psychoanalytischen Vereinigung, 16.–19.11.2011. Frankfurt a. M.: DPV.

King, V. (2012). Entstehung und Abwehr des Neuen im Generationenverhältnis – kulturelle Figurationen der Generativität. In M. Teising, C. Walker (Hrsg.), Generativität und Generationenkonflikte. Arbeitstagung der Deutschen Psychoanalytischen Vereinigung, 16.–19.11.2011. Frankfurt a. M.: DPV.

King, V. (2020). Generativität und die Zukunft der Nachkommen. Krisen der Weitergabe in Generationenbeziehungen. In I. Moeslein-Teising, G. Schäfer, R. Martin (Hrsg.), Generativität (S. 13–29). Gießen: Psychosozial.

Lasch, C. (1979/1995). Das Zeitalter des Narzissmus. Hamburg: Hoffmann & Campe.

Louis, C. (2020). Von Frau zu Mann zu Frau. Emma März/April 2020. https://www.emma.de/artikel/sam-nele-ellie-geboren-als-frauen-gelebt-als-maenner-heute-wieder-frauen-337551 (Zugriff am 06.07.2021).

Metzger, H.-G. (2017). Künstliche Befruchtungen, neue Sexualitäten und die Bedeutung der heterosexuellen Urszene. In H.-G. Metzger, F. Dammasch (Hrsg.), Männlichkeit, Sexualität, Aggression. Zur Psychoanalyse männlicher Identität und Vaterschaft (S. 261–277). Gießen: Psychosozial.

Metzger, H.-G. (2020). Konflikte der Väter zwischen Autorität und dem Wunsch nach Partnerschaft. In M. Franz, A. Karger (Hrsg.), MÄNNER. MACHT. THERAPIE (S. 15–35). Göttingen: Vandenhoeck & Ruprecht.

Rezo (2019). Die Zerstörung der CDU. https://www.youtube.com/watch?v=4Y1lZQsyuSQ (Zugriff am 06.07.2021).

Ruge, E. (2021). Gendergerechte Sprache: Eine Frage der Endung. Die Zeit Nr. 4/2021. https://www.zeit.de/2021/04/gendergerechte-sprache-veraenderung-geschlechtergerechtigkeit-duden (Zugriff am 06.07.2021).

Teising, M. (2008). Zur Bedeutung des Vaters für Männer im höheren Lebensalter. In H.-G. Metzger (Hrsg.), Psychoanalyse des Vaters. Klinische Erfahrungen mit realen, symbolischen und phantasierten Vätern (S. 107–121). Frankfurt a. M.: Brandes & Apsel.

Teising, M. (2020). Assistierter Suizid. Kritische Überlegungen zur Entscheidung des Bundesverfassungsgerichtes zum § 217 StGB. Suizidprophylaxe, 47 (3), 110–114.

Thiel, T. (2021). Die Überwindung des Fleisches. https://zeitung.faz.net/faz/feuilleton/2021-01-29/3eb0ec072c29945c0c7a95a723d1877c?GEPC=s9 (Zugriff am 06.07.2021).

Thunberg, G. (2019). Wie könnte ihr es wagen? https://www.youtube.com/watch?v=ZjeEjhH7V8w (Zugriff am 06.07.2021).

Türcke, C. (2021). Natur und Gender. Kritik eines Machbarkeitswahns. München: Beck.

Felix Peter und Dagmar Petermann

Kinder und Jugendliche als Risikogruppe in der Klimakrise

Umwelt- und Klimaveränderungen in der Interaktion mit sensiblen Entwicklungsphasen

Die Klimakrise umfasst in der Gesamtheit menschengemachter Umweltveränderungen physikalische und gesellschaftliche Entwicklungen, die erhebliche Risiken für die physische und psychische Gesundheit in sich bergen. Sie ist in ihrem Ausmaß, ihrer zeitlichen Dimension und räumlichen Unterschiedlichkeit überaus komplex, und sie trifft auf Gesellschaften, die sich massiv in ihren Fähigkeiten unterscheiden, ihre Bevölkerung vor den Folgen zu schützen und zur Eindämmung notwendige Transformationsprozesse einzuleiten. In diesem Zusammenhang rücken besonders vulnerable Gruppen in den Blick, darunter die der Kinder und Jugendlichen, für die Umwelt- und Klimastressoren neben konkreten gesundheitlichen Belastungen erhöhte Risiken für die körperliche, emotionale, soziale und kognitive Entwicklung mit sich bringen (Bartlett, 2008; Burke, Sanson u. Van Hoorn, 2018; Clayton, 2020; Sanson, Van Hoorn u. Burke, 2019; Van Susteren u. Al-Delaimy, 2020).

Kindheit und Jugend sind besonders sensible Phasen mit prägendem Einfluss für die gesamte weitere Lebenszeit. Neben zentralen epidemiologischen Fragestellungen führt ihre Betrachtung als Risikogruppe in der Klimakrise zu wesentlichen Fragen der bio-psycho-sozialen Entwicklung – und schließlich zu sehr entscheidenden Fragen der wirksamen Stärkung von Schutzfaktoren.

Epidemiologische Fragestellungen

Die planetaren Grenzen sind vielfach bedroht, und hinsichtlich Artensterben, Verschmutzung der Gewässer oder Verlust landwirtschaftlicher Flächen ist die ökologische Krise weit fortgeschritten.

Die gesundheitlichen Folgen machen bereits jetzt einen erheblichen Anteil der weltweiten Krankheitsbelastungen aus. Nur ein kleiner Teil ist bislang auf die Erderhitzung zurückzuführen.

In den ersten Berichten zu den gesundheitlichen Folgen der Erderhitzung wurden zunächst einzelne Auswirkungen quantifiziert (z. B. Campbell-Lendrum u. Woodruff, 2006). Berücksichtigung fanden insbesondere Hunger, Hitze, Naturkatastrophen und Infektionserkrankungen. So wurde gezeigt, dass bereits ein geringer Anstieg des Risikos für klimasensitive Krankheiten wie Durchfall oder Mangelernährung zu einem sehr starken Anstieg der gesamten künftigen Krankheitslast führen kann. Schon damals wurde deutlich, dass Menschen in Entwicklungsländern und jüngere Kinder überproportional betroffen sind (vgl. auch McMichael et al., 2004).

In den folgenden Jahren wurde angesichts der Grenzen solcher Quantifizierungen eine Erweiterung der Perspektive gefordert. Grundsätzliche Fragen dazu hatte der Epidemiologe Anthony McMichael 1999 in einem wegweisenden Artikel zugespitzt. Darin wurden vier Dimensionen beschrieben, auf denen die Epidemiologie sich selbst und ihre Methoden einschränke: die Konzentration auf (1) direkte Risiken, (2) die individuelle Ebene, (3) einzelne Lebensabschnitte und (4) die Gegenwart.

Gerade die Betrachtung der Folgen der Klimakrise für Kinder und Jugendliche zeigt die Notwendigkeit von Modellerweiterungen, die solche Beschränkungen aufheben. Dazu müssen verschiedene Perspektiven weiterentwickelt werden:

– Eine *Lebenslaufperspektive* muss Auswirkungen von Erfahrungen in der Kindheit und Jugend auf die Gesundheit als Erwachsene und auf die darauffolgende Generation aufzeigen. Anlage-Umwelt-Interaktionen oder sensible Phasen müssen in der Entwicklung ebenso berücksichtigt werden wie verschiedene prägende oder ausbleibende Lernerfahrungen.

– Sowohl *direkte Effekte* wie die Häufigkeit von Naturkatastrophen als auch *indirekte Auswirkungen* wie Mangelernährung, unterbrochene Schulbildung oder Migration, müssen in die verschiedenen, eng verflochtenen Ebenen (Individuum, Familie, Gemeinde, Institutionen, Verwaltung, Umwelt etc.) integriert werden. Dabei sind künftig neben körperlichen Erkrankungen stärker die Risiken für die psychische Gesundheit und Entwicklung zu berücksichtigen (vgl. Peter u. van Bronswijk, 2021).

– Die Prognosen für die kommenden Jahrzehnte sollten in verschiedenen *Entwicklungsszenarien* ausgelotet werden. Diese müssen neben den primär klimatischen Entwicklungsprozessen auch andere Begrenzungen der Ökosysteme beachten (z. B. Überdüngung, Bodenerosion, Luftverschmutzung, Abholzung etc.) ebenso wie gesellschaftliche, sozioökonomische Transformationsszenarien.

Während Luftverschmutzung, Zerstörung von Naturräumen, Bodenzerstörung oder Übernutzung von Wasser bereits jetzt massive gesundheitliche und soziale Schäden verursachen und dies in den nächsten Jahrzehnten voraussichtlich dramatisch zunehmen wird, stellt sich der Einfluss der physikalischen Erderhitzung im Vergleich dazu bislang als gering dar. Quantifizierte Zusammenhänge, welche die drei bereits genannten Perspektiven gerade für die Altersgruppen der Kinder und Jugendlichen berücksichtigen, liegen nach unserem Kenntnisstand noch nicht vor, auch weil die Modellbildung hierzu erst in den Anfängen steckt. Wenngleich anzunehmen ist, dass sich die Klimakrise bei fortschreitender Entwicklung (derzeit erscheint eine Erhitzung um mindestens 3 °C realistisch) zunehmend stärker in den gesundheitlichen Risiken niederschlägt (für Deutschland listet der Versorgungsreport solche Risiken sehr umfassend auf: Günster, Klauber, Robra, Schmuker u. Schneider, 2021), werden wir uns im Folgenden auf vorsichtige und beispielhafte Formulierungen beschränken.

Krankheitsbelastung von Kindern und Jugendlichen

Die Gesundheit von *Kindern* ist global betrachtet insgesamt stark von frühen Risiken geprägt, durch den Verlauf von Schwangerschaft und Geburt, vor allem bei jungen Müttern, und durch weit verbreitete Risikofaktoren wie Unter- bzw. Mangelernährung, Durchfall infolge schlechter Wasserqualität und Infektionen wie Malaria, aber auch von anderen umweltbedingten Erkrankungen, vor allem infolge von Luftverschmutzung. Alle diese Risiken werden durch die Erderhitzung erheblich verstärkt. Am Beispiel Luftverschmutzung lässt sich dies gut nachvollziehen: So sind höhere Temperaturen im Zusammenhang mit schlechterer Luftqualität zu sehen (Lob-Corzilius, 2015; Tibbetts, 2015). Diese wiederum wird beispielsweise für die Zunahme von allergischen Erkrankungen bei Kindern verantwortlich gemacht (Gilles-Stein u. Traidl-Hoffmann, 2017; Kaur, 2020).

Die Altersgruppe der *Jugendlichen* ist weltweit am wenigsten von körperlichen Erkrankungen betroffen. Allerdings ist länderübergreifend überall ein starker Anstieg von psychischen und verhaltensbezogenen Krankheiten typisch. Die häufigsten Todesursachen sind Infektionen und Unfälle, häufig unter Alkoholeinfluss, aber auch Suizide. Trotz der Fortschritte in der Gesundheitsversorgung in vielen Ländern hat der Anteil von Jugendlichen, die vielfältigen Gesundheitsrisiken ausgesetzt sind, global gesehen seit 1990 zugenommen (Azzopardi et al., 2019).

Für die Gesundheit Jugendlicher, insbesondere der psychischen, spielen weltweit Kontextfaktoren eine größere Rolle als für Erwachsene. Das sind vor allem Rahmenbedingungen wie Zugang zu Bildung, Effektivität einer Regierung, Ausmaß der Korruption, frühe Ehe und Mutterschaft, die Dichte der ärztlichen Versorgung oder die Einkommensungleichheit im Land (Akseer et al., 2020). Das gilt auch für benachteiligte Jugendliche in reichen Ländern. Die Abhängigkeit von solchen Faktoren weist darauf hin, dass globale Trends für die Entwicklung Jugendlicher und ihre gegenwärtige und zukünftige Gesundheit, wie auch die ihrer Nachkommen, einen besonderen Einfluss haben. Hierzu gehören die Auswirkungen der Erderhitzung und diese sind verknüpft mit anderen Trends wie Urbanisierung, Veränderung der Arbeitswelt, Digitalisierung, Verstärkung von Ungleichheit, aber auch das Überschreiten globaler natürlicher Grenzen und die Zunahme von Migration.

In Summe ergibt sich ein komplexes Bild verschiedener bereits bestehender Lebens- und Entwicklungsbedingungen sowie globaler Trends, die Kinder und Jugendliche besonderen gesundheitlichen Risiken aussetzen. Die Klimakrise, deren Auswirkungen mit vielen dieser Bedingungen interagieren, wird bestehende Risiken zunehmend verstärken. Dabei erhalten weder die psychische Gesundheit noch die psychosoziale Entwicklung bislang ausreichend Aufmerksamkeit.

Lebenslaufperspektive

Die Lebenslaufperspektive hat bei Heranwachsenden einen besonderen Stellenwert. Kindheit und Jugend, aber auch das junge Erwachsenenalter, sind von aufeinander folgenden sensiblen Phasen der biologischen und psychosozialen Entwicklung geprägt. Diese sind entscheidend für ihre körperliche und psychische Gesundheit, ihr subjektives Wohlbefinden und ihre Funktionsfähigkeit als Erwachsene.

Die Bedeutung dieser Jahre lässt sich u. a. anhand der Vorhersagekraft von bestimmten belastenden Kindheitserfahrungen ermessen, wie beispielsweise Gewalt oder instabile familiäre Verhältnisse: Je mehr ein Kind solchen Erfahrungen ausgesetzt ist, desto stärker fällt seine gesundheitliche Belastung als erwachsener Mensch aus (Hughes et al., 2017). Die Klimakrise dürfte eine größere Häufigkeit solcher Belastungen bewirken, sei es durch die Zunahme von Flucht-, Vertreibungs- oder Kriegserfahrungen, bei denen insbesondere Kinder häufig psychischer und physischer Gewalt hilflos ausgesetzt sind, oder durch familiäre Konflikte im Zusammenhang mit existenziellen Ängsten der Eltern.

Auf welche Weise solche und andere Belastungen in Kindheit und Jugend in die späteren Lebensjahre wirken, wird in verschiedenen Paradigmen beschrieben. So betont das *biologische Paradigma* die besondere Plastizität der neuronalen Strukturen, vor allem vor der Geburt, in den ersten Lebensjahren und dann wieder in der Adoleszenz. Mangel, Krankheit, Umweltgifte oder negative Erfahrungen, zum Beispiel von Gewalt bzw. Angst, schlagen sich in bleibenden Strukturen nieder. Und auch fehlende Erfahrungen – etwa fehlende Zugänge zu Bildung oder Kultur, mangelnde positive soziale Interaktionen etc. – können eine gesunde Entwicklung beeinträchtigen. Das *psychoanalytische Paradigma* führt in diesem Zusammenhang emotionale und Verhaltensprobleme auf frühe Beziehungserfahrungen zurück, die sich unbewusst fortsetzen, während das *verhaltenstherapeutische Paradigma* bewusste und unbewusste Lernerfahrungen in den Mittelpunkt stellt.

Das *bio-psycho-soziale Paradigma* integriert die beschriebenen Modelle und setzt einen besonderen Schwerpunkt auf die Interaktion von biologischen, psychischen und sozialen Einflussfaktoren für die kindliche und jugendliche Entwicklung. Wenn im Zusammenhang mit der Kindheit und Jugend von sensiblen Phasen gesprochen wird, ist dieses integrierte Paradigma eine wichtige Grundlage, um die komplexe systemische Verschachtelung von Umwelteinflüssen und Umweltveränderungen mit individueller Gesundheit und Entwicklung zu analysieren.

(Frühe) Kindheit als sensible Phase

Die Bedeutung der Kindheit, insbesondere der ersten Lebensjahre, für die weitere Entwicklung und die physische und psychische Gesundheit ist in der Literatur vielfach beschrieben. Pränatale, perinatale und postnatale Umwelteinflüsse wie Unter- bzw. Mangelernährung und Umweltgifte, aber auch familiärer Stress und Traumata haben dauerhafte Auswirkungen.

Die frühen Bindungserfahrungen können nicht nachgeholt werden, ebenso wie Lernerfahrungen, die in besonderen neuronalen Entwicklungsfenstern gemacht werden müssen, wie etwa beim Spracherwerb. Alle Entwicklungsbereiche – physisch, emotional, kognitiv, motorisch und sozial – sind auf eine gedeihliche Umwelt angewiesen. Versäumnisse sind kaum aufzuholen, mit lebenslangen Konsequenzen. In diesem Zusammenhang sind folgende Beispiele zu Auswirkungen der Klimakrise auf die kindliche Gesundheit und Entwicklung zu sehen (für umfangreichere Überblicke vgl. Bartlett, 2008; Burke et al., 2018; Clayton, 2020; Sanson et al., 2019; Van Susteren u. Al-Delaimy, 2020):

– *Luftschadstoffe.* Die Konzentration und schädliche Wirkung von Luftschadstoffen nehmen bei höheren Temperaturen zu; im sich entwickelnden Organismus können sich chronische Entzündungen bilden (Van Susteren u. Al-Delaimy, 2020). Diese können die weitere Entwicklung beeinträchtigen und die Krankheitsneigung erhöhen. So können schon geringe Verschmutzungsgrade mit einem erhöhten Risiko für psychische Erkrankungen bei Kindern einhergehen (Oudin, Bråbäck, Åström, Strömgren u. Forsberg, 2016).

– *Hitzeereignisse.* In Europa stellen Hitzewellen aktuell die tödlichste Erscheinungsform dar. Für Kinder wird in diesem Zusammenhang zum Beispiel eine höhere Anfälligkeit für Dehydrierung und Hitzestress angenommen (European Environment Agency, 2020).

- *Starkniederschläge.* Starkregenereignisse können zur Vernichtung von Ernten oder zu Bodenerosionen führen und das Risiko für Überflutungen mit ihren zerstörerischen Folgen für Infrastruktur und soziale Netzwerke erhöhen. Kinder sind hierbei einem höheren Risiko für Tod, körperliche Verletzungen, Mangelernährung und Ansteckungen mit Infektionskrankheiten ausgesetzt (Bartlett, 2008).
- *Sozialer Stress.* Wenn Eltern durch Naturkatastrophen, vor allem bei wiederholtem Erleben oder unwiederbringlichen Verlusten, traumatisiert sind, beeinträchtigt dies die Bindungsqualität mit einem erhöhten Risiko für eine lebenslange psychosoziale Beeinträchtigung der Kinder.
- *Systemischer Stress.* Bei verminderter Funktionsfähigkeit des Bildungssystems aufgrund von Extremereignissen können Kinder in sensiblen Entwicklungsphasen wichtige Lernerfahrungen verpassen oder müssen ihren Bildungsweg mitunter gänzlich verlassen. Im Bereich der Gesundheitsversorgung könnten zudem ausbleibende notwendige Behandlungen zu chronischen Beeinträchtigungen führen.

Für Kinder ergeben sich somit durch solche und andere Erfahrungen, die zu den Erscheinungsformen der Klimakrise zu zählen sind, vielfältige, auf mehreren Ebenen miteinander verschachtelte Bedingungen, die sich akut sowie im weiteren Verlauf ihrer Entwicklung gesundheitlich, emotional und sozial niederschlagen. Ein alleiniger Fokus auf direkte Klimastressoren wie Extremwetterereignisse oder schleichende Umweltveränderungen würde die Bedrohung für diese besonders vulnerable Gruppe nicht ausreichend abbilden können.

Adoleszenz als sensible Phase

Die Adoleszenz (Übersicht: Blakemore u. Mills, 2014) wird durch grundlegende biologische Veränderungen des Körpers bestimmt. Auch die psychischen Veränderungen betreffen grundlegende Funktionen: So durchlaufen Jugendliche eine sensible Phase für Identitätsbildung (Schachter u. Galliher, 2018) und soziales Lernen. Das

Gehirn ist ähnlich plastisch wie in der frühen Kindheit, neuronale Netze werden umgebaut, bis sich die Erfahrungen der Adoleszenz in der Struktur des erwachsenen Gehirns dauerhaft niederschlagen (Larsen u. Luna, 2018). Die psychosoziale Entwicklung prägt das spätere Leben entscheidend: 50 Prozent der Erkrankungen im Erwachsenenalter haben ihren Ursprung in den Jugendjahren. Allerdings können in dieser Phase auch ungünstige Startbedingungen der Kindheit besonders gut aufgefangen werden, zum Beispiel durch Bildungsangebote oder positive soziale Erfahrungen.

Herausforderungen wie Arbeitslosigkeit, prekäre Beschäftigung, eine zu frühe und oft erzwungene Übernahme erwachsener Rollen (z. B. durch Lohnarbeit, Verheiratung oder frühe Mutterschaft) können für viele Jugendliche negative psychische Folgen haben, was sich auch in höheren Raten psychischer Störungen niederschlägt. Die Klimakrise verstärkt solche Risiken oder fügt dieser Phase neue hinzu, wie die folgenden Beispiele zeigen (vgl. auch Bartlett, 2008; Burke et al., 2018; Clayton, 2020; Sanson, et al., 2019; Van Susteren u. Al-Delaimy, 2020):

- *Hitzeereignisse.* Höhere Temperaturen stehen mit aggressiverem Verhalten im Zusammenhang (Anderson, Anderson, Dorr, DeNeve u. Flanagan, 2000). Die alterstypische Neigung von Jugendlichen zu *sensation seeking* und erhöhtem Risikoverhalten (wie der erhöhte Konsum von Alkohol und Drogen) kann vor diesem Hintergrund zu körperlichen Verletzungen und erhöhten Krankheitsrisiken führen oder sich in delinquenten Verhaltensmustern niederschlagen.
- *Trockenheit.* In Dürreperioden wurde in landwirtschaftlichen Gemeinschaften, deren Lebensunterhalt vom Niederschlag abhängt, eine Zunahme riskanter Verhaltensweisen beobachtet, zum Beispiel ein unbedachteres Sexualverhalten, das wiederum zu vermehrten HIV-Infektionen bei jungen Mädchen und Frauen führte (Low et al., 2019).
- *Migration.* Die hygienischen Zustände in Migrationslagern, in denen zum Beispiel Mädchen und junge Frauen nicht ausreichend mit Hygieneprodukten und -informationen versorgt werden oder keinen Zugang zu einem sicheren Waschplatz haben, gefährden deren körperliche und psychische Gesundheit (Van Leeuwen u. Torondel, 2018).

- *Gesellschaftliche Parentifizierung.* Die kognitive Konfrontation mit der Klimakrise bei gleichzeitiger Wahrnehmung, dass Erwachsene nicht genug dagegen tun und man selbst später die Folgen zu tragen hat, kann zu einer Rollen-Umkehr führen, wie sie etwa an Klimaprotesten sichtbar wird. Eine damit einhergehende Überforderung kann in schweren Fällen die psychische Gesundheit dauerhaft beeinträchtigen.

Diese und andere Beispiele zeigen, wie diffizil die Zusammenhänge zwischen Umweltstressoren und körperlichen sowie psychischen Folgen gerade für junge Menschen ausfallen können und wie schwer es demzufolge sein dürfte, dies über Modellrechnungen auch nur annähernd angemessen zu quantifizieren. Nichtsdestoweniger bergen diese komplexen Verschachtelungen erhebliche Gesundheits- und Entwicklungsrisiken, die hinsichtlich des politischen und gesellschaftlichen Umgangs mit der Klimakrise berücksichtigt werden müssen. Erschwerend kommt hinzu, dass hierfür Betrachtungen auf verschiedenen Systemebenen und über sie hinweg notwendig werden.

Junge Menschen für die Zukunft stärken

Gegenwärtig sind etwa 30 Prozent der Menschen unter 18 Jahren alt (Statista, 2021). Sie sind von aktuellen und kommenden Umweltveränderungen als Generation gemeinsam, von den Auswirkungen her jedoch in sehr unterschiedlicher Weise betroffen. Dabei sind verschiedene Systemebenen eng verwoben: die *individuelle Ebene,* das *Mikrosystem* wie die Familie, *Mesosysteme* wie Schule, eine urbane Umgebung oder die lokale ärztliche Versorgung, und die *Makroebene* mit Einflussfaktoren wie Wirtschaftsleistung, soziale Sicherung oder Gesetzgebung. Eine Modellbildung für die Interaktion bzw. Wechselwirkung dieser Ebenen, insbesondere unter Einbeziehung von psychischer Gesundheit und Entwicklungsaspekten, war bislang nur eingeschränkt möglich, auch mit Blick auf die zum Teil erheblichen regionalen und sozioökonomischen Unterschiede. Für die Verbesserung politischer Entscheidungen im globalen Kontext und vor dem Hintergrund komplexer Umweltveränderungen wird sie jedoch immer wichtiger.

Aktuelle Szenarien wie die »Shared Socioeconomic Pathways« (SSP), die von einem internationalen Team aus Klimaforschern, Ökonomen und Energiesystem-Modellierern entwickelt wurden, versuchen die globale Entwicklung bis 2100 für verschiedene Ländergruppen abzubilden und sollen auch als Grundlage für Gesundheitsszenarien genutzt werden (O'Neill et al., 2017; Sellers u. Ebi, 2018). Das Szenario SSP1-1.9, das den geringsten Temperaturanstieg zufolge hätte und das Narrativ einer *nachhaltigen und sozialen Entwicklung* unter Achtung der planetaren Grenzen verfolgt (Van Vuuren et al., 2017), ist ohne eine Stärkung der Gesundheits- und Bildungssysteme nicht möglich, also genau jener Faktoren der Mesosysteme, die sich (a) positiv auf die Gesundheit von Kindern und Jugendlichen auswirken und dies (b) in deren Leben als Erwachsene und (c) in dem ihrer Kinder fortsetzen – als *dreifache Dividende* (Patton et al., 2016).

Resilienz als Schutzfaktor

Die Herausforderungen des Szenarios einer weitestgehend nachhaltigen Entwicklung sind enorm. Doch es wäre fatal, einen solchen Weg aus kühler Berechnung, unrealistischem Optimismus, Fatalismus oder Hoffnungslosigkeit ad acta zu legen. Fundierte Szenarien können dabei helfen, möglichst wirksame Versuche zu unternehmen, das Schlimmste zu vermeiden, sich selbst erfüllenden Prophezeiungen (»wir schaffen es ohnehin nicht«) vorzubeugen und das den Umständen entsprechende Mögliche zu erreichen. Gerade für Jugendliche und junge Erwachsene ergibt sich vor dem Hintergrund dieser Maxime eine besondere Situation: Ihre Entwicklungsaufgaben umfassen inmitten einer Klima- und Nachhaltigkeitskrise sowohl die Anpassung an sich verändernde Strukturen und Lebensbedingungen als auch die Teilnahme an gesellschaftlichen Transformationsprozessen. Dabei sind sie direkt Betroffene sowie aktiv Gestaltende, und sie benötigen Strukturen, die sie in diesen Prozessen wirksam unterstützen (Trott, 2021).

Damit Heranwachsende solche Aufgaben im Zuge von Krisen psychisch erfolgreich bewältigen können, sollte der Blick, zusätzlich zur Stärkung von Gesundheitsinfrastrukturen und familiärer Bewältigungsressourcen (Bartlett, 2008), auf bewährte individuelle Bewältigungsstrategien gerichtet werden. Menschen, die Krisen erfolgreich meistern, werden als *resilient* bezeichnet. Resilienz stellt kein stabiles Persönlichkeitsmerkmal dar, sondern einen dynamischen Anpassungs- und Entwicklungsprozess in Interaktion zwischen Individuum und ungünstigen Entwicklungsbedingungen bzw. kontextuellen Belastungsfaktoren (Fröhlich-Gildhoff u. Rönnau-Böse, 2015). Krisen werden von resilienten Menschen gesund verarbeitet und als Anlass für Entwicklung genutzt (Dohm u. Klar, 2020). Dabei ist zwischen stabileren Resilienzfaktoren wie familiärer Hintergrund, Einkommen, Charaktereigenschaften oder genetische Veranlagungen und dynamischeren Resilienzmechanismen zu unterscheiden, die mit den Resilienzfaktoren, den Stressoren und äußeren Bedingungen über die Zeit hinweg interagieren (Kalisch et al., 2017).

Von Interesse für die Unterstützung von Entwicklungsprozessen sind vor allem Resilienzmechanismen, die durch Lernen *veränderbar* sind. Der Entwicklungspsychologe Klaus Fröhlich-Gildhoff und die Kindheitspädagogin Maike Rönnau-Böse identifizieren sechs dieser Mechanismen, die »besonders relevant sind, um Krisensituationen, aber auch Entwicklungsaufgaben […] zu bewältigen« (2015, S. 42 ff.):

- *Selbstwahrnehmung:* zum Beispiel das Selbst-Konzept: »Ich bin gut in …«, oder Gefühle bei sich erkennen und einordnen zu können;
- *Selbstwirksamkeit:* zum Beispiel die eigenen Stärken und Fähigkeiten zu kennen und überzeugt zu sein, mit diesen in schwierigen Situationen auch erfolgreich zu sein;
- *Selbstregulation:* zum Beispiel in belastenden Situationen die eigenen Gefühle steuern zu können oder Handlungsalternativen parat zu haben;
- *soziale Kompetenzen:* mit anderen positive Kontakte knüpfen und soziale Konflikte angemessen lösen zu können;
- *Problemlösungsfähigkeiten:* sich realistische Ziele setzen und Lösungsmöglichkeiten entwickeln, planen und anwenden zu können;
- *Stressbewältigung:* stressauslösende Situationen reflektieren und geeignete Bewältigungsstrategien auswählen können.

Zusammengefasst ergeben sich die Bereiche *Reflexionsfähigkeit* und *Handlungskompetenz,* die bei der Gestaltung von Lernprozessen in Entwicklungskontexten berücksichtigt werden sollten. Dabei geht es explizit *nicht* darum, Menschen zwecks Leistungssteigerung im Bildungs- oder Arbeitskontext zu trainieren. Dies wäre ein falsches Verständnis des Resilienzkonzepts, weil es nicht für Leistungs-, sondern für Krisensituationen entwickelt wurde, wenngleich es bei den Mechanismen sicherlich Überschneidungen gibt.

Es geht auch nicht darum (um einen zweiten wesentlichen Einwand gegen Resilienz als taugliches Konzept für den Umgang mit der Klimakrise zu entkräften), sich einfach nur an die sich verändernden Umstände anzupassen. Denn die besondere Herausforderung in der Klimakrise besteht darin, dass sie nicht irgendwann wieder zu Ende ist. Vielmehr würde ihr ungebremstes Fortschreiten Anpassung ab einem gewissen Zeitpunkt unmöglich machen. Deshalb braucht es ein aktives Eingreifen von uns Menschen. Resilienz in der Klimakrise erfordert also eine doppelte Resilienzleistung: (a) die Anpassung an eine sich fortlaufend verändernde Umwelt *und* (b) die Gestaltung und Bewältigung von Transformationsprozessen zur Eindämmung der Krise (Peter, van Bronswijk u. Rodenstein, 2021b).

Schule als Raum für Resilienzentwicklung

Dafür, möglichst viele Menschen erreichen und bei der Entwicklung adaptiver *und* transformativer Resilienzmechanismen unterstützen zu können, bieten sich etablierte Institutionen an, die in der alltäglichen Unterstützung junger Menschen bereits Erfahrung haben. Schule kann qua Verfügbarkeit, pädagogischer Zielstellung und sozialer Ausgestaltung als idealer Kontext verstanden werden, um Resilienz zu fördern (Edelmann u. Wessa, 2021; Peter u. Kantrowitsch, 2021; Peter, MacIntyre, Aufhammer u. Avci-Werning, 2021). Über 80 Prozent der Minderjährigen weltweit haben bereits Zugang zu Schulbildung, wenngleich es in Abhängigkeit vom Wohlstand der jeweiligen Länder zu erheblichen Ungleichheiten kommt und die Systeme vielerorts anfällig für Krisenereignisse wie die Coronapandemie sind (UNESCO, 2020). Zwar entspricht Schule auch mitnichten überall und in allen Punkten der Idealvorstellung eines resilienzfördernden Entwicklungskontextes. Doch sie ist eine vorhandene Struktur, die in vielen Teilen der Welt nicht erst aufwendig geschaffen werden muss. Das bedeutet in der Klimakrise einen entscheidenden Zeitvorteil.

Resilienzförderliche Schulen zeichnet u. a. eine transparente und auf konsistenten Regeln und Strukturen fußende Organisation aus, ebenso wie ein durch Wärme, Respekt und Akzeptanz geprägtes Klima (Fröhlich-Gildhoff u. Rönnau-Böse, 2015). Den Risikofaktoren, die im Zusammenhang mit der Klimakrise an Bedeutung gewinnen, kann Schule durch gezielte Förderung der oben beschriebenen Resilienzmechanismen ein ganzes Set an Schutzfaktoren gegenüberstellen. Diese kommen nicht nur dem Umgang mit der Bedrohung durch die Klimakrise zugute, sondern können weit darüber hinaus dazu beitragen, dass sich junge Menschen zu emanzipierten, selbstbestimmten Persönlichkeiten entwickeln und auch andere krisenhafte Herausforderungen individuell oder kollektiv bewältigen.

Ein Vorteil von Schule ist, dass die Förderung von Basiskompetenzen in einem sozialen Setting geschieht, junge Menschen also die Möglichkeit haben, Problemeinsicht und Reflexion, Bedeutung und Handhabbarkeit (Noack Napoles, 2019) in einem sozialen Kontext zu erfahren. In der Gemeinschaft können sie individuelle Ressourcen entwickeln und stärken, Handlungsoptionen gemeinsam lernen und ausprobieren. Und die drohende Überforderung mit den emotionalen Konsequenzen der (direkt erlebten oder antizipierten) Klimaveränderungen kann aufgefangen und bestenfalls in Handlungsmotivation umgewandelt werden (Grund u. Brock, 2019).

Die Umweltpsychologin Maria Ojala bezeichnet diese Kombination aus einer adaptiven emotionalen Verarbeitung (z. B. durch eine Anerkennung des Stressors bei gleichzeitigem Vertrauen in die Möglichkeiten, diesen bewältigen zu können) und einer handlungsorientierten Konfrontation mit dem Stressor als *bedeutungsfokussierte Bewältigung*. Diese erlangt vor allem dann Bedeutung, wenn ein Stressor – wie im Fall der Konfrontation mit der Bedrohung durch die Klimakrise – nicht sofort oder gar nicht mehr vollständig aufgelöst werden kann (Ojala, 2013, S. 2193). Für die Aufrechterhaltung von Wohlbefinden und die Aktivierung angemessenen Verhaltens hat sich eine solche ganzheitliche Bewältigung in der Auseinandersetzung von Heranwachsenden mit der Klimakrise als wirksam erwiesen (Ojala, 2013).

In Deutschland gibt es mit »Schule im Aufbruch« einen Ansatz, der bereits solche und andere resilienzbezogenen Aufgaben und Elemente schulischen Lernens und von Entwicklung in der Schule verfolgt. Dabei lernen Schülerinnen und Schüler in verschiedenen Lernformaten sich selbst zu organisieren, sich im Team zu engagieren und außerhalb der Schule zivilgesellschaftliche Verantwortung zu übernehmen. Sie beschäftigen sich mit Zukunftsfragen und erfahren so Wirksamkeit als Individuen und in der Gruppe (Initiative Schule im Aufbruch, 2021). Ein solches Lernformat stellt der *FREI DAY* dar (Rasfeld, 2021), in dem Schülerinnen und Schüler innerhalb des Kernunterrichts Lösungen etwa zu Themen einer nachhaltigeren Entwicklung im Kontext der Klimakrise erarbeiten, die sie gemeinsam vor Ort umsetzen (Cornel u. Büker, 2020; Rasfeld u. Breidenbach, 2014; ausführlich zu den psychologischen Grundlagen schulischer Nachhaltigkeitsbildung, vgl. Peter u. Kantrowitsch, 2021). So wurde im niedersächsischen Pattensen im Rahmen eines von Schulklassen organisierten Projekts ein Schulwald gepflanzt (Blum, 2021).

Für das Wirksamkeitserleben vor Ort spielt die Vernetzung der Schule mit anderen lokalen Akteuren eine wichtige Rolle. So können Schulgebäude nicht zuletzt als vorhandene Infrastruktur die Rolle von Stadtteil- oder Gemeindezentren übernehmen, in denen in Kooperation mit Trägern, Initiativen und öffentlicher Verwaltung verschiedenen Herausforderungen – Umweltverschmutzung, Klimakrise, soziale Segregation oder Diskriminierungen – ganzheitlich (das heißt u. a. institutions-, lebensbereichs-, kompetenz- und generationenübergreifend) begegnet werden kann (für ein anwendungsorientiertes Resilienzmodell für den Kontext Schule, vgl. Peter u. Kantrowitsch, 2021; Peter u. van Bronswijk, 2021).

Jugendproteste

Ein anderes Feld, in dem Jugendliche gerade in den letzten Jahren in der Gruppe Selbstwirksamkeit erfahren und Resilienz aufgebaut haben, ist jenes der Jugendproteste. Auch im Widerstand zu schulischen Zwängen haben sie der politischen Agenda zur Begrenzung der Erderhitzung eine Dringlichkeit gegeben, die trotz alarmierender Fakten bis dahin außerhalb der wissenschaftlichen Domäne kaum gesehen oder in ihrem Ausmaß bagatellisiert wurde. In ihrem Protest demonstrierten junge Menschen politische Handlungsfähigkeit und kollektive Wirksamkeit (Bleh, 2021), machten neue, prägende Erfahrungen, auch mit anderen gesellschaftlichen Kräften, die sie allerdings auch an die Grenzen ihrer Belastbarkeit führten (z. B. Zech, 2021). So ist die Jugend auch eine sensible Phase für das Lernen der eigenen Rolle in der Gesellschaft und für die Ausbildung einer staats- und weltbürgerlichen Identität (O'Brien, Selboe u. Hayward, 2018).

Viele Jugendliche wollen sich für mehr Nachhaltigkeit einsetzen, sehen jedoch gleichzeitig nicht genug Möglichkeiten dafür (BMU, 2018). Ihnen ist bewusst, dass sich die Lebensbedingungen auf der Erde noch zu ihren Lebzeiten verschlechtern werden (Corner et al., 2015) und sie damit werden leben müssen (Van Susteren u. Al-Delaimy, 2020). Das kann Angst machen (Peter et al., 2021b), zu Desillusionierung und Frustration führen (Grund u. Brock, 2019) oder zur Entfremdung gegenüber einem politischen System, das nicht für die Zukunft vorsorgt. Es bietet aber auch Entwicklungschancen dafür, diese Zukunft besser zu bewältigen und mitzugestalten.

Wenn sich protestierende Jugendliche hierzulande intensiv mit dem Thema beschäftigen, setzen sie sich mit Fragen der globalen und ökologischen Gerechtigkeit auseinander. Es wird ihnen möglich, über ihre eigene Betroffenheit hinauszublicken und ihre Verantwortung für die zukünftige Entwicklung auch weniger privilegierter Menschen auf sich zu nehmen, indem sie eine gerechte sozialökologische Politik einfordern und persönliche Konsequenzen für ihr Alltags- und politisches Handeln ziehen. Das ist der Schritt, der sie in eine erwachsene, verantwortungsvolle Identität führt, sie zu Akteuren des Wandels werden lässt (Trott, 2021). An den Erwachsenen ist es, sie auf diesem Weg ernst zu nehmen, sie zu begleiten, sie mitentscheiden zu lassen, von ihnen zu lernen und ihnen eine Zukunft zu sichern.

Literatur

Akseer, N., Mehta, S., Wigle, J., Chera, R., Brickman, Z. J., Al-Gashm, S., Sorichetti, B., Vandermorris, A., Hipgrave, D. B., Schwalbe, N., Bhutta, Z. A (2020). Non-communicable diseases among adolescents: Current status, determinants, interventions and policies. BMC Public Health, 20, 1908. https://doi.org/10.1186/s12889-020-09988-5 (Zugriff am 09.07.2021).

Anderson, C. A., Anderson, K. B., Dorr, N., DeNeve, K. M., Flanagan, M. (2000). Temperature and aggression. Advances in Experimental Social Psychology, 32, 63–133. https://doi.org/10.1016/S0065-2601(00)80004-0.

Azzopardi, P. S., Hearps, S. J. C., Francis, K. L., Kennedy, E. C., Mokdad, A. H., Kassebaum, N. J., Lim, S., Irvine, C. M. S., Vos, T., Brown, A. D., Dogra, S., Kinner, S. A., Kaoma, N. S., Naguib, M., Reavley, N. J., Requejo, J., Santelli, J. S., Sawyer, S. M., Skirbekk, V., Patton, G. C. (2019). Progress in adolescent health and wellbeing: Tracking 12 headline indicators for 195 countries and territories, 1990–2016. Lancet, 393 (10176), 1101–1118.

Bartlett, S. (2008). Climate change and urban children: Impacts and implications for adaptation in low- and middle-income countries. Environment and Urbanization, 20, 501–519.

Blakemore, S.-J., Mills, K. (2014). Is adolescence a sensitive period for sociocultural processing? Annual Review of Psychology, 65, 187–207.

Bleh, J. (2021). What do we want!? Identität, Moral und Wirksamkeit. Eine sozialpsychologische Perspektive auf die Erfolgsfaktoren der jungen Klimabewegung. In L. Dohm, F. Peter, K. van Bronswijk (Hrsg.), Climate Action. Psychologie der Klimakrise. Handlungshemmnisse und Handlungsmöglichkeiten. Gießen: Psychosozial-Verlag.

Blum, L. (2021). Der GLOBAL GOALS Kurs an der KGS Pattensen. FREI DAY. http://frei-day.org/blog/2021/02/26/der-global-goals-kurs-an-der-kgs-pattensen/ (Zugriff am 09.07.2021).

BMU (2018). Zukunft? Jugend fragen! Nachhaltigkeit, Politik, Engagement. Eine Studie zu Einstellungen und Alltag junger Menschen. Berlin: Bundesministerium für Umwelt, Naturschutz und nukleare Sicherheit.

Burke, S. E. L., Sanson, A. V., Van Hoorn, J. (2018). The psychological effects of climate change on children. Current Psychiatry Reports, 20, 35. https://doi.org/10.1007/s11920-018-0896-9.

Campbell-Lendrum D., Woodruff, R. (2006). Comparative risk assessment of the burden of disease from climate change. Environmental Health Perspectives, 114 (12), 1935–1941.

Clayton, S. (2020). Climate anxiety: Psychological responses to climate change. Journal of Anxiety Disorders, 74, 102263. https://doi.org/10.1016/j.janxdis.2020.102263.

Cornel, S., Büker, P. (2020). Der FREI DAY profitiert von einer wissenschaftlichen Begleitung. https://frei-day.org/blog/2020/03/03/der-frei-day-profitiert-von-einer-wissenschaftlichen-begleitung/ (Zugriff am 09.07.2021).

Corner, A., Roberts, O., Chiari, S., Völler, S., Mayrhuber, E. S., Mandl, S., Monson, K. (2015). How do young people engage with climate change? The role of knowledge, values, message framing, and trusted communicators. WIREs Climate Change, 6, 523–534.

Dohm, L., Klar, M. (2020). Klimakrise und Klimaresilienz. Die Verantwortung der Psychotherapie. Psychosozial, 43 (3), 99–113.

Edelmann, A., Wessa, M. (2021). Resilienzförderung in der Schule. Herausforderungen und Chancen. Praxis Schulpsychologie, 26, 4–5.

European Environment Agency (2020). Healthy environment, healthy lives: How the environment influences health and well-being in Europe (EEA-Report Nr. 21/2019). Luxembourg: European Environment Agency.

Fröhlich-Gildhoff, K., Rönnau-Böse, M. (2015). Resilienz. München: utb/Reinhardt.

Gilles-Stein, S., Traidl-Hoffmann, C. (2017). Führt der Klimawandel zu einer Zunahme von Pollenallergien in Deutschland? Pädiatrische Allergologie in Klinik und Praxis, 1, 6–10.

Grund, J., Brock, A. (2019). Why we should empty Pandora's box to create a sustainable future: Hope, sustainability and its implications for education. Sustainability, 11 (3), 893.

Günster, C., Klauber, J., Robra, B.-P., Schmuker, C., Schneider, A. (2021). Versorgungsreport Klima und Gesundheit. Berlin: Medizinisch Wissenschaftliche Verlagsgesellschaft.

Hughes, K., Bellis, M. A., Hardcastle, K. A., Sethi, D., Butchart, A., Mikton, C., Jones, L., Dunne, M. P. (2017). The effect of multiple adverse childhood experiences on health: A systematic review and meta-analysis. Lancet Public Health, 2 (8), e356–e366. https://doi.org/10.1016/S2468-2667(17)30118-4 (Zugriff am 09.07.2021).

Initiative Schule im Aufbruch (2021). Schule im Aufbruch. https://schule-im-aufbruch.de/ (Zugriff am 09.07.2021).

Kalisch, R., Baker, D. G., Basten, U., Boks, M. P., Bonanno, G. A., Brummelman, E., Chmitorz, A., Fernàndez, G., Fiebach, C. J., Galatzer-Levy, I., Geuze, E., Groppa, S., Helmreich, I., Hendler, T., Hermans, E. J., Jovanovic, T., Kubiak, T., Lieb, K., Lutz, B., Kleim, B. (2017). The resilience framework as a strategy to combat stress-related disorders. Nature Human Behaviour, 1 (11), 784–790.

Kaur, R. (2020). Threats of air pollution on children. International Journal of All Research Education and Scientific Methods, 8 (12). https://doi.org/10.6084/m9.figshare.13440164.v1.

Larsen, B., Luna, B. (2018). Adolescence as a neurobiological critical period for the development of higher-order cognition. Neuroscience & Biobehavioral Reviews, 94, 179–195.

Lob-Corzilius, T. (2015). Klimawandel und Gesundheit. Pädiatrische Allergologie in Klinik und Praxis, 1, 26–28.

Low, A. J., Frederix, K., McCracken, S., Manyau, S., Gummerson, E., Radin, E., Davia, S., Longwe, H., Ahmed, N., Parekh, B., Findley, S., Schwitters, A.

(2019). Association between severe drought and HIV prevention and care behaviors in Lesotho: A population-based survey 2016–2017. PLOS Medicine, 16 (1), e1002727. https://doi.org/10.1371/journal.pmed.1002727 (Zugriff am 09.07.2021).

McMichael, A. J. (1999). Prisoners of the proximate: Loosening the constraints on epidemiology in an age of change. American Journal of Epidemiology, 149 (10), 887–897.

McMichael, A. J., Campbell-Lendrum, D., Kovats, S., Edwards, S., Wilkinson, P., Wilson, T., Nicholls, R., Hales, S., Tanser, F., Le Sueur, D., Schlesinger, M., Andronova, N. (2004). Global climate change. In M. Ezzati, A. Lopez, A. Rodgers, C. Murray (Eds.), Comparative quantification of health risks: Global and regional burden of disease due to selected major risk factors (pp. 1543–1649). Genf: World Health Organization.

Noack Napoles, J. (2019). Vulnerabilität und Resilienz. Aaron Antonovskys Konzeption der Salutogenese. In R. Stöhr, D. Lohwasser, J. Noack Napoles, D. Burghardt, M. Dederich, N. Dziabel, M. Krebs, J. Zirfas, Schlüsselwerke der Vulnerabilitätsforschung (S. 109–124). Wiesbaden: Springer VS.

O'Brien, K., Selboe, E., Hayward, B. M. (2018). Exploring youth activism on climate change: Dutiful, disruptive, and dangerous dissent. Ecology and Society, 23 (3), 42. https://doi.org/10.5751/ES-10287-230342 (Zugriff am 09.07.2021).

O'Neill, B. C., Kriegler, E., Ebi, K. L., Kemp-Benedict, E., Riahi, K., Rothman, D. S., van Ruijven, B. J., van Vuuren, D. P., Birkmann, J., Kok, K., Levy, M., Solecki, W. (2017). The roads ahead: Narratives for shared socioeconomic pathways describing world futures in the 21st century. Global Environmental Change, 42, 169–180.

Ojala, M. (2013). Coping with climate change among adolescents: Implications for subjective well-being and environmental engagement. Sustainability, 5, 2191–2209.

Oudin, A., Bråbäck, L., Åström, D. O., Strömgren, M., Forsberg, B. (2016). Association between neighborhood air pollution concentrations and dispensed medication for psychiatric disorders in a large longitudinal cohort of Swedish children and adolescents. BMJ Open 2016;6:e010004. http://dx.doi.org/10.1136/bmjopen-2015-010004 (Zugriff am 09.07.2021).

Patton, G. C., Sawyer, S. M., Santelli, J. S., Ross, D. A., Afifi, R., Allen, N. B., Arora, M., Azzopardi, P., Baldwin, W., Bonell, C., Kakuma, R., Kennedy, E., Mahon, J., McGovern, T., Mokdad, A. H., Patel, V., Petroni, S., Reavley, N., Taiwo, K., Waldfogel, J., Wickremarathne, D., Barroso, C., Bhutta, Z., Fatusi, A. O., Mattoo, A., Diers, J., Fank, J., Ferguson, J., Ssewamala, F., Viner, R. M. (2016). Our future: A Lancet commission on adolescent health and wellbeing. Lancet, 387 (10036), 2423–2478. https://doi.org/10.1016/S0140-6736(16)00579-1 (Zugriff am 09.07.2021).

Peter, F., Kantrowitsch, V. (2021). Psychologische Grundlagen schulischer Nachhaltigkeitsbildung. Menschenbilder, psychische Mechanismen und Schulen als Resilienz-Zentren. In: Handbuch der Schulberatung, 126. Kulmbach: mgo Fachverlage.

Peter, F., MacIntyre, S., Aufhammer, F., Avci-Werning, M. (2021a). Schulen in der Pandemie – Resilienz als Bildungsziel. Warum wir die Widerstandskräfte von Schulen stärker in den Blick nehmen müssen. report psychologie, 4/2021, 9–11.

Peter, F., van Bronswijk, K. (2021). Die Klimakrise als Krise der psychischen Gesundheit für Kinder und Jugendliche. Pädiatrische Allergologie in Klinik und Praxis, 3, 59–64.

Peter, F., van Bronswijk, K., Rodenstein, B. (2021b). Facetten der Klimaangst. Psychologische Grundlagen der Entwicklung eines handlungsleitenden Klimabewusstseins. In B. Rieken, R. Popp, P. Raile (Hrsg.), Eco-anxiety – Zukunftsangst und Klimawandel. Interdisziplinäre Zugänge. Münster/New York: Waxmann.

Rasfeld., M. (2021). FREIDAY. Die Welt verändern lernen! Für eine Schule im Aufbruch. München: oekom.

Rasfeld, M., Breidenbach, S. (2014). Schulen im Aufbruch – Eine Anstiftung. München: Kösel-Verlag.

Sanson, A. V., Van Hoorn, J., Burke, S. E. L. (2019). Responding to the impacts of the climate crisis on children and youth. Child Development Perspective, 13, 201–207.

Schachter, E. P., Galliher, R. V. (2018). Fifty years since »Identity: Youth and crisis«: A renewed look at Erikson's writings on identity. Identity, 18 (4), 247–250.

Sellers, S., Ebi, K. L. (2018). Climate change and health under the Shared Socioeconomic Pathway framework. International Journal of Environmental Research and Public Health, 15 (1), 3. https://doi.org/10.3390/ijerph15010003.

Statista (2021). Anteil der Kinder und Jugendlichen (0- bis 17-Jährige) an der Weltbevölkerung nach Altersgruppen im Jahr 2020. https://de.statista.com/ statistik/daten/studie/1020714/umfrage/anteil-der-kinder-und-jugendlichen-an-der-weltbevoelkerung-nach-altersgruppen/ (Zugriff am 09.07.2021).

Tibbetts, J. H. (2015). Air quality and climate change: A delicate balance. Environmental Health Perspectives, 123 (6), A148–A153. https://doi.org/10.1289/ ehp.123-A148 (Zugriff am 09.07.2021).

Trott, C. D. (2021). What difference does it make? Exploring the transformative potential of everyday climate crisis activism by children and youth. Children's Geographies, 19 (3), 300–308. https://doi.org/10.1080/14733285.2020. 1870663.

UNESCO (2020). Global Education Monitoring Report 2020. Inclusion and education: All means all. Summary. Deutsche Übersetzung. Paris: United Nations Educational, Scientific and Cultural Organization.

Van Leeuwen, C., Torondel, B. (2018). Improving menstrual hygiene management in emergency contexts: Literature review of current perspectives. International Journal of Women's Health, 2018:10, 169–186.

Van Susteren, L., Al-Delaimy, W. K. (2020). Psychological impacts of climate change and recommendations. In W. K. Al-Delaimy, V. Ramanathan, M. S. Sorondo (Eds.), Health of people, health of planet and our responsibility. Climate change, air pollution and health (pp. 177–192). Springer Open.

Van Vuuren, D. P., Stehfest, E., Gernaat, D., Doelman, J. C., van den Berg, M., Harmsen, M., de Boer, H. S., Bouwman, L. F., Daioglou, V., Edelenbosch, O. Y., Girod, B., Kram, T., Lassaletta, L., Lucas, P. L., van Meijk, H., Müller, C., van Rujiven, B. J., van der Sluis, S., Tabeau, A. (2017). Energy, land-use and greenhouse gas emissions trajectories under a green growth paradigm. Global Environmental Change, 42, 237–250.

Zech, B. (2021). Kämpfen ohne Ende. Wie die Psychologists for Future junge Klimaaktive unterstützen. Praxis Schulpsychologie, 26, 10.

Volker Harbeck

Emotionale Reaktionen junger Menschen auf die drohende Klimakatastrophe

Erfahrungen mit einem Vertrauenskreis

Mittlerweile müsste es selbst jenen, die sich am hartnäckigsten gegen die Einsicht sperren, so langsam dämmern: Die Klimakrise hat selbst Deutschland und die komfortabel abgesicherten Länder des Globalen Nordens erreicht. Ein Temperaturanstieg um 1,6 °C im Vergleich zur vorindustriellen Zeit (Deutscher Wetterdienst, 2021) mit Trockenheit, Dürren, aber auch Starkregen und massiven Überschwemmungen, vor allem aber auch Waldbränden, verunsichern die Menschen nicht nur im fernen Afrika, Asien oder Ozeanien, sondern zunehmend auch in Europa und Nordamerika. Bereits 2014 und 2017 hat die American Psychological Association in zwei wegweisenden Berichten die gravierenden Auswirkungen der Klimakrise auf die mentale und emotionale Gesundheit einzelner Menschen, aber auch auf kommunale Gemeinschaften und die Gesellschaft als Ganze beschrieben – und dabei auch Empfehlungen für Verantwortliche in Politik, Gesundheitswesen und Klimawissenschaften erarbeitet, wie kompetent über die Klimakrise kommuniziert und die Resilienz gegenüber den dramatischen Auswirkungen der Klimaveränderungen gefördert werden kann (Clayton, Manning u. Hodge, 2014; Clayton, Manning, Krygsman u. Speiser, 2017).

In Deutschland hat es erst Initiativen wie der im April 2019 gegründeten »Psychologists/Psychotherapists for Future« bedurft, dass sich das »Deutsche Ärzteblatt« in seiner Ausgabe vom Mai 2020 erstmals dieses Themas annahm. Die psychologische Ratgeberautorin Marion Sonnenmoser beschreibt darin verbreitete Reaktionen auf die Klimakrise – u. a. Verzweiflung, Angst, Trauer, Wut, Überforderung, Schuldgefühle und Zukunftsverdrossenheit – unter einem Blickwinkel, der diese eher als pathologisch denn als der realistischen

Bedrohung angemessen erscheinen lässt. Bezeichnend dafür scheinen auch etwas rätselhafte Formulierungen wie die, dass die klimatischen Gefährdungen »bei vielen Menschen Aktivismus und kaum positive Emotionen wie Hoffnung auslösen. Stattdessen überwiegen negative und destruktive Emotionen und Haltungen« (Sonnenmoser, 2020, S. 203). Als Abhilfe gegen so viel Negativität empfiehlt sie zur Stärkung von »Selbsteffizienz« und »Optimismus« u. a. ein »Entkatastrophisieren« und verschiedene Methoden, um »eine gesunde innere Distanz zum Thema Klimawandel einzuhalten« (S. 205).

Da sich das Thema seinerseits allerdings durch eine zunehmend ungesunde und aufdringliche Distanzlosigkeit hervortut, muss sich ein derart bestärkter »Optimismus« wohl als ziemlich brüchig und kurzlebig erweisen. Der von Sonnenmoser suggerierte Gegensatz zwischen »Aktivismus« und »positiven Emotionen wie Hoffnung« spiegelt wohl den offenkundigen Zusammenhang wider, dass ein ernsthaftes Engagement für den Klimaschutz mit einer positiv-emotionalen rosa Brille unvereinbar ist, mit der so viele versuchen, die existenzielle Bedrohung durch die Klimakrise in ihrer subjektiven Wahrnehmung zu »entkatastrophisieren«. Andererseits gibt es im Unterschied zu Sonnenmosers suggestiven Formulierungen aber einen breiten Fundus an theoretischen Erkenntnissen und praktischen Erfahrungen, die in eine genau entgegengesetzte Richtung weisen, um Gefühlen der Hoffnung noch eine Überlebenschance zu geben: Gerade im illusionslosen Blick auf eine existenzbedrohende Entwicklung, im achtsamen Zulassen der dadurch ausgelösten belastenden Gefühle und in einer daraus erwachsenden Bereitschaft zu entschiedenem – vor allem auch kollektivem – Handeln liegt noch ein realistischer Spielraum für Hoffnung, der sich von kurzatmig »optimistischen« Beschwichtigungsmanövern abhebt (Crompton u. Kasser, 2009, S. 46 ff.; Hamilton u. Kasser, 2009, S. 5 ff.; Macy u. Johnstone, 2012, S. 64 ff.; Orange, 2017, S. 80 ff.; Klein Salamon u. Gage, 2020, S. 33 ff.).

Aus zahlreichen Gesprächen mit jungen Erwachsenen weiß ich, dass sie ganz besonders darunter leiden, von anderen, die sich bislang noch in jener »gesunden inneren Distanz« einrichten können – insbesondere von ihren Eltern und Großeltern, aber auch von Gleichaltrigen –, in der Sorge um ihre Zukunft nicht ernst genommen zu werden. Von älteren Menschen, aber oft auch Gleichaltrigen wird ihnen eher empfohlen, doch mal zu entspannen, mal in den Süden zu fliegen, einen Strandurlaub zu genießen, so wie sie es selbst, oft häufiger im Jahr, machen. Dass viele dieser Menschen gerade durch ihren exzessiven und zerstörerischen Konsum zur Klimakrise beitragen, wird dabei verleugnet, verdrängt oder bagatellisiert. Gerade unter den Eltern und Großeltern der heutigen jungen Erwachsenen finden sich besonders viele, die sowohl die wachstums- und konsumorientierten Machtverhältnisse unterstützen, die die Lebensgrundlage unserer Zivilisation und großer Teile der Tier- und Pflanzenwelt bedrohen, als auch durch ihr individuelles Verhalten dazu beitragen, dass die Zukunftsperspektive junger Menschen so massiv gefährdet ist wie noch nie zuvor.

Auch in früheren Zeiten gab es selbstverständlich immer wieder Situationen, wie etwa in großen Kriegen, die durch extremen Zukunftspessimismus geprägt waren. Es bestand aber zumindest die Hoffnung auf deren Ende, eine Chance, dass es zum Beispiel nach einem Krieg einen Neuanfang und Wiederaufbau geben würde. Erst mit der Entwicklung von Massenvernichtungswaffen wie der Atombombe ging erstmalig die Angst um, dass Menschen in der Lage sein könnten, die gesamte menschliche Zivilisation auszulöschen. Im Gegensatz zur akuten Bedrohung durch einen Atomkrieg trägt das relativ langsame Tempo der Klimakrise dazu bei, dass eine große Mehrheit vor allem unter den älteren Generationen noch keinen hinreichenden Grund für eine radikale und schnelle Verhaltensänderung erkennt. Auch andere im Hintergrund ablaufende Existenzkrisen wie das Artensterben, die zunehmende Vermüllung der Meere, die Vernichtung von Urwäldern, die Zerstörung fruchtbaren Ackerbodens durch die industrialisierte Landwirtschaft oder die Versiegelung von Natur durch Straßen- und Hausbau versetzen viele Eltern und Großeltern keineswegs in einen ähnlichen Gefühlszustand wie immer mehr Menschen der jüngeren Generation.

Vor diesem Hintergrund spricht ein führender Klimaforscher wie Hans Joachim Schellnhuber von einem drohenden Verstoß gegen den »ersten Hauptsatz des Menschlichen: Töte deine Kinder nicht!« und von der unerträglichen Aussicht, »dass wir möglicherweise die Generation sind, die die Welt verkonsumiert hat, und nichts mehr für die übrig lassen, die wir eigentlich am meisten lieben« (Schellnhuber, 2019, 1:15). Und das spüren vor allem die jungen, sensiblen Menschen – dass ihnen, wie es der Politikwissenschaftler und Psychotherapeut Paul Hoggett ausdrückt, die für eine »perverse Kultur« charakteristischen Haltungen bedenkenlosen Konsums und leichtsinniger Realitätsverweigerung entgegenschlagen (Hoggett, 2013). Der gnadenlos ausgelebte Egozentrismus vieler Babyboomer und ihrer Eltern lässt Mitgefühl und Empathie mit ihren Kindern und den nachfolgenden Generationen vermissen (vgl. dazu auch den Beitrag von Hans-Geert Metzger in diesem Band). Und genau darunter leiden die Jugendlichen und jungen Erwachsenen – nicht gesehen, nicht verstanden, nicht ernst genommen zu werden.

Die »Fridays for Future«-Bewegung und auch die Aktionen von Extinction Rebellion haben es zwar 2019 geschafft, dass es in Deutschland zu einer deutlich größeren öffentlichen Wahrnehmung des Themas Klimakrise gekommen ist. Immerhin nannten Ende September 2019 in den Umfragen des Politbarometers der Forschungsgruppe Wahlen 59 Prozent der Befragten auf die Frage nach den zwei aktuell wichtigsten Problemen in Deutschland das Thema »Umwelt/Energiewende« – womit sich ihr Anteil gegenüber September 2018 fast verzehnfacht hatte. Allerdings fiel dieser in den folgenden Monaten auch wieder steil auf Werte zwischen 35 und 42 Prozent ab (Schipperges, 2020, S. 34) – was anzeigt, dass das Thema je nach Stimmungslage weiterhin von bis zu zwei Dritteln der erwachsenen Bevölkerung an den Rand gedrängt werden kann (was im Zuge der Coronakrise wohl auch noch nachdrücklicher der Fall sein dürfte). Dementsprechend scheinen denn auch die politischen Entscheidungsträgerinnen und -träger – sei es in Deutschland, Europa, Nordamerika oder anderen Ländern des Globalen Nordens – davon zumindest aus Sicht der vorrangig betroffenen jungen Menschen weitgehend unberührt zu sein.

Ein erster Anstoß

Im Sommer 2019 entschied ich mich, in Kiel eine Gesprächsgruppe, einen Vertrauenskreis, für junge und ältere Menschen anzubieten, die sich durch die Klimakrise irritiert, verängstigt und bedroht fühlten – vorrangig aber auch für »Aktivisti«, die sich im Rahmen von Extinction Rebellion engagierten. Meine Vorerfahrungen sowohl als psychologischer Psychotherapeut in eigener Praxis als auch als Mitglied und zum Teil Leiter in verschiedenen Initiativen und Projekten brachten mich aus folgendem Grund dazu, diese Gruppe ins Leben zu rufen: In allen Gruppen – u. a. in der Transition-Town-Initiative »Kiel im Wandel«, im Verein MUDDI Markt (eine nachhaltigere Alternative zum kommerziellen Angebot der Kieler Woche), im Verein Zero Waste Kiel, im Projektteam einer Ratgeberbroschüre für nachhaltigeren Konsum »Kostbares in Kiel« und in der Regionalgruppe der Psychologists/Psychotherapists for Future – machte ich ähnliche Erfahrungen: Junge und auch ältere Menschen engagierten sich aus einem tiefen Unbehagen und starken Wunsch nach Veränderung, meist aber ohne fundiertes Wissen über wissenschaftliche Zusammenhänge bzw. Fakten der Klimawissenschaften. Besonders groß schienen mir diese Wissensdefizite erstaunlicherweise bei den Verantwortlichen im Gremium »Masterplan 100 % Klimaschutz« der Stadt Kiel, die sogar nur vereinzelt über den UN-Weltklimarat und seine Veröffentlichungen Bescheid wussten. Zwar besuchten viele gelegentlich entsprechende Vorträge, studierten einschlägige Fächer oder recherchierten im Internet oder in Publikationen zu verschiedenen Aspekten der Klimakrise und anderer ökologischer Themen – ließen sich davon aber nur selten zu einer konsequenten Veränderung des eigenen Lebensstils oder zu einem entschiedenen gesellschaftspolitischen Engagement motivieren.

Mangelndes Wissen, mangelnde Bereitschaft zu komplexem Denken, aber natürlich auch Verdrängungs-, Verleugnungs- und Bagatellisierungsmechanismen führten nach meiner Einschätzung in all diesen Projekten zu paradoxen Verhaltensweisen, die uns hinlänglich aus dem Alltag bekannt sind und u. a. durch das sozialpsychologische Konzept der »moralischen Lizenzierung« beschrieben werden (Stangl, 2021). Durch ihr ehrenamtliches Engagement fühlen sich viele berechtigt, an anderer Stelle besonders große Mengen CO_2 zu emittieren – sei es durch (oft auch mehrmals im Jahr unternommene) Fernflugreisen, Kreuzfahrten oder den Kauf großer, spritschluckender Autos. Natürlich trifft dies bei weitem nicht auf alle zu: Viele andere in diesen Projekten Engagierte haben die zerstörerischen

Auswirkungen menschlichen Handelns auf den Planeten und die extremen sozialen Ungerechtigkeiten in unserer Welt nicht nur emotional an sich herangelassen, sondern auch ihr gesellschaftspolitisches Engagement und ihren Lebensstil darauf ausgerichtet.

Sowohl für die einen als auch die anderen kann meiner Einschätzung nach die Schaffung von Räumen einen wertvollen Rahmen bieten, in denen sie sich einerseits mit den Fakten der Klimakrise und den anderen durch den Menschen ausgelösten Krisen auseinandersetzen können, andererseits mit dem breiten Spektrum der in ihnen dadurch ausgelösten Gefühle, das von Wut und Angst über Schuld- und Schamgefühle aufgrund der eigenen Mitverantwortung bis hin zu Widerständen gegen notwendige Verhaltensänderungen reicht. Auf dieser Grundlage wächst die Chance, konstruktive Lösungen, Umgangshilfen und Widerstandsformen zu erarbeiten und zu entwickeln.

Mit der von mir angebotenen offenen Gruppe sollte ein derartiger vertrauensvoller Raum und Rahmen geschaffen werden: Durch eine einerseits kritische, andererseits verständnisvolle Konfrontation mit eigenen kognitiven und emotionalen Widerstandsmustern gegen klimawissenschaftliche Erkenntnisse – und vor allem daraus abzuleitende Handlungsempfehlungen – sollte ein Abbau von Vermeidungsverhalten, Verleugnung, Verdrängung und Bagatellisierung wie auch die Bereitschaft gefördert werden, Verantwortung zu übernehmen, sich auch eigener Mitverursachung zu stellen. Nicht zuletzt die dabei gestärkten Kompetenzen im Umgang mit unangenehm erlebten Emotionen bilden eine wesentliche Grundlage für den Aufbau und Ausbau von Klimaresilienz (vgl. dazu auch den Beitrag von Felix Peter und Dagmar Petermann in diesem Band). Den unumgänglichen allgemeineren Rahmen liefert die Entwicklung von Visionen zur Transformation der Gesellschaft in Richtung einer sozial gerechten, ökologischen bzw. klimaschonenden Lebensführung, der besonders viel Raum und Zeit gewidmet wird – sowohl auf kollektiver wie auf individueller Ebene im Sinne der Erarbeitung alternativer Lebensstile. Den bereits Aktiven sollte ein gangbarer Mittelweg zwischen Flucht in den Aktionismus und katastrophisierender Resignation aufgezeigt werden.

Vom Anstoß zur praktischen Umsetzung

Primär richtete ich mein Angebot zunächst an Aktivisti von Extinction Rebellion, die bereits an Blockadeaktionen teilgenommen hatten und teilweise unter ihren Erfahrungen litten – insbesondere mit Polizeieinsätzen, aber auch mit abwertenden und beleidigenden Äußerungen von Zuschauenden. Die Treffen waren als offene Termine angedacht, sodass neue Personen dazukommen, andere die Gruppe aber auch jederzeit wieder verlassen konnten. Alle Teilnehmerinnen und Teilnehmer wurden darüber aufgeklärt, dass es sich nicht um eine psychotherapeutische Gruppe handeln würde, auch wenn einzelne Erfahrungen, die als belastend oder auch traumatisch erlebt wurden, natürlich berichtet werden durften. Ferner einigten sich die Teilnehmenden auf einige klare Umgangs- und Diskussionsregeln – u. a.: sich ausreden zu lassen, keine Bewertungen oder gar Abwertungen von persönlichem Erleben zuzulassen, möglichst in Ich-Form über sich zu sprechen und nicht zu generalisieren, weder rassistische noch sexistische oder in anderer Form herabwürdigende Äußerungen über Menschen zu machen und die Moderation der Gruppentreffen unter den Mitgliedern zirkulieren zu lassen.

Bei den ersten Treffen wurden die individuellen Bedürfnisse hinsichtlich der Gruppe zusammengetragen. Dabei wurden besonders Wünsche nach Austausch und emotionaler Entlastung geäußert: Es sollte vor allem einen Raum für den vertrauensvollen Ausdruck von Gefühlen geben. Darüber hinaus wurden Perspektiven und Pläne für zwei Szenarien gewünscht: für eine Welt, deren Erwärmung auf unter 2 °C begrenzt werden kann, und für eine Welt mit einer Erwärmung über 2 °C. Darauf bezogen sollten angemessene Aktivitäten geplant werden, an denen sich Chancen auf sinnvolles Engagement abzeichnen können. Dabei sollte auf gegenseitige Unterstützung für Aktionen und in deren Verlauf für ein Sich-gegenseitig-Kraft-Geben Wert gelegt werden. Aktionen sollten vor allem emotional gut vor- und nachbereitet werden, wobei besonders dem Prinzip der Gewaltfreiheit und der Offenheit für emotionale Reaktionen und Wahrnehmungen gezielte Aufmerksamkeit zuteilwerden sollte. Dabei war den Teilnehmerinnen und Teilnehmern auch sehr bewusst, dass Frühwarnsignale für Burnout zu erarbeiten waren und Regenerationsoptionen aufgebaut werden müssten, auch um dem Risiko eines Überaktivismus entgegenzuwirken.

Als drängendes und bisweilen quälendes Anliegen wurde die Erarbeitung von Umgangshilfen mit Personen des nahen Umfeldes thematisiert, die sich noch gar nicht mit der Klimakrise beschäftigt hatten, zu denen aber eine emotionale Bindung bestand – wie Familienangehörigen, Partnerinnen und Partnern, Freundinnen und Freunden oder WG-Mitbewohnerinnen und -bewohnern. Damit verband sich auch die Hoffnung, die eigene Zerrissenheit zu überwinden, die sich aus einem Handeln und Leben in zwei Welten ergibt – einer Welt, in der eine Person »funktioniert«, wenig reflektiert und abspaltet, und einer Welt, in der sie über die Klimakrise verzweifelt ist, sich belastet fühlt und diese Gefühle zulassen möchte. Damit verbunden wurde auch der Wunsch geäußert, mithilfe der Gruppe sowohl auf beruflicher als auch privater Ebene den eigenen Platz in der Gesellschaft besser finden zu können.

Nach etwa zehn Terminen kristallisierte sich eine feste Gruppe von etwa sechs bis acht Mitgliedern heraus, von denen einige zum Beispiel auch direkt nach ihren Blockadeaktionen im Rahmen der ersten Rebellion-Wave in Berlin vom 7.–10. Oktober 2019 zu einem der Treffen kamen. Somit standen Berichte persönlicher Erfahrungen und Erlebnisse meist am Anfang der Gruppentreffen (im unmittelbaren Anschluss an eine einleitende Befindlichkeitsrunde und kleine Übungen zur Selbstberuhigung und Spannungsreduktion, z. B. durch Summen oder Singen – wie dies häufig auch bei Aktionen von Extinction Rebellion und ähnlichen Gruppen praktiziert wird). In Abstimmung mit den jeweils geäußerten Bedürfnissen der Mitglieder wandten wir uns danach einem oder mehreren der bereits erwähnten Wunschthemen zu.

Was dabei u. a. deutlich wurde, waren überraschend große Unterschiede unter den Mitgliedern im Hinblick auf das Ausmaß ihrer bisherigen Auseinandersetzung mit der Klimakrise. Einige waren zum Beispiel sehr erstaunt, dass die ihnen zu Ohren gekommenen vier bis sechs Tonnen CO_2-Emissionen für einen Hin- und Rückflug in die USA nicht für das gesamte Flugzeug, sondern für jeden Fluggast anzusetzen sind. Andere wussten demgegenüber sehr genau

Bescheid über Phänomene wie den Eis-Albedo-Effekt oder darüber, was sich hinter Begriffen wie Klimasensitivität oder Aerosolmaskierung verbirgt. Auch hinsichtlich der persönlichen Lebensstile gab es eine große Bandbreite zwischen Mitgliedern, die vegan lebten, sich zu Fuß, mit Fahrrad oder Bus und Bahn fortbewegten, und anderen, die sich in ihrem Fleischkonsum oder ihren mehrfachen Flugreisen pro Jahr nicht vom deutschen Durchschnitt unterschieden – aber dennoch die Notwendigkeit spürten, »die Welt« retten zu müssen. Ein Teilnehmer berichtete von seinem vergeblichen Versuch, auf einer Partnerschaftsplattform auch nur eine einzige Frau kennenzulernen, die – wie er – Flugreisen für sich ausgeschlossen hat. Wie lange sie wohl noch optimistisch bleiben könnten, fragten sich diejenigen, die sich intensiver mit den Fakten und Prognosen der Klimawissenschaft auseinandergesetzt hatten – waren aber zumindest froh, ihre resignative Haltung überhaupt einmal mitteilen und dadurch Entlastung erfahren zu können.

Intensive Rückmeldungen und Berichte gab es nach den Weihnachtsfeiertagen. Für klimasensitive Menschen, die den Blick auch auf weitere durch die Menschen verursachte Krisen richten, stellt gerade das Weihnachtsfest – zumindest so, wie es im Globalen Norden gefeiert wird – eine besondere Herausforderung dar. In dieser Zeit führt nicht nur der exorbitante Konsum in Form von Geschenken zu einer deutlichen seelischen Belastung bei Menschen, die nicht verdrängen, verleugnen oder bagatellisieren wollen, sondern auch die Menge des Fleischverzehrs und der ihn ermöglichende grausame Umgang mit dem Tierwohl, der Überfluss an meist wenig umweltfreundlicher Dekoration und Verpackungsmüll oder auch die bereits in der Adventszeit um sich greifende Energieverschwendung in Form von glitzernder Wohnungs-, Haus- und Carportbeleuchtung. Dementsprechend berichteten die meisten, dass sie Weihnachten nur dadurch einigermaßen gut überstanden hätten, dass sie Diskussionen mit ihren Eltern oder Großeltern zu solchen Themen ausgewichen wären. Nicht nur in Betriebskantinen, sondern erst recht an Weihnachten im Familienkreis würde ein Veggie-Day offensichtlich als grobe Zumutung empfunden. Und da kommt es auch nicht besonders gut an, mit Oma und Opa über Generationengerechtigkeit zu diskutieren, wenn sich die beiden zum heiligen Fest gegenseitig eine Kreuzfahrt in der Karibik geschenkt haben und Papa stolz alle mit seinem neuen SUV zur Mitternachtsmesse kutschieren will.

Eine Reihe von Rückmeldungen brachte die durch die Gruppenerfahrung möglich gewordene emotionale Entlastung sehr augenfällig zur Geltung. Eine Teilnehmerin äußerte, dass die 90 Minuten, die sie in der Gruppe verbringe, die einzige Zeit in der Woche seien, in der sie das Gefühl habe, authentisch sein zu können und sich nicht verstellen zu müssen. Ein anderer Teilnehmer erklärte, dass er sich nur in dieser Gruppe verstanden und in seinen Ängsten, Irritationen und seiner Verzweiflung ernst genommen fühle. Woanders, vor allem in seiner Familie, bekomme er stattdessen herablassende Empfehlungen zu hören, sich doch einfach durch wohlfeile Urlaubs- und Konsumfreuden von depressiven und ängstlichen Gedanken über zukünftige Entwicklungen abzulenken. Andere berichteten Ähnliches von ihren Erfahrungen in ihrer Wohngemeinschaft, von Unverständnis für ihre Entscheidung, keine Flugreisen mehr unternehmen zu wollen, oder von empörter Zurückweisung, wenn sie sich für eine fleischlose Ernährung oder gar einen veganen Lebensstil aussprächen, sofern sich dies jedenfalls nicht nur auf ihre eigene Person beschränkte.

Äußerungen und Berichte wie diese unterstreichen den Wert der psychologischen Hilfestellung für junge Menschen, den solche Vertrauensräume bieten können – nicht zuletzt gegenüber dem Risiko, sich aus ökologischen Initiativen oder Projekten irritiert und unverstanden zurückzuziehen, wenn sie erkennen, wie wenig ernst es vielen anderen Beteiligten mit deren grundlegenden Zielen ist. Bleiben sie trotzdem, wird von ihnen eine hohe Toleranz verlangt, diese mangelnde Konsequenz auszuhalten. »Wir sind halt noch nicht so weit«, »Auch kleine Schritte zählen«, »Wir wollen auf keinen Fall mit erhobenem Zeigefinger vorgehen« usw. sind dann beliebte Formulierungen, um sich nicht entschiedener für einen nachhaltigen Lebensstil einsetzen zu müssen oder gar auch noch das eigene Verhalten kritisch zu hinterfragen. Gelegenheit dafür hätte es zum Beispiel im Rahmen des bereits erwähnten Gremiums »Masterplan 100 % Klimaschutz« gegeben, bei dem die Stadt Kiel ihr 2019 in Betrieb genommenes Gaskraftwerk, das ein Kohlekraftwerk ersetzt, als vorzeigbares Klimaschutzprojekt bewirbt, obwohl schon in den beginnenden 2010er Jahren seitens der Zivilgesellschaft der Bau eines ausschließlich mit regenerativer Energie betriebenen Heizkraftwerkes angemahnt worden war. Mit einem ähnlichen Mangel an Glaubwürdigkeit wurde die Inbetriebnahme der Landstromanlage für Kreuzschiffe im Kieler Hafen gefeiert und dabei diskret unter den Teppich gewischt, welch extreme Klimabelastung grundsätzlich von der Kreuzschifffahrt ausgeht. Passenderweise beklagte der Oberbürgermeister denn auch gleichzeitig den durch die Coronakrise verursachten Rückgang der Kreuzfahrten.

Eine Freisetzung konstruktiver Vorstellungskraft

Für junge Menschen, die berechtigterweise um eine lebenswerte Zukunft bangen, sind derartige Signale mangelnder Ernsthaftigkeit nur schwer erträglich. Insofern der Vertrauenskreis auch einen angemessenen Rahmen bieten konnte, um die Fassungslosigkeit und Verzweiflung darüber sehr klar zu thematisieren, zeigte sich aber auch gleichzeitig, wie Menschen dabei schnell zu konstruktiven Ideen und Visionen für einen veränderten Umgang mit diesen belastenden Kognitionen und Emotionen kommen können. In der Gruppe kam dies zunächst im Wunsch zur Geltung, ein »Survival Kit« (eine »Überlebensausrüstung«) für die sich verschärfende Klima- und Umweltsituation zusammenzustellen, und sich danach auch eingehender mit der Frage auseinanderzusetzen, welche wesentlichen Merkmale ein nachhaltiger und solidarischer Lebensstil und eine ebenso wirtschaftende Gesellschaft aufweisen müsste (wie dies übrigens auch bereits im Rahmen detaillierter Zukunftsszenarien entwickelt wurde; vgl. u. a. Kuhnhenn, Costa, Mahnke, Schneider u. Lange, 2020; Kuhnhenn, Pinnow, Schmelzer u. Treu, 2020).

Diese Diskussionen führten schließlich zur gemeinsamen Entwicklung eines konkreten Lebens- und Arbeitsprojekts in Anlehnung an Konzepte und ein vorbildhaftes Projekt des auf Nachhaltigkeit bedachten Industrie- und Stadtdesigners Jacque Fresco (2012). Dabei wurden sowohl Aspekte eines Grundkonsenses für das Leben in einer zukunftsfähigen Community zusammengetragen – wie etwa eine konsequente Respektierung der planetaren Belastungsgrenzen,

Kreislauf- und Subsistenzwirtschaft oder autarke Grundversorgung – als auch konkrete Ideen für einen nachhaltigen Lebensstil ausgelotet. Ihnen zufolge könnte die Wassergewinnung eventuell auch atmosphärisch und durch Regenwasser erfolgen, Elektrizität vor allem durch Photovoltaikanlagen ohne Netzanbindung erzeugt werden oder Behausungen u. a. auch durch eine Umrüstung ausrangierter Schiffscontainer oder 3D-Druck geschaffen werden. Bei der Sanitärtechnik wurden wasserfreie Trenn-Komposttoiletten ins Auge gefasst, während für die Nahrungsmittelversorgung eine Anbaufläche von 250 Quadratmeter pro Kopf kalkuliert wurde (vor allem für Süßkartoffeln, Brokkoli, Rotkohl und Wurzelgemüse mit hohem Ertrag). Mit einer »Library of Things« zur Ausleihe der unterschiedlichsten Gebrauchsgüter, die von den Einzelnen nicht ständig benötigt werden, könnten sowohl große Mengen an Ressourcen und Energie für die Herstellung als auch Flächen für die Lagerung eingespart werden.

Diese Gedankenspiele sollen nur beispielhaft veranschaulichen, wie viel kreative Fantasie und Lösungskompetenz zur Entfaltung kommen kann, wenn Menschen ein Raum angeboten wird, in dem mit den durch die Klimakrise ausgelösten Gefühlen und Kognitionen ein offener und konstruktiver Umgang entwickelt werden kann. Wir müssen insbesondere jungen Menschen ermöglichen zu erfahren, dass nicht ihre emotionalen Reaktionen auf die drohende Klimakatastrophe pathologisch oder übertrieben sind, sondern die Reaktionen des größten Teils der übrigen Gesellschaft – zu verleugnen, zu verdrängen, zu bagatellisieren und zu relativieren, was die Klimawissenschaft schon seit den 1950er Jahren eindringlich zu vermitteln versucht und sich seit nunmehr über drei Jahrzehnten auch definitiv in der globalen Öffentlichkeit verankert hat.

Literatur

Clayton, S., Manning, C. M., Hodge, C. (2014). Beyond storms and droughts: The psychological impacts of climate change. Washington, DC: American Psychological Association u. ecoAmerica. https://ecoamerica.org/wp-content/uploads/2014/06/eA_Beyond_Storms_and_Droughts_Psych_Impacts_of_Climate_Change.pdf (Zugriff am 12.07.2021).

Clayton, S., Manning, C. M., Krygsman, K., Speiser, M. (2017). Mental health and our changing climate: Impacts, implications, and guidance. Washington, DC: American Psychological Association u. ecoAmerica. https://www.apa.org/news/press/releases/2017/03/mental-health-climate.pdf (Zugriff am 12.07.2021).

Crompton, T., Kasser, T. (2009). Meeting environmental challenges: The role of human identity. Godalming: WWF-UK. https://assets.wwf.org.uk/downloads/meeting_environmental_challenges___the_role_of_human_identity.pdf (Zugriff am 12.07.2021).

Deutscher Wetterdienst (2021). Klima-Pressekonferenz des Deutschen Wetterdienstes, 09.03.2021. https://www.dwd.de/DE/presse/pressekonferenzen/DE/2021/PK_09_03_2021/pressekonferenz.html (Zugriff am 12.07.2021).

Fresco, J. (2012). Die Gestaltung der Zukunft (Designing the future). Venus (USA): The Venus Project. https://www.files.thevenusproject.com/hotlinkok/designing_the_future_ebook/Designing %20The %20Future %20- %20 German.pdf (Zugriff am 12.07.2021).

Hamilton, C., Kasser, T. (2009). Psychological adaptation to the threats and stresses of a four-degree world. »Four Degrees and Beyond« conference, Oxford University, 28.–30. September 2009. https://www.eci.ox.ac.uk/events/4degrees/ppt/poster-hamilton.pdf (Zugriff am 12.07.2021).

Hoggett, P. (2013). Climate change in a perverse culture. In S. Weintrobe (Ed.), Engaging with climate change: Psychoanalytic and interdisciplinary perspectives (pp. 46–71). London/New York: Routledge.

Klein Salamon, M., Gage, M. (2020). Facing the climate emergency: How to transform yourself with climate truth. Gabriola Island: New Society Publishers.

Kuhnhenn, K., Costa, L., Mahnke, E., Schneider, L., Lange, S. (2020). A societal transformation scenario for staying below 1.5 °C. Publication Series Economic & Social Issues, 23. Berlin: Heinrich Böll Stiftung, Konzeptwerk Neue Ökonomie. https://www.boell.de/sites/default/files/2020-12/A %20Societal %20Transformation %20Scenario %20for %20Staying %20Below %20 1.5C.pdf?dimension1=division_iup (Zugriff am 12.07.2021).

Kuhnhenn, K., Pinnow, A., Schmelzer, M., Treu, N. (2020). Zukunft für alle. Eine Vision für 2048. München: oekom, Konzeptwerk Neue Ökonomie. https://zukunftfueralle.jetzt/wp-content/uploads/2020/08/ZFA_Buch_digital-1.pdf (Zugriff am 12.07.2021).

Macy, J., Johnstone, C. (2012). Active hope: How to face the mess we're in without going crazy. Navato: New World Library.

Orange, D. M. (2017). Climate crisis, psychoanalysis, and radical ethics. London/New York: Routledge.

Schellnhuber, H. J. (2019). »Wir töten unsere besten Freunde« (Interview). ZDF, Terra X, 20.10.2019. www.zdf.de/dokumentation/terra-x/interview-hans-joachim-schellnhuber-klimawandel-100.html (Zugriff am 12.07.2021).

Schipperges, M. (2020). Umwelteinstellungen in Deutschland von 1971 bis 2019 – Zeitreihenanalyse anhand externer Datenquellen. Texte 103/2020. Dessau-Roßlau: Umweltbundesamt. https://www.umweltbundesamt.de/sites/default/files/medien/479/publikationen/texte_103-2020_umwelteinstellungen_in_deutschland_von_1971_bis_2019_0.pdf (Zugriff am 12.07.2021).

Sonnenmoser, M. (2020). Klimawandel und psychische Gesundheit: Ein relativ neuer Stressfaktor. Deutsches Ärzteblatt PP (für Psychologische Psychotherapeuten und Kinder- und Jugendlichenpsychotherapeuten), 5/2020, 203–205. https://www.aerzteblatt.de/pdf.asp?id=213960 (Zugriff am 12.07.2021).

Stangl, W. (2021). Moral Licensing. Online-Lexikon für Psychologie und Pädagogik. https://lexikon.stangl.eu/16141/moral-licensing/ (Zugriff am 12.07.2021).

Josef Berghold

Die Klimakrise im Irrgarten unserer »perversen Kultur«

»Es erscheint unvorstellbar, dass eine technologisch fortgeschrittene Zivilisation sehenden Auges ihre Selbstvernichtung betreibt, doch genau dies geschieht im Moment« (Kolbert, 2006, S. 204). Mit diesem Satz endet das von der führenden Umweltpublizistin Elizabeth Kolbert vor 15 Jahren veröffentlichte Buch »Vor uns die Sintflut« über die sich immer schneller und bedrohlicher zusammenbrauende Klimakrise.

Auf den ersten Blick ist dies eine sehr eindeutige und einfache – und vor allem natürlich zutiefst bestürzende – Feststellung. Auf den zweiten Blick wird an der glatten Oberfläche dieses Satzes aber auch ein feiner logischer Riss erkennbar, der einen Anstoß gibt, den hier zur Sprache gebrachten Zusammenhängen noch genauer nachzuspüren. Auf der einen Seite liefert der Umgang unserer Zivilisation mit ihren klimatischen – und sonstigen – Lebensgrundlagen tatsächlich eine Fülle von Indizien für einen energischen Kurs in Richtung Selbstzerstörung. Auf der anderen Seite müsste es aber auch glatt undenkbar sein, dass eine hochkomplexe Lebensform wie die unsere »sehenden Auges«, das heißt in aller Bewusstheit und Konsequenz, ihren eigenen Untergang anstreben kann (wenn man jedenfalls davon ausgeht, dass alle lebenden Arten darauf angelegt sind, mit allen ihnen zur Verfügung stehenden Mitteln ihre Selbsterhaltung sicherzustellen). Dass ein (eigentlich) unverkennbarer Kollisionskurs mit unserer Selbsterhaltung mit weit geöffneten Augen vorangetrieben würde: Was stimmt da also nicht an dieser Vorstellung?

Einige Antworten auf diese Frage können offensichtlich in der Richtung gesucht werden, dass sich hinter dem einfachen Anschein bzw. der glatten Oberfläche eines »sehenden Auges« viel komplizertere psychologische Verhältnisse und Befindlichkeiten verbergen können: dass es also zahlreiche Möglichkeiten gibt, zu sehen und gleichzeitig dennoch wegzusehen, etwas zur Kenntnis zu nehmen und es dennoch nicht – oder vielleicht nur unbeständig und bruchstückhaft – an sich heranzulassen.

Genau an dieser Stelle kann ein besonders wertvoller Beitrag des psychoanalytischen Blickwinkels auf unser Wahrnehmen, Empfinden, Denken, Wünschen und Wollen zum Tragen kommen (auch wenn der psychoanalytische Berufsstand leider in seiner großen Mehrheit über Jahrzehnte einen weiten Bogen um die Herausforderungen der Klimakrise gemacht hat; Orange, 2017, S. xii, S. 60 ff.; Hamilton, 2017, S. x f.). Das für die Psychoanalyse zentrale Verständnis eines breiten Spektrums von Abwehrmechanismen und -motiven – das heißt der in uns wirkenden Kräfte und Methoden der Zensur gegen ein Bewusstwerden unseres Unbewussten – ermöglicht einen besonders fein abwägenden Blick auf die vielschichtigen, wechselhaften und oft sehr paradoxen Konflikte und Kompromisse zwischen Abwehr und abgewehrten Wahrnehmungen oder Regungen (A. Freud, 1936/1984). Auf dieser Grundlage können also auch so manche psychologischen Prozesse und Reaktionsweisen in ihren feineren Verästelungen ins Visier genommen werden, die es möglich machen, eine beängstigende Realität »sehenden Auges« zu »übersehen« – ihr »ein blindes Auge zuzuwenden« (»to turn a blind eye«, wie es in einer vielsagenden Redewendung in der englischen Sprache heißt), sie verstohlen auszublenden, zynisch wegzustecken oder ihr auch jede ernsthafte Bedeutung zu verweigern.

Ein radikaler Verlust psychologischer Bodenhaftung

Besonders mächtige und facettenreiche Ausprägungen gewinnen solche Möglichkeiten auf der Grundlage perverser Einstellungen und Persönlichkeitsstrukturen. Der Politikwissenschaftler und Psychoanalytiker Paul Hoggett betont in diesem Zusammenhang das für perverses Denken entscheidende Merkmal besonders trickreicher und wendiger Abwehrmechanismen, bei denen »ein Teil der Seele etwas sieht, während ein anderer das Gesehene unberücksichtigt lässt«[1] (Hoggett, 2013, S. 59). Zur Veranschaulichung der Besonderheiten des perversen Typus von innerer Zensur benutzt Hoggett auch ein eindrucksvolles Kontrastbild zu Sigmund Freuds klassischem Vergleich der Über-Ich-Zensur mit einem »Polizisten in unserem Kopf«: Während dieser verpönte Regungen oder Wahrnehmungen mehr oder weniger streng und beharrlich daran hindert, bis ins Bewusstsein vorzudringen, würde seine Rolle im perversen Seelenhaushalt durch einen »Zuhälter in unserem Kopf« ergänzt oder auch ersetzt –, eine Art »Dealer, der uns mit seinen Versprechen und seiner Propaganda verführt und uns erzählt, dass wir alles, was wir wollen, haben können sollten« (S. 59).

Im Vergleich zum inneren Polizisten ist der innere Zuhälter bei der Blockierung des Vordringens unbewusster Inhalte ins Bewusstsein weitaus nachlässiger, da seine Abwehr vor allem darauf zielt, die entsprechenden Regungen und Wahrnehmungen ihrer emotionalen Bedeutung zu berauben – sie gewissermaßen mit zynischem Achselzucken zuzulassen und eventuell auch gleich wieder ungerührt beiseitezuwischen. Dies entspricht auch dem zentralen Beweggrund perverser Grundhaltungen oder Persönlichkeitszüge: jedes Empfinden von Trauer, Verlust, Schmerz, Schuld, Mühsal, Hilflosigkeit oder Abhängigkeit auf breiter Front abzublocken und auf diese Weise ein mächtig unterfüttertes Selbstbild von Unverletzbarkeit, »cooler« Überlegenheit und Perfektion zu kultivieren, das in letzter Konsequenz auf einen Wahn eigener Allmächtigkeit hinausläuft.

Um die ständigen Störfeuer zurückzudrängen, denen ein solches Selbstbild von Seiten der Wirklichkeit zwangsläufig ausgesetzt ist, muss es sich einerseits durch eine arrogante narzisstische Anspruchshaltung, andererseits aber auch durch ein breites Arsenal an gedanklichen Taschenspielertricks zur Wehr setzen, um sich beunruhigende Wahrheiten nach Möglichkeit vom Halse zu halten. »Der arrogant-allmächtige Teil des Selbst,« schreibt die Psychoanalytikerin Sally Weintrobe (2013), »kommt sich wegen seiner Fähigkeit, schmerzhafte Probleme so augenblicklich zu ›lösen‹, sehr schlau vor. Die Wahnvorstellung, nichts verloren zu haben, da Verlust selbst keinerlei

---

1 Die aus englischsprachigen Publikationen zitierten Passagen wurden vom Autor übersetzt.

Bedeutung habe, läuft vielleicht auf den äußersten Triumph hinaus« (S. 39). Die damit einhergehende Variante des Verleugnens »ist auch fintenreich. Sie kann die Wahrheit schlau verbiegen, umdrehen, verzerren, und betrügerisches Denken gedeiht in diesem Seelenzustand« (S. 39). Der »Zuhälter in unserem Kopf« bedarf zur Entfaltung seines Einflusses also eines weiten Schattenreiches an spitzfindigen Ausflüchten, Halbwahrheiten, Beschönigungstricks, Totschweigemanövern, Beschwichtigungen, Verdrehungen, halbseidenen Rechtfertigungen oder verführerischen Illusionen.

Im Hinblick auf die Klimakrise liefern zum Beispiel die Umweltwissenschaftlerin Tina Fawcett und der Städteplaner Mayer Hillman einen traurig bekannten Querschnitt durch dieses Schattenreich. Vom irritierten Anspruch, nicht an die klimaschädigende Wirkung eigener Flugreisen erinnert werden zu wollen, und wundergläubigem Wunschdenken über rettende Technologien reicht die Palette über die prompte Bereitschaft, andere als viel ärgere Klimasünder oder Klimaaktivisten als Panikmacher und Scheinheilige anzuprangern, bis hin zu griffbereiten rhetorischen Manövern, dass man auch sonst schon Sorgen genug habe, persönlich ja doch nichts ausrichten könne, sich überdies ohnehin bereits sehr ordentlich bemühe und sich aber auf jeden Fall auch jede äußere Einmischung in die privaten Konsumfreiheiten verbitten müsse (Hillman u. Fawcett, 2004, S. 54 ff.).

Für seine einigermaßen stabile Verankerung benötigt ein solches Repertoire der Selbsttäuschung und Realitätsverweigerung vor allem auch eine Außenwelt gesellschaftlicher Machtverhältnisse und kultureller Leitbilder, die ihm dauerhafte Bestätigung und Einbettung bieten. Ohne diese äußere Absicherung müssten die Ansprüche und Trugbilder des inneren Zuhälters unter dem Gewicht ihrer eigenen Widersprüchlichkeit zusammenbrechen. Über welche Mittel und Wege sie gewährleistet werden kann, wird anhand einer überaus schlüssigen Zusammenschau nachvollziehbar, mit der Hoggett (2013, S. 60 ff.) einige wesentliche Bestandteile der »perversen Kultur« unseres Zeitalters beschreibt: u. a. einen ausufernden Wegwerfkonsum, dessen katastrophale ökologische und soziale Folgen weitgehend ausgeblendet bleiben; die korrumpierende Wirkung der organisierten Klimakrisen-Verleugnung auf die öffentliche Diskussionskultur; die lebensfremde Abgehobenheit der globalen Finanzmärkte mit ihren als »normal« hingenommenen Spekulationsgewinnen in Billionenhöhe – und in deren Umfeld zum Beispiel schon mal allen Ernstes erörtert werden kann, wie sich ein weltweiter Atomkrieg denn auf die weiteren Börsenkurse auswirken dürfte (McKibben, 2019, S. 115 f.); und besonders auch die zunehmende Orientierung von Regierungen auf eine »virtual governance«, die so sehr auf eine bloße glitzernde Fassade erfolgreichen Handelns fixiert ist, dass sich schließlich sogar der Verdacht aufdrängt, dass die Regierenden – zum Beispiel auf den großen Klimakonferenzen – zuweilen »selbst nicht mehr wissen, ob sie etwas vortäuschen oder nicht« (Hoggett, 2013, S. 68).

Vor dem Hintergrund, dass ein immer mehr um sich greifender Wegwerfkonsum-Lebensstil schon sehr früh für die kapitalistische Expansionsdynamik unverzichtbar wurde, liefert Sally Weintrobe eine historisch weiter ausholende Analyse des globalen Aufstiegs dieser perversen Kultur, die sie sehr treffend auch als »culture of uncare« charakterisiert (Weintrobe, 2021, S. 101 ff.). Dieser Aufstieg wurde seit gut vier Jahrzehnten durch den weltweiten Vormarsch des sogenannten »Neoliberalismus« – dessen »Liberalität« auf sich die Freiheit von Investitionen, nicht von Personen oder politischen Gemeinwesen bezieht – noch weiter auf die Spitze getrieben, indem Mindeststandards von sozialer oder ökologischer Verantwortung beseitigt wurden, die der unersättlichen kapitalistischen Geld- und Konsumvermehrung zuvor noch moderate Einschränkungen auferlegt hatten. Als zentrale psychologische Konsequenz dieser moralischen Verwahrlosung auf breiter Front beschreibt Weintrobe »die rasante Zunahme von Verachtung für unbequeme Realitäten, Gesetze und Grenzen und eines immer selbstverständlicheren Rückgriffs auf omnipotentes Denken, um diese zu umgehen und virtuelle Realitäten zu konstruieren« (Weintrobe, 2020, S. 35).

Die von diesem Verlust von Realitätssinn und Rücksichtnahme begünstigte narzisstische Anspruchsmentalität findet besonders auch in den fast allgegenwärtigen »Für mich immer nur das Beste«-Botschaften der kapitalistischen Produktwerbung einen nahezu perfektionierten Ausdruck (Weintrobe, 2021, S. 145 ff.; Schmidbauer, 2012, S. 27 f.): klischeegesättigte Bilder, Slogans und Inszenierungen, die eine magisch-mühelose und uneingeschränkte Befriedigung oder Beseitigung von Problemen oder Ängsten versprechen. Fragen nach eventuell vom beworbenen Konsum verursachten sozialen oder ökologischen Zerstörungen bleiben dabei mithilfe eines hypnotisierenden Schlaglichts auf den egozentrischen Triumph der konsumierenden Personen ausgeblendet – und ein formelhaft-suggestiver Redefluss ist darauf angelegt, einem etwaigen nachdenklichen Innehalten oder nachfragenden Einwenden möglichst keinen Raum zuzugestehen.

Unsere perverse Kultur als zentrale Barriere gegen ein Ernstnehmen der Klimakrise

Die überaus wendig-trickreichen – zugleich aber auch sehr verhärteten – Formen und Methoden der Realitätsverweigerung, die nach Hoggetts und Weintrobes Analysen für unsere perverse Kultur besonders typisch erscheinen, können auch wesentliche Anhaltspunkte liefern, um dem großen Rätsel nachzuspüren, warum die dramatischen Warnungen der Klimaforschung von einer großen Mehrheit »sehenden Auges übersehen« wurden und werden; oder (um eine andere Metapher zu bemühen) trotz großer Lautstärke überwiegend auf taube Ohren gestoßen sind und immer noch stoßen. Der aus den Erkenntnissen der Klimaforschung unweigerlich hervorgehende Weckruf zu solidarischer Verantwortung für die delikaten Lebensgrundlagen unserer Zivilisation kann in einer auf egozentrischen Triumph gebürsteten Gesellschaft nur gegen ein starkes negatives Kraftfeld bis zu den Gehörnerven der meisten Menschen vordringen.

Eines der hervorstechendsten und zugleich dauerhaftesten Merkmale der Geschichte der Klimakrise besteht auf jeden Fall in der Tatsache, dass die Versuche der Klimaforschung, die Weltöffentlichkeit und die politisch Verantwortlichen mit ihren zunehmend alarmierenden Erkenntnissen wachzurütteln, trotz großer Bemühung nur verzweifelt wenig Erfolg hatten und haben. Ihre Anfänge reichen bereits bis zur Mitte des 20. Jahrhunderts zurück (Schellnhuber, 2015, S. 69 ff.) – und bereits damals konnte das fast durchweg fehlende Echo nicht an einem Mangel an Klarheit, Glaubwürdigkeit oder öffentlicher Wahrnehmbarkeit gelegen haben.

So warnte zum Beispiel bereits 1965 ein Bericht des wissenschaftlichen Beraterstabs des US-Präsidenten Lyndon Johnson vor massiven Gefahren für das Weltklima, die vom Verbrennen von Kohle, Gas und Erdöl ausgehen – ein Alarmruf, den Johnson durch eine eigens diesem Thema gewidmete Rede vor dem Kongress auch an die breite Öffentlichkeit weiterreichte (Oreskes u. Conway, 2012, S. 170 f.; Rich, 2019, S. 23). In der großen Umweltstudie »Global 2000«, die vom US-Präsidenten Jimmy Carter in Auftrag gegeben worden war und 1980 weltweites Aufsehen erregte, wurde ebenfalls an mehreren Stellen mit dramatischen Worten auf existenzielle Bedrohungen durch den menschengemachten Treibhauseffekt hingewiesen (Council on Environmental Quality u. US-Außenministerium, 1980, S. 84 f.; S. 558 ff.). Ähnlich konnte auch eine 1986 erschienene Ausgabe des »Spiegel« mit der großen Schlagzeile »Die Klima-Katastrophe« (und der drastischen Illustration eines halb im Wasser versunkenen Kölner Doms auf der Titelseite) noch keine nachhaltige öffentliche Aufmerksamkeit erwecken, obwohl sie über höchst alarmierende Befunde berichtete – zum Beispiel über eine Stellungnahme John Chafees, des Umweltausschuss-Vorsitzenden im US-Senat, der von der »sehr realen Möglichkeit« sprach, »dass der Mensch, durch Ignoranz oder Gleichgültigkeit, die Fähigkeit der Atmosphäre, Leben zu erhalten, ein für alle Mal beeinträchtigt« (Der Spiegel, 1986).

In seinem 2019 erschienenen Bestseller »Losing Earth« beschreibt der Schriftsteller Nathaniel Rich, wie bereits 1979 – als in Genf die erste Weltklimakonferenz abgehalten wurde – fast alle auch heute noch maßgeblichen Erkenntnisse zur Klimakrise unmissverständlich und unbestritten auf dem Tisch lagen (Rich, 2019, S. 3 ff.; S. 180 f.). Dies konnte leider nichts am tragischen Scheitern der Bemühungen ändern, mit denen eine Reihe sehr engagierter Personen aus Umweltbewegungen, Politik und Wissenschaft im folgenden Jahrzehnt versuchten, einen entschiedenen Kurswechsel in der Klimapolitik herbeizuführen. Wenigstens gelang es aber einigen unter ihnen, die Mauer der öffentlichen Aufmerksamkeitsverweigerung endlich zu durchbrechen und die Klimakrise so deutlich im Bewusstsein der Weltöffentlichkeit zu verankern, dass sie danach jedenfalls nie mehr so aalglatt ignoriert werden konnte wie bis dahin.

In erster Linie war dies das Verdienst des Klimaforschers James Hansen, der am 23. Juni 1988 in einem großen Hearing im US-Kongress vor in naher Zukunft drohenden Szenarien warnte, wie die Erde sie seit über 100.000 Jahren nicht mehr gekannt hatte. Das überraschend große politische und öffentliche Echo, das Hansen dieses Mal (im Gegensatz zu seinen zahlreichen früheren Versuchen) finden konnte, hing auch entscheidend mit einer Rekordhitze und extremen Dürreschäden für die Landwirtschaft zusammen, von denen die USA gerade zu diesem Zeitpunkt heimgesucht wurden (Rich, 2019, S. 125 ff.). Dieses enorme Echo verlieh auch der wenige Tage danach in Toronto anberaumten UN-Klimakonferenz, bei der es erstmals zu einem breiten Zusammentreffen von Klimawissenschaft und internationaler Politik kam, eine deutlich gesteigerte Sichtbarkeit. Ihre offiziell zusammengefassten Ergebnisse begannen mit dem Satz: »Die Menschheit führt gerade ein unbeabsichtigtes, unkontrolliertes, die ganze Erde umspannendes Experiment durch, dessen letztliche Konsequenzen nur noch von einem globalen Atomkrieg übertroffen werden könnten« (World Meteorological Organization, 1989, S. 292). Viel deutlicher und schärfer hätte man es nicht formulieren können.

Dieser Durchbruch ins öffentliche Bewusstsein der Welt führte noch im selben Jahr zur Gründung des UN-Weltklimarats IPCC (der seitdem in umfangreichen Berichten den Stand der Forschung für politisch Verantwortliche zusammenträgt), vier Jahre danach – auf dem großen »Erdgipfel« in Rio de Janeiro – zur Unterzeichnung der Klimarahmenkonvention durch 154 Staaten und weitere drei Jahre später zum Start der jährlichen UN-Klimakonferenzen, auf denen diese (und weitere) Staaten über verbindliche Ziele zur massiven Verringerung des globalen Treibhauseffekts verhandeln sollten.

In der Praxis hat die nunmehr hochoffizielle Anerkennung der Klimakrise aber bis heute nicht nur zu keinem ernsthaften Gegensteuern geführt. Im Gegenteil hat der globale Treibhauseffekt trotz aller anderslautenden Absichtserklärungen sogar noch rasanter zugenommen als je zuvor. »Das Einzige, was wirklich schneller zunimmt als unsere Emissionen«, schreibt die Globalisierungskritikerin Naomi Klein dazu, »sind die wortreichen Zusagen, diese zu senken« (Klein, 2015, S. 21). Der Redakteur des Nachrichtenmagazins »New York«, David Wallace-Wells, dessen Klimareportagen Millionen von Menschen aufgerüttelt haben, resümiert angesichts der Tatsache, dass unsere Zivilisation in den vergangenen drei Jahrzehnten mehr Kohlenstoff in die Atmosphäre ausgestoßen hat als im gesamten vorherigen Industriezeitalter, »dass wir nunmehr wissentlich ebenso viel Zerstörung angerichtet haben, wie wir dies jemals unwissentlich fertiggebracht hatten« (Wallace-Wells, 2019, S. 4).

Die flächendeckende Verwurzelung unserer perversen Kultur und ihrer fintenreichen Realitätsverweigerung kommt wohl in wenigen Zusammenhängen so durchschlagend zur Geltung wie in dieser nach wie vor fast undurchdringlichen Mauer zwischen Wissen und Handeln – und im damit einhergehenden gespenstischen Auseinanderklaffen zwischen offiziell anerkannter Notwendigkeit und deren erbarmungsloser realpolitischer Verweigerung. Vor diesem Hintergrund kann es denn auch nicht überraschen, wenn die Ende der 1980er Jahre erreichte Überwindung der vorherrschenden Gehörlosigkeit gegenüber den Warnungen vor der Klimakrise überwiegend nur dazu geführt hat, dass sie seitdem von den meisten Menschen als äußerlicher Tatbestand zur Kenntnis genommen wurde. Insofern es allerdings darum geht, diesen Tatbestand auch ernst zu nehmen und entsprechend zu handeln, scheint die Gehörlosigkeit nur wenig von ihrer früheren Beharrungsmacht verloren zu haben.

»Die führenden Klimawissenschaftler der Welt läuten die Alarmglocke nunmehr schon mit ohrenbetäubender Lautstärke«, befindet zum Beispiel der Philosoph Clive Hamilton, »weil die verbliebene Zeit zum Handeln schon fast vorüber ist – aber es ist, als ob die Frequenz des Glockentons jenseits der Schwelle des menschlichen Gehörs läge« (Hamilton, 2015, S. 4). »Man fragt sich manchmal«, meint ähnlich auch der Journalist Alex Rühle, »was die Klimaforscher noch machen sollen, um ihre Botschaft an den Mann zu bringen. Sich vor ihren Instituten verbrennen wie buddhistische Mönche? Nackt durch Brüssel laufen?« (Rühle, 2008). Der Umweltpublizist und -aktivist George Monbiot meint zu einer Umfrage, bei der nur 4 Prozent der Befragten angaben, dass die Klimakrise sie zu einer Änderung ihrer Lebens- und Konsumgewohnheiten veranlasst hatte: »Alle anderen warten darauf, dass alle anderen was tun« (Monbiot, 2007, S. ix). »Immer scheint es etwas zu geben, das wichtiger ist als das Fortbestehen unserer Gattung«, schreibt die Literaturkritikerin Sieglinde Geisel, »seien es die Arbeitsplätze oder die kleinen Freiheiten: Man wird doch wohl noch in den Urlaub fliegen dürfen!« (Geisel, 2019). Nachdem Greta Thunberg im Alter von acht Jahren erstmals von der Klimakrise erfahren hatte, reagierte sie mit ungläubigem Entsetzen auf das hartnäckige Schweigen und Ignorieren, das sie dazu rundum wahrnahm: »Wenn das Verbrennen fossiler Brennstoffe so schlimm war, dass es unsere nackte Existenz bedrohte, wie konnten wir da einfach weitermachen wie zuvor? […] Warum wurde das nicht verboten? Für mich ergab das keinen Sinn. Es war zu unwirklich« (Thunberg, 2019, S. 7). Für die Dringlichkeit der Warnungen der Klimaforschung wählt Naomi Klein den bildhaften Vergleich, »als würden im eigenen Haus sämtliche Alarmanlagen gleichzeitig losgehen. Und dann die Alarmanlagen in allen Häusern der Straße, eine nach der anderen. […] Doch anstatt besorgt zu reagieren und alles in ihrer Macht Stehende zu tun, um ihren Kurs zu ändern, machen große Teile der Menschheit mit vollem Bewusstsein so weiter wie bisher« (Klein, 2015, S. 26 f.).

Das 2015 in Paris mit großem Paukenschlag verkündete Klimaschutzabkommen konnte dieser unheilvollen Entwicklung nicht einmal ansatzweise Einhalt gebieten. »Die Strategie war, dass es keine großen Verhandlungen mehr gibt«, erklärt der Klimaforscher Mojib Latif. »Es wurde nur noch das verabschiedet, was die Länder von sich aus bereit waren zu tun« (zit. nach Lesch u. Kamphausen, 2018, S. 345). Die kafkaeske Bestimmung, dass das Abkommen zwar als völkerrechtlich »bindend« gilt, im Fall seiner Verletzung aber keinerlei Einklagbarkeit oder Strafmaßnahme vorgesehen ist, verdeutlicht den Charakter eines von der Wirklichkeit abgehobenen absurden Theaters, der den UN-Verhandlungen anhaftet. »Begreifen die eigentlich, was sie da unterzeichnet haben?«, fragte sich George Monbiot denn auch angesichts der Debatten um die Ratifizierung des Pariser Abkommens. »Regierungen wie die unsere […] haben entweder nicht die leiseste Ahnung, was es bedeutet – oder keinerlei Absicht, es einzuhalten. […] Die Regierungen können entweder ihre internationalen Verpflichtungen einhalten – oder die Erkundung und Entwicklung neuer fossiler Brennstoffreserven gestatten. Beides zusammen geht nicht« (Monbiot, 2016).

In seiner aktuellsten Bestandsaufnahme prangert der führende Klimaexperte Mark Lynas nicht nur das eklatante Versagen der politisch Verantwortlichen an, wenigstens auch nur jene Maßnahmen umzusetzen, zu denen sie sich in Paris von sich aus bereit erklärt hatten. Vor allem würde aber selbst eine volle Verwirklichung dieser Zusagen noch radikal zu kurz greifen: »Viele Länder haben ihre ›Pariser Verspechen‹ verkündet, aber sogar wenn diese vollständig eingehalten würden, wäre ihre Wirkung auf die Emissionen insgesamt so geringfügig, dass sie uns immer noch kopfüber in eine um vier Grad wärmere Welt befördern würden« (Lynas, 2020, S. x) – in der »ein umfassender globaler Zusammenbruch menschlicher Gesellschaften wahrscheinlich ist, der auch vom schlimmsten Massenaussterben der Biosphäre begleitet würde, das es auf der Erde seit Dutzenden oder sogar Hunderten von Millionen Jahren gegeben hat« (S. ix).

Die neuere erdgeschichtliche Klimaforschung konnte sogar zeigen, dass es in den über 550 Millionen Jahren, seitdem es tierisches und pflanzliches Leben auf der Erde gibt, noch nie (!) zu einem auch nur annähernd so steilen Anstieg der Kohlenstoffemissionen in die Atmosphäre gekommen ist wie jetzt – nicht einmal beim schlimmsten Massenaussterben vor 251 Millionen Jahren, dem ungefähr 90 Prozent aller damals lebenden Arten zum Opfer fielen. »Die vereinten Anstrengungen der Menschen, fossile Brennstoffe auszugraben und zu verbrennen, um unsere globale industrialisierte Wirtschaft mit Energie zu versorgen, gehen mindestens zehnmal schneller voran als die katastrophale Freisetzung von Kohlenstoff, die der Welt schlimmstes Massenaussterben aller Zeiten angetrieben hat« (Lynas, 2020, S. 259). Mit anderen Worten: Unser Klima ist erdgeschichtlich in »uncharted territory« – in wildfremdes Neuland – geschlittert. Das Fehlen eines auch nur annähernden Präzedenzfalls für ein so extremes Ausschlagen der Treibhausgas-Fieberkurve muss natürlich jede konkrete Abschätzung der drohenden Zerstörungen wesentlich erschweren, lässt auf jeden Fall aber auch befürchten, dass diese noch wesentlich katastrophalere Ausmaße annehmen können als zunächst angenommen.

Illusionslose Bodenhaftung
als Rettungsanker der Hoffnung

Können wir angesichts dieser über uns hereinbrechenden Katastrophe trotz allem eine noch so kleine Hoffnung am Leben halten, wenigstens noch den Zusammenbruch unserer Zivilisation abzuwenden? Als unverzichtbare Voraussetzung, um dafür noch möglichst entschieden und überlegt alles in unserer Macht Stehende in die Waagschale zu werfen, muss auf jeden Fall die flächendeckende Macht unserer perversen Kultur überwunden werden, unbequeme Wahrheiten hinter einer Nebelwand egozentrischer Konsumverwöhnung und entsprechender »Wohlfühl«-Ansprüche verschwimmen oder verschwinden zu lassen.

Wie weitgehend diese Macht unser gesellschaftliches Leben durchdringt, kann man zum Beispiel auch am Umstand ermessen, dass sogar noch in einem engagierten psychologischen Handbuch für nachhaltiges Handeln die Forderung vertreten wird, dass Umweltschutz-Engagierte »sehr vorsichtig mit negativen Emotionen umgehen und unbedingt positive Alternativen in Betracht ziehen« sollten (Hamann, Baumann u. Löschinger, 2016, S. 92). Negative Emotionen könnten beim Einsatz für Umwelt- und Klimaschutz zwar in manchen Fällen angemessen sein, wenn sie lediglich »in kleiner Dosis« bzw. »in kleinen Häppchen verabreicht« würden (S. 93). Ansonsten hielten sie uns aber »für gewöhnlich davon ab, uns mögliche Handlungen zur Lösung des Problems vorzustellen« (S. 85). Die im Handbuch mit entsprechend hohem Wohlfühlfaktor vorgestellten Lösungen des Problems beschränken sich denn auch auf einen recht bescheidenen Bereich von Konsumgewohnheiten, wobei vor allem auch darauf zu achten sei, bei weniger Bereitwilligen möglichst wenig Widerwillen hervorzurufen (S. 99) – womit andererseits aber halt leider auch die existenzielle Herausforderung der Klimakrise um mehrere Lichtjahre verfehlt wird. Die Autorinnen und der Autor des Handbuchs hätten Greta Thunberg gewiss händeringend abgeraten, bei ihrer Rede vor dem Weltwirtschaftsforum in Davos so hoch dosierte Mengen an negativer Emotion zu verabreichen, wie sie dies zum Beispiel in ihren abschließenden Sätzen tat: »Die Erwachsenen sagen ständig: ›Wir sind es den Jungen schuldig, ihnen

Hoffnung zu geben.‹ Aber ich will eure Hoffnung nicht. [...] Ich will, dass ihr in Panik geratet. Ich will, dass ihr die Angst spürt, die ich jeden Tag spüre. [...] Ich will, dass ihr handelt, als ob unser Haus abbrennt. Denn das tut es« (Thunberg, 2019, S. 24).

Das historisch beispiellose Echo, das Thunberg mit ihrem Engagement finden konnte, beruht entscheidend auf ihrer Bereitschaft, den erschreckenden Aussichten der Klimakrise möglichst offen und illusionslos ins Auge zu blicken – und daher auch in aller Schärfe mit der herrschenden Konsumverwöhnungstraumwelt und den in ihr wuchernden Illusionen zu brechen, belastende und beängstigende Wahrnehmungen durch »positives Denken« oder »Niedrig-Dosierung negativer Emotionen« wegzaubern zu können. »Was wir wirklich fürchten sollten«, fordert auch Sieglinde Geisel im Sinne dieses notwendigen Bruchs, »ist die Angst vor der Angst. Denn wenn wir die Angst ausblenden, beschwören wir das herauf, was wir am meisten fürchten« (Geisel, 2019). Demgegenüber kann die von Geisel geforderte Offenheit für unsere Ängste auf wesentlich tragfähigeren psychologischen Voraussetzungen bauen, um den sehr kleinen Spielraum für Hoffnung, der uns noch bleibt, so sinnvoll, zielstrebig und ausdauernd wie nur möglich zu nutzen.

Das große Potenzial an Kraft, Motivation, psychischer Reifung und Beweglichkeit, das durch diese Offenheit für unsere tiefen Ängste und damit verbundenen Gefühle freigesetzt werden kann (Hamilton u. Kasser, 2009, S. 5 ff.; Crompton u. Kasser, 2009, S. 46 ff.; Macy u. Johnstone, 2012, S. 64 ff.), kommt in zahlreichen beeindruckenden Erfahrungsberichten und Reflexionen zur Geltung. So berichtet zum Beispiel die Psychotherapeutin und Mitgründerin der Basisbewegung »The Climate Mobilization«, Margaret Klein Salamon, über den Wendepunkt in ihrem Leben, an dem sie sich der Realität der Klimakrise so weit öffnen konnte, dass sie »die Angst und den Schmerz, die ich verdrängt hatte, nun durch und durch spüren konnte. Es kam mir vor, als ob die Welt über mir zusammenbrechen würde. Ich empfand es aber auch als zutiefst befreiend. Endlich sah ich der Trauer, der apokalyptischen Angst, der Wut und der Schuld ins Auge, die zu verleugnen ich mir so große Mühe gegeben hatte. Statt sie in einen Winkel meines Bewusstseins zu verbannen, von wo sie mir dennoch weiter zugesetzt hatten, stellte ich diese Gefühle nun klar in den Mittelpunkt und behandelte sie – und damit auch mich selbst – mit tieferem Verständnis« (Klein Salamon u. Gage, 2020, S. 36 f.).

Sally Weintrobe beschreibt eine Reihe schockierender Einsichten, von denen Menschen meist überfallen werden, wenn sie sich aus der konformistischen Atmosphäre der vorherrschenden Klimakrisenverharmlosung befreien können. Während unsere perverse Kultur unseren narzisstischen Wunsch bedient, uns als unverletzbar zu fantasieren, wird nun im Gegenteil erschreckend klar, »dass die meisten derzeitigen politischen Führer auf eine Zerstörung der Ökosysteme hinsteuern. […] Wir erkennen, dass wir verletzbar, abhängig, ungeschützt und schwach sind […]. Der Tod wird plötzlich als näher und wirklicher empfunden« (Weintrobe, 2021, S. 235 f.). Trotz dieser erschütternden Einsichten »ist es aber auch eine zutiefst erfüllende und kraftgebende Erfahrung, aus einem kollektiven psychischen Rückzug von der Realität aufzutauchen und die wirklichen Verhältnisse zu erkennen. Sie bringt uns mit unserem lebendigen Anspruch auf Bedingungen in Berührung, die das Leben aufrechterhalten und es zukunftsfähig machen […]. Sie bringt uns dazu, neu zu überdenken, was das Leben lebenswert macht, und hilft uns dabei, echte Wiedergutmachung zu leisten, wo immer wir können.« Aus der kollektiven »Blase« der Klimakrisenverharmlosung herauszutreten »macht es uns möglich, die Kraft und Schönheit in den ineinandergreifenden Systemen zu sehen, die das Leben erhalten, aber auch ihre Zerbrechlichkeit und die Notwendigkeit, durch die Gestaltung unseres Lebens ihre Grenzen zu respektieren« (S. 236).

Literatur

Council on Environmental Quality, US-Außenministerium (1980). Global 2000. Der Bericht an den Präsidenten. Frankfurt a. M.: Zweitausendeins.

Crompton, T., Kasser, T. (2009). Meeting environmental challenges: The role of human identity. Godalming: WWF-UK. http://assets.wwf.org.uk/downloads/meeting_environmental_challenges___the_role_of_human_identity. pdf (Zugriff am 13.07.2021).

Der Spiegel (1986). Das Weltklima gerät aus den Fugen. Der Spiegel, 33/1986, 10.08.1986. https://www.spiegel.de/politik/das-weltklima-geraet-aus-den-fugen-a-fa7f2e33-0002-0001-0000-000013519133?context=issue (Zugriff am 13.07.2021).

Freud, A. (1936/1984). Das Ich und die Abwehrmechanismen. Frankfurt a. M.: Fischer.

Geisel, S. (2019). Das Hoffen auf das Unmögliche hilft nicht. Deutschlandfunk Kultur, 25.07.2019. https://www.deutschlandfunkkultur.de/erderwaermung-das-hoffen-auf-das-unmoegliche-hilft-nicht.1005.de.html?dram:article_id=454598 (Zugriff am 13.07.2021).

Hamann, K., Baumann, A., Löschinger, D. (2016). Psychologie im Umweltschutz. Handbuch zur Förderung nachhaltigen Handelns. München: oekom.

Hamilton, C. (2015). Requiem for a species: Why we resist the truth about climate change. London/New York: Routledge.

Hamilton, C. (2017). Defiant earth: The fate of humans in the anthropozene. Cambridge/Malden: Polity Press.

Hamilton, C., Kasser, T. (2009). Psychological adaptation to the threats and stresses of a four-degree world. »Four Degrees and Beyond« conference, Oxford University, 28–30 September, 2009. https://www.eci.ox.ac.uk/events/4degrees/ppt/poster-hamilton.pdf (Zugriff am 13.07.2021).

Hillman, M., Fawcett, T. (2004). How we can save the planet. London u. a.: Penguin.

Hoggett, P. (2013). Climate change in a perverse culture. In S. Weintrobe (Ed.), Engaging with climate change: Psychoanalytic and interdisciplinary perspectives (pp. 56–71). London/New York: Routledge.

Klein, N. (2015). Die Entscheidung. Kapitalismus vs. Klima. Frankfurt a. M.: Fischer.

Klein Salamon, M., Gage, M. (2020). Facing the climate emergency: How to transform yourself with climate truth. Gabriola Island: New Society Publishers.

Kolbert, E. (2006). Vor uns die Sintflut. Depeschen von der Klimafront. Berlin: Berlin Verlag.

Lesch, H., Kamphausen, K. (2018). Die Menschheit schafft sich ab. Die Erde im Griff des Anthropozän. München: Knaur.

Lynas, M. (2020). Our final warning: Six degrees of climate emergency. London: 4th Estate.

Macy, J., Johnstone, C. (2012). Active hope: How to face the mess we're in without going crazy. Navato: New World Library.

McKibben, B. (2019). Falter: Has the human game begun to play itself out? New York: Holt.

Monbiot, G. (2007). Heat: How to stop the planet burning. London u. a.: Penguin.

Monbiot, G. (2016). What lies beneath. The Guardian, 28.09.2016. https://www.monbiot.com/2016/09/28/what-lies-beneath/ (Zugriff am 13.07.2021).

Orange, D. M. (2017). Climate crisis, psychoanalysis, and radical ethics. London/New York: Routledge.

Oreskes, N., Conway, E. M. (2012). Merchants of doubt: How a handful of scientists obscured the truth on issues from tobacco smoke to global warming. London u. a.: Bloomsbury.

Rich, N. (2019). Losing earth: The decade we could have stopped climate change. London: Picador.

Rühle, A. (2008). Warum retten wir nicht unsere Erde? Süddeutsche Zeitung, 18.10.2008. https://www.sueddeutsche.de/leben/gesellschaft-warum-retten-wir-nicht-unsere-erde-1.542113-0#seite-2 (Zugriff am 13.07.2021).

Schellnhuber, H. J. (2015). Selbstverbrennung. Die fatale Dreiecksbeziehung zwischen Klima, Mensch und Kohlenstoff. München: Bertelsmann.

Schmidbauer, W. (2012). Das Floß der Medusa. Was wir zum Überleben brauchen. Hamburg: Murmann.

Thunberg, G. (2019). No one is too small to make a difference. London u. a.: Penguin.

Wallace-Wells, D. (2019). The uninhabitable earth: Life after warming. New York: Duggan.

Weintrobe, S. (2013). The difficult problem of anxiety in thinking about climate change. In S. Weintrobe (Ed.), Engaging with climate change: Psychoanalytic and interdisciplinary perspectives (pp. 33–47). London/New York: Routledge.

Weintrobe, S. (2020). Die Arche-Noah-Mentalität des 21. Jahrhunderts. Psychoanalyse im Widerspruch, 32 (1), 33–40.

Weintrobe, S. (2021). Psychological roots of the climate crisis: Neoliberal exceptionalism and the culture of uncare. New York u. a.: Bloomsbury.

World Meteorological Organization (1989). The changing atmosphere: Implications for global security, Toronto, Canada, 27–30 June, 1988: Conference proceedings. Genf: Secretariat of the World Meteorological Organization.

Die Herausgeber, Autorinnen und Autoren

Josef Berghold, Dr. phil., PD, Sozialpsychologe; freier wissenschaftlicher Mitarbeiter am Institut und an der Poliklinik für Allgemeinmedizin des Universitätsklinikums Hamburg-Eppendorf (UKE); Forschungsaufträge u. a. des österreichischen Wissenschaftsministeriums; Lehrtätigkeit u. a. an den Universitäten Wien, Klagenfurt, Ferrara, Innsbruck, Bozen und Lüneburg; Mitglied im wissenschaftlichen Beirat von Attac; Mitherausgeber und -autor bei Buchprojekten u. a. am Museo Storico del Trentino und am UKE. Wissenschaftliche Schwerpunkte: Vorurteile und Feindbilder, interkulturelle Entwicklung, globale Gesellschaft, Solidarität und Sozialdarwinismus, ökologische Nachhaltigkeit, Deutungen des Unbewussten im öffentlichen Leben, Hindernisse gegen ein Ernstnehmen der Klimakatastrophe.
Kontakt: j.berghold@posteo.de

Fabian Chmielewski, Dipl.-Psych., Psychologischer Psychotherapeut in der Praxisgemeinschaft am Weiltor in Hattingen; Supervisor und Selbsterfahrungsleiter an mehreren Ausbildungsinstituten; Autor von Fachartikeln zur Selbstwerttherapie und zu existenziellen Fragestellungen in der Psychotherapie; Co-Autor eines Patientenratgebers und eines Therapiemanuals zur Selbstwerttherapie; Mitentwicklung und Evaluation einer Gruppentherapie (»Scrooge-Therapie«) zur Stärkung des individuellen Sinnerlebens im Rahmen eines Pilotprojektes an der Universität Bochum; Dozent in Aus- und Fortbildungskontexten zum Umgang mit Sinnfragen in der Psychotherapie und zur Behandlung von Selbstwertproblemen.
Kontakt: kontakt@sinnimleben.de

Delaram Habibi-Kohlen, Dipl.-Psych., niedergelassene Psychotherapeutin und Psychoanalytikerin (DPV/IPA/DGPT) sowie Lehranalytikerin bei der Psychoanalytischen Arbeitsgemeinschaft Köln-Düsseldorf e. V. (DPV); Mitglied mehrerer Gruppierungen, die sich mit der Klimakrise beschäftigen, u. a. bei der IPA (IPA in the Community Climate Change Commission), den Psychologists/Psychotherapists for Future, dem GKII Klima und bei den Klimafreunden Bergisch Gladbach. Arbeitsschwerpunkte: Durcharbeitung der Gegenübertragung, Unbewusstes in Politik und Gesellschaft, Klimakrise. Besonderes Anliegen: dass die Psychoanalyse Stellung bezieht zu gesellschaftlichen und politischen Fragen, insbesondere zur Klimakrise.
Kontakt: d.habibi-kohlen@netcologne.de

Volker Harbeck, Dipl.-Psych., Psychologischer Psychotherapeut; Studium der Psychologie in Kiel; Therapieausbildungen in Gesprächspsychotherapie und Verhaltenstherapie; Tätigkeit als Psychologe im Universitätsklinikum Schleswig-Holstein, Tumorzentrum und Orthopädie; seit 1996 Psychotherapeut in eigener Praxis in Kiel; Weiterbildungen in Hypnotherapie und EMDR; seit 2014 Mitarbeit und z. T. Leitung in Vereinen, Projekten und Initiativen zum Thema Klimakrise in Kiel; Regionalgruppenleiter von Psychologists/Psychotherapists for Future Kiel; seit 2019 Leitung eines Vertrauenskreises zur emotionalen Bewältigung der Klimakrise.
Kontakt: prax.volkerharbeck@posteo.de

Alina Herrmann, Dr. med.; Studium der Medizin in Heidelberg; Promotion am dortigen Global Health Institut zur Rolle von Hausärzten im Gesundheitsschutz älterer Menschen in Hitzewellen; untersucht gesundheitliche Co-Benefits von Klimaschutzmaßnahmen im europäischen und afrikanischen Kontext; als Weiterbildungsassistentin für Allgemeinmedizin Interesse an Handlungsmöglichkeiten der Ärzteschaft und des Gesundheitssystems bei Klimaschutz und Klimaanpassung; Sprecherin der Arbeitsgruppe Klimawandel und Gesundheit in der Deutschen Gesellschaft für Allgemeinmedizin und Familienmedizin (DEGAM) und aktives Mitglied in der Deutschen Allianz Klimawandel und Gesundheit e. V. (KLUG).
Kontakt: alina.herrmann@uni-heidelberg.de

Elke Hertig, Dr. rer. nat. habil., Prof.; 1993–2000 Diplom-Studium der Geographie an der Universität Würzburg; 2004 Promotion im Fachbereich Klimatologie; 2013 Habilitation am Institut für Geographie der Universität Augsburg; seit 2019 Professorin für Regionalen Klimawandel und Gesundheit in der Medizinischen Fakultät der Universität Augsburg. Forschungsschwerpunkte: Regionale Klimavariabilität und Klimawandel, thermische Belastung, bodennahes Ozon, vektorübertragene Krankheiten, urbane Räume.
Kontakt: elke.hertig@med.uni-augsburg.de

Helmwart Hierdeis, Dr. phil., Prof. i. R. für Erziehungswissenschaft an den Universitäten Erlangen-Nürnberg (1974–1981), Innsbruck (1981–2002) und Bozen-Brixen, dort zugleich Gründungsdekan der Fakultät für Bildungswissenschaften (1998–2001); Psychoanalytiker; Mitglied der Münchner Arbeitsgemeinschaft für Psychoanalyse (MAP) und des Frankfurter Arbeitskreises für Tiefenhermeneutik und Sozialisationstheorie. Arbeitsschwerpunkte: Pädagogische Historiographie, Bildungstheorie, Psychoanalyse, Psychoanalytische Pädagogik.
Kontakt: helmwart.hierdeis@web.de

Irena Kaspar-Ott, Dr. rer. nat.; 2005–2010 Studium der Geographie in Augsburg; 2011 Mitarbeiterin am Institut für Meteorologie und Klimaforschung/atmosphärische Umweltforschung (IMK-IFU), KIT-Campus Alpin, Garmisch-Partenkirchen; 2012–2015 Promotion an der Universität Augsburg über Warmwasserereignisse im südöstlichen Atlantik; 2012–2019 wissenschaftliche Mitarbeiterin am Lehrstuhl für Physische Geographie mit Schwerpunkt Klimaforschung in Augsburg; seit 2019 wissenschaftliche Mitarbeiterin der Professur Regionaler Klimawandel und Gesundheit an der Medizinischen Fakultät, Universität Augsburg. Forschungsschwerpunkte: Klimawandel- und Klimaimpaktforschung, Auswirkungen des Klimawandels auf die Gesundheit.
Kontakt: irena.kaspar-ott@med.uni-augsburg.de

Hans-Geert Metzger, Dr. phil., Dipl.-Psych., Psychoanalytiker (DPV) in eigener Praxis in Frankfurt am Main, Leiter des AK Psychoanalyse des Jungen und des Mannes in der Deutschen Psychoanalytischen

Vereinigung und der gleichnamigen Tagung in Obergurgl/Tirol. In seinen Veröffentlichungen und Vorträgen beschäftigt er sich mit den Konfliktbereichen männlicher Identität, Sexualität und Generativität, auch unter Berücksichtigung der Kritik an binären geschlechtlichen Zuordnungen.
Kontakt: hg.metzger@dpv-mail.de

Christoph Nikendei, Prof. Dr. med. et MME, Leitender Oberarzt und Leiter der Sektion Psychotraumatologie an der Universitätsklinik für Allgemeine Innere Medizin und Psychosomatik in Heidelberg; 1993–2001 Studium der Humanmedizin in Tübingen, seit 2001 ärztliche Tätigkeit an der Universitätsklinik Heidelberg; 2008 Facharzt für Innere Medizin; 2010 Master of Medical Education (MME); 2014 Facharzt für Psychosomatische Medizin und Psychotherapie; 2013 Habilitation im Fach Innere Medizin und Psychosomatik; Auszeichnung mit dem Miriam Friedman Ben-David New Educator Award der Association for Medical Education in Europe (2008) und dem Ars-legendi-Fakultätenpreis für exzellente Lehre in der Medizin (2016); Forschungsschwerpunkte: Medizindidaktik, Psychotraumatologie, Psychotherapieforschung.
Kontakt: Christoph.Nikendei@med.uni-heidelberg.de

Felix Peter, Dr. phil., Dipl.-Psych., Lösungsorientierter Prozessbegleiter (SIS); 2003–2008 Psychologiestudium an der Martin-Luther-Universität Halle-Wittenberg (MLU) mit den Schwerpunkten Pädagogische Psychologie sowie Persönlichkeit, Entwicklung und Gruppenprozesse; 2012 Promotion zum subjektiven Gerechtigkeitserleben und Sozialklima im Kontext Schule; 2009–2011 Lehre im Psychologie- und Lehramtsstudiengang der MLU; 2011–2013 Tätigkeit in der Krisenintervention beim Jugendamt; seit 2013 Tätigkeit als Schulpsychologe in Sachsen-Anhalt; Mitglied der Arbeitsgruppe »Psychologie und Klima« im Berufsverband Deutscher Psychologinnen und Psychologen (BDP) und der Psychologists for Future (Psy4F).
Kontakt: felix.peter@posteo.de

Dagmar Petermann, Dipl.-Physikerin, Dipl.-Psych.; Psychologiestudium in Konstanz mit Schwerpunkt Klinische Psychologie und

Neuropsychologie; Tätigkeit in der offenen Jugendarbeit; Approbation als Kinder- und Jugendlichenpsychotherapeutin (Verhaltenstherapie) mit dem Schwerpunkt Traumatherapie und Dialektisch-Behaviorale Therapie; klinische Arbeit und eigene Praxis, jetzt im Ruhestand; Mitglied bei den Psychologists for Future (Psy4F).
Kontakt: dagmar.petermann@t-online.de

Martin Scherer, Dr. med., Prof.; seit 2004 Facharzt für Allgemeinmedizin; 2004–2009 wissenschaftlicher Mitarbeiter in der Abteilung Allgemeinmedizin der Göttinger Universitätsklinik, ab 2006 als Oberarzt; 2009 W2-Professur »Versorgungsforschung und ihre Methoden« am Institut für Sozialmedizin der Universität Lübeck; 2009 Gründungsmitglied und stellv. Sprecher des akademischen Zentrums für Bevölkerungsmedizin und Versorgungsforschung; 2010 Komm. Direktor des Instituts für Sozialmedizin der Universität Lübeck; seit 2012 Direktor, Institut und Poliklinik für Allgemeinmedizin, Universitätsklinikum Hamburg-Eppendorf und Leiter der klinischen Allgemeinmedizin am UKE. 2010–2019 Vizepräsident der Deutschen Gesellschaft für Allgemeinmedizin und Familienmedizin (DEGAM), 2006–2018 Sprecher der Leitlinienkommission der DEGAM; seit September 2019 DEGAM-Präsident. Schriftleiter des Hamburger Ärzteblatts seit 2015. Vorsitzender des Expertenbeirats der Stiftung Gesundheitswissen seit 2018. Forschungsschwerpunkte: Leitlinien und Qualitätsindikatoren, Vermeidung von Über- und Unterversorgung, Multimorbidität.
Kontakt: m.scherer@uke.de

Michael Schonnebeck, Dr. med., Studium der Humanmedizin in Heidelberg und Köln; Arzt für Psychosomatische Medizin, Psychiatrie, Psychotherapie und Suchtmedizinische Grundversorgung; EMDR-Therapeut; seit 13 Jahren leitender Arzt der Tagesklinik am Hansaring, Köln. Vorstandsmitglied der Deutschen Gesellschaft für Klinische Psychotherapie, Prävention und Psychosomatische Rehabilitation (DGPPR). Forschungsschwerpunkte: Gruppentherapie, Bindungsforschung, Evolutionspsychologie, Klimapsychologie.
Kontakt: michael.schonnebeck@freenet.de